デトックス・プラン

誰にでもできる。
心と体の浄化・解毒の 総合プログラム

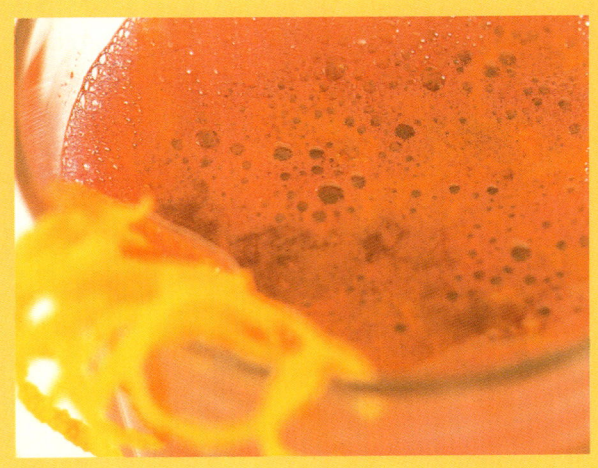

サラ・ブルーワー 著

宮田攝子 訳

中村裕恵 推薦

the Total Detox plan

Text © Dr Sarah Brewer 2000
Design © Carlton Books Limited 2000

This edition published by Carlton Books Limited 2000
20 Mortimer Street
London
W1N 7RD

This book is sold subject to the condition that it shall not, by way of trade or otherwise, be lent, resold, hired out or otherwise circulated without the publisher's prior written consent in any form of cover or binding other than that in which it is published and without a similar condition including this condition, being imposed upon the subsequent purchaser.

All rights reserved.

Project Editor: Camilla MacWhannell
Editor: Trish Burgess
Art Direction: Diane Spender
Design: Dave Jones
Picture Research: Prudence Korda
Production: Garry Lewis

Printed and bound in Spain

本書では、デトックスの方法について信頼できる医師や専門家の意見、情報をお伝えしています。しかし、本書はみなさんへの助言を目的にしたものであり、医学書でもなければ、医師や患者のために医学的処置を手引する本でもありません。身体に不安がある場合は、本書でお伝えした情報を実践する前に、医師に相談したり助言を受けてください。

the Total Detox plan

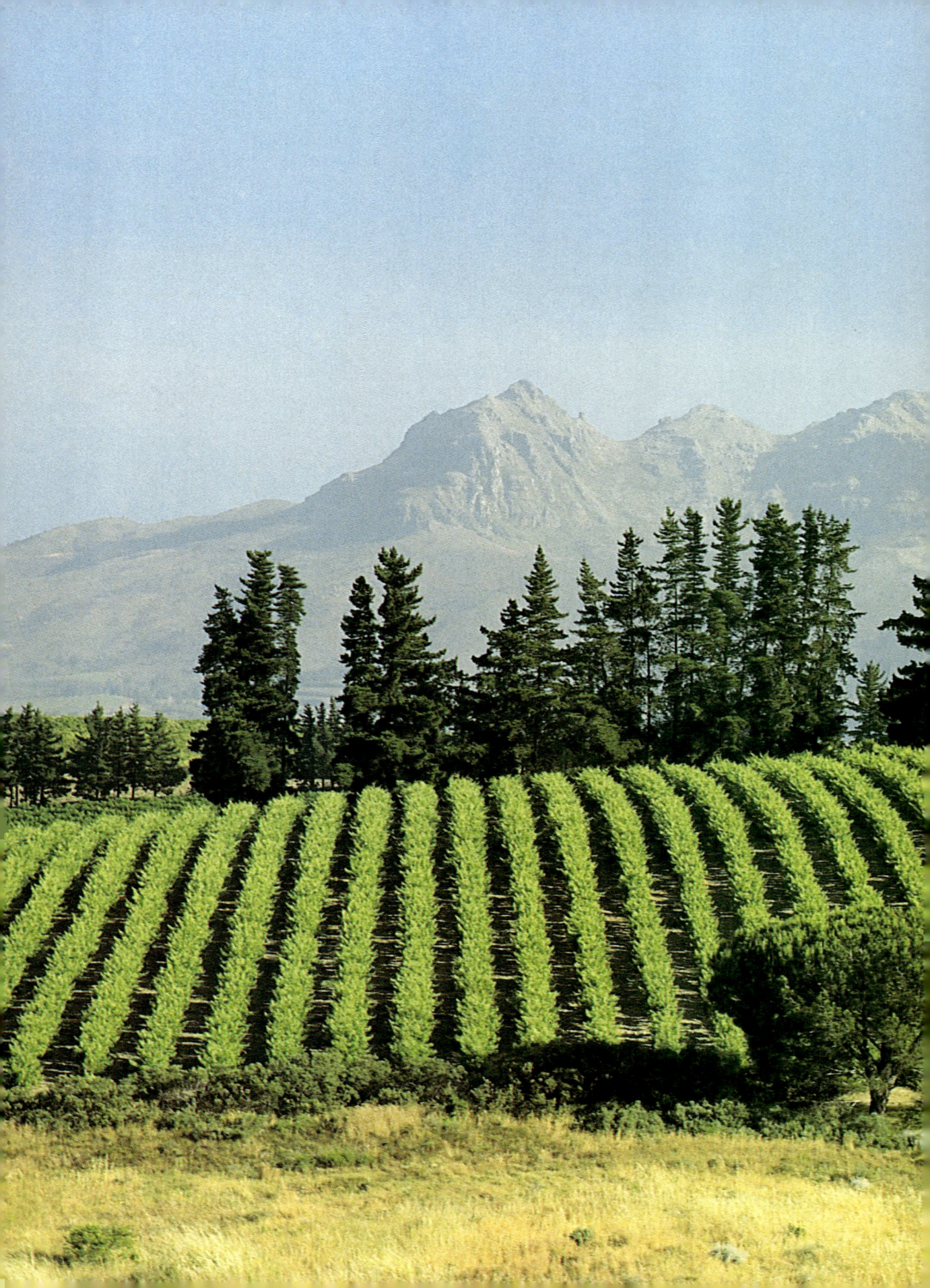

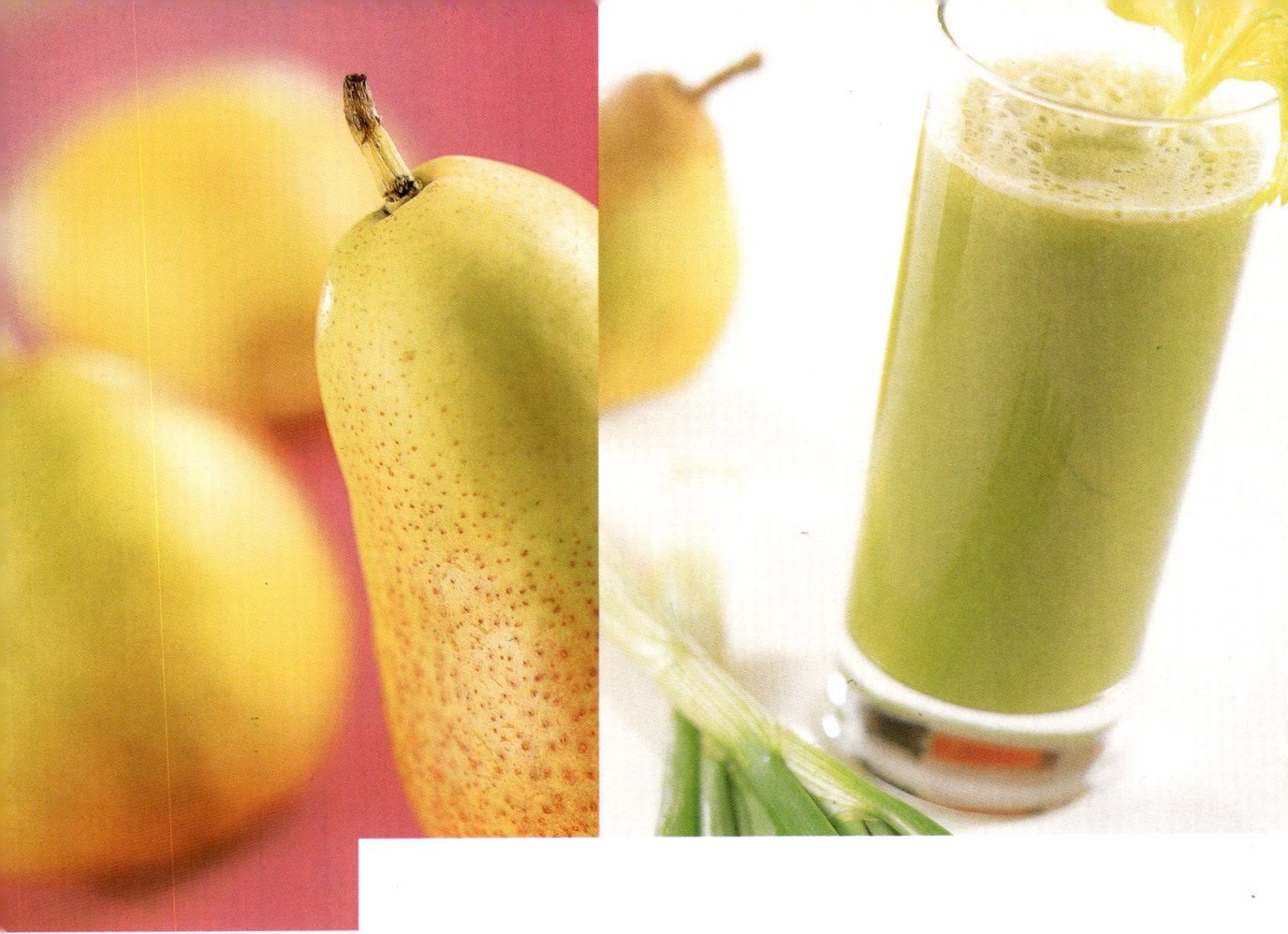

contents

	はじめに 6		7	リラックスしよう 86
1	いま、どうしてデトックスか？ 8			リラクゼーションエクササイズ／
2	チェックしてみよう 12			リラックス効果のあるハーブ／補完療法
	毒素って何？／あなたのデトックスの必要度は？		8	ぜいたくな時間をすごそう 92
3	体の中をきれいにしよう 18			マッサージ／ハイドロセラピー／サウナ
	解毒の方法／絶食／有機食品／サプリメント／		9	パートナーと人生を楽しむ 98
	ホメオパシー／鍼療法			アロマセラピーやハーブでセクシャルに
4	バランスを整えよう 50		10	風水で快適に暮らす 102
	栄養素のサプリメント／正しい食事／			家の中から邪気を取り払う
	強壮剤のサプリメント／補完療法		11	心の中のデトックス 106
5	リフレッシュしよう 70			心の中の毒素を取り除く／バッチ・フラワー・レメディー
	ストレスを減らす／アロマセラピー／サプリメント		12	10日間デトックス・プラン 112
6	エネルギッシュになろう 78			
	自宅でできるマシンエクササイズ／			索引 126
	元気のでるサプリメント			

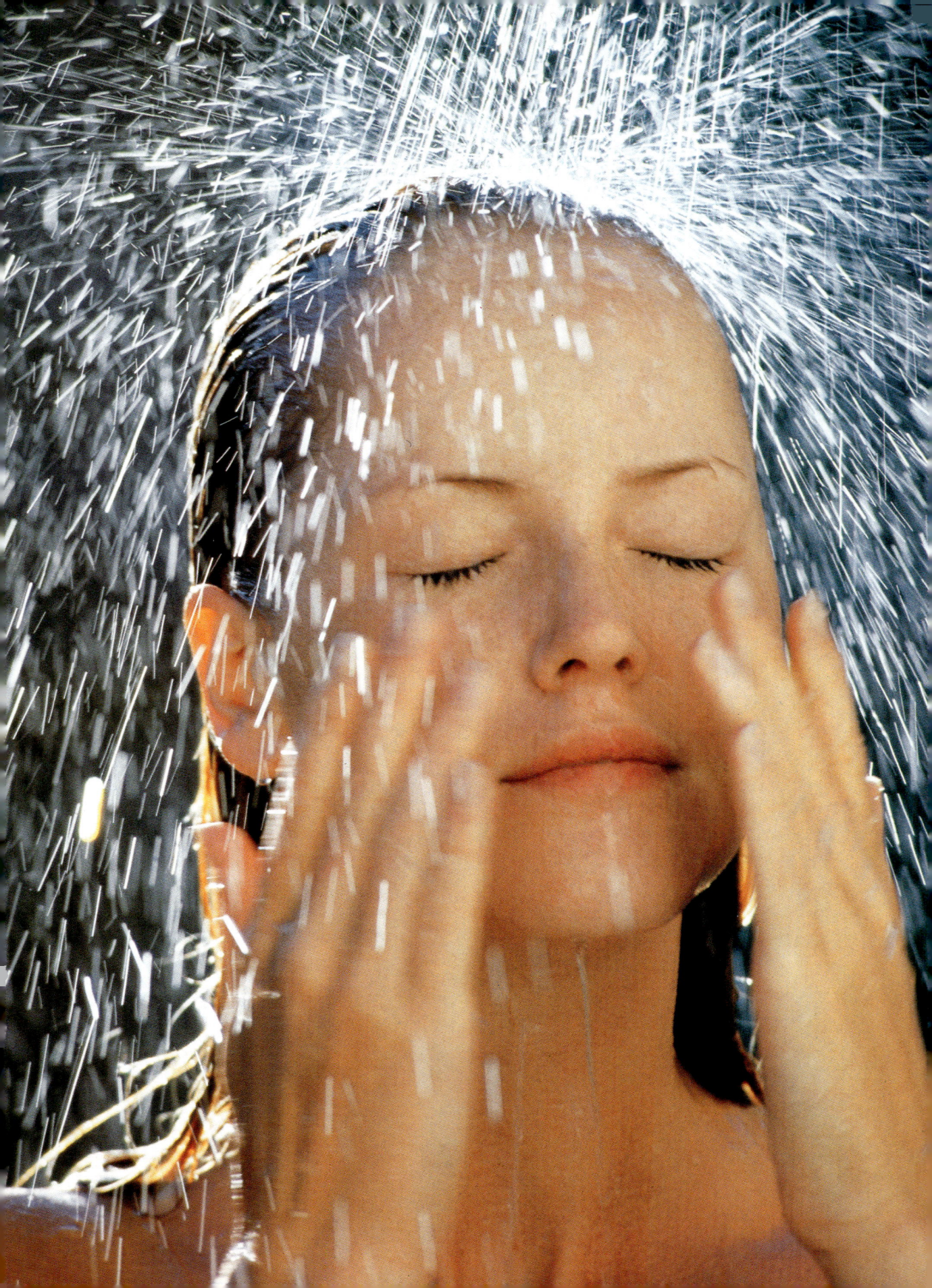

はじめに

「デトックス（解毒）」は、不健康な食事やライフスタイルに取り組むためによく使われる方法です。デトックスの原理では現代科学が強調されがちですが、もともとは世界中で古来、実践されてきた知識に基づいています。

　デトックスを始めようと思うきっかけは、「減量したい」「健康になりたい」「最近、体を動かすのがおっくうになりがちだ」「どうも元気が出ない」「感染症にかかりやすい」「ひどいストレスに悩まされている」などさまざまでしょう。ある朝目覚めて、舌に白いコケが生えていたり、口臭がひどかったり、肌の色が冴えなかったりして、なんだか不健康だなと感じ、自分の体や食事や環境からできるだけ毒素を取り除きたいと思う人もいるかもしれません。

　デトックスのやり方は実にシンプルで、「体の中をきれいにすること」と「栄養のバランスを整えること」の二段階からなります。厳しい絶食など、極端に自己否定的なことをする必要はありません。実際にこうしたやり方は、あまりにも大量の毒素を一気に放出してしまうため、体に害すら与えかねません。望ましいのは、有機栽培された新鮮な野菜やくだもの、それらを使ったジュース、豆類、全粒シリアル、プロバイオティクス（生きたまま腸に届く乳酸菌入りの）ヨーグルト、カッテージチーズ、魚、鶏肉などを使ったシンプルで健康的な食事をとることです。有機野菜で栄養満点のスープをつくったり、野菜を軽く蒸したり、生のまま食べたりしてもいいでしょう。

　さまざまなハーブ療法は、体から毒素を取り除く効果を高めます。体の中をきれいにするプロセスが動き出せば、体のバランスを整えるプログラムも働き出し、体は栄養素を摂取しやすくなったり、食事の栄養不足を修正したりして、デトックスを促進させます。

　また、マッサージやスキンブラッシング、ハイドロセラピー、瞑想、ホメオパシー、アロマセラピー、鍼療法などの補完療法もデトックスの過程で取り入れることができます。

　本書では、読者のみなさんが自分のデトックスの必要性をチェックし、体の中をきれいにしてバランスを整え、感染症への免疫力を向上させたり、人生の新たな喜びを見つけたりとさまざまな望ましい変化を実現できるようアドバイスをいたします。体から毒素を取り除くためのさまざまなテクニックを楽しく実践し、健康を増進しながらもっとエネルギッシュになり、リラックスして、満たされた気分を味わってください。

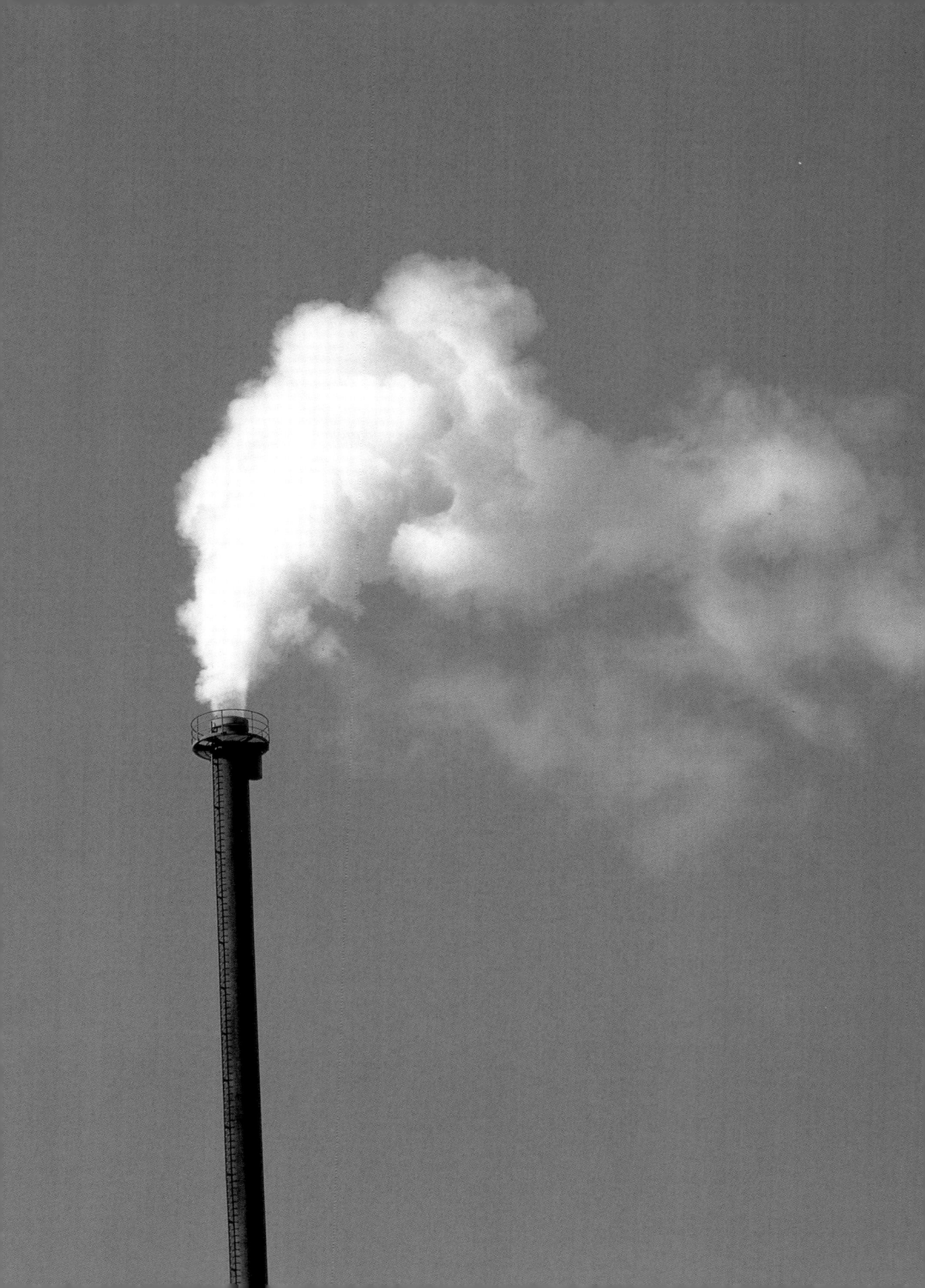

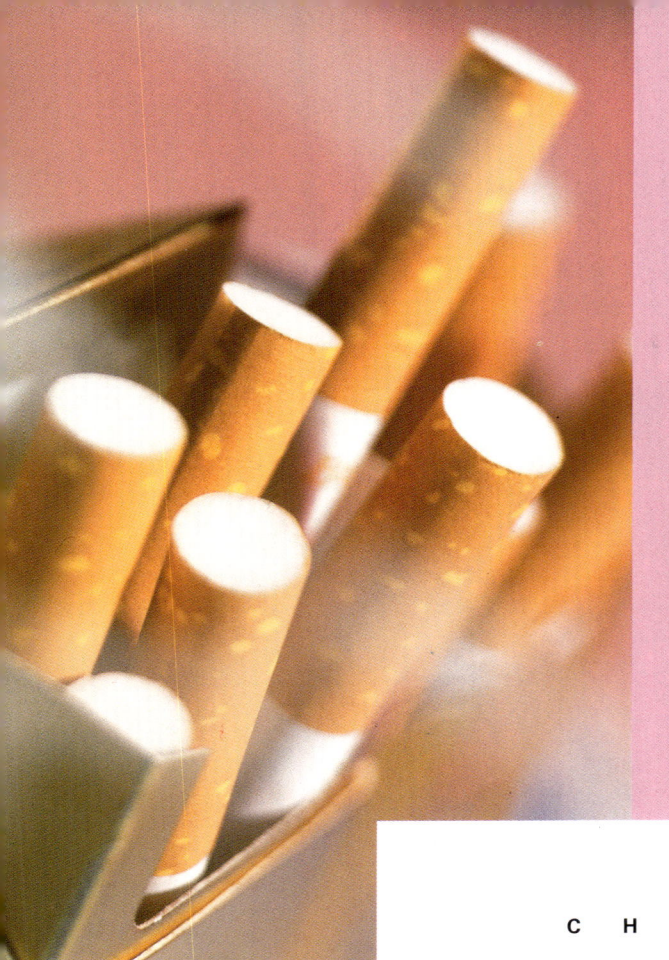

だれでもときどき、デトックス——体から有害な物質を取り除くこと——の必要性を感じるはずです。
「もっと健康になる」「お酒の量を減らす」「禁煙する」「有機野菜を食べる」といった健康面での"新年の目標"は、どれもデトックスの発想からきています。

CHAPTER ONE

いま、どうしてデトックスか？

デトックスは、単なる健康増進プログラムとして場当たり的に行うのではなく、毎日のライフスタイルに取り入れることが理想的です。デトックスをすることで、肝臓や腎臓、腸、皮膚といった毒素の排出を促す器官の機能を向上させ、潜在的に有害な化学物質を体から取り除くことができます。とりわけストレスにさらされている人やいつも疲れが抜けない人、体が弱っている人、免疫力が低下している人、アレルギーぎみの人、頭痛もち、皮膚が乾燥してかゆくなりやすい人、鼻水や痰が出やすい人、集中力が低下しがちな人に、デトックスは欠かせません。

私たちは毒素が充満した環境で暮らし、毎日、有害な化学物質の攻撃にさらされています。これらの化学物質は、食事やライフスタイルやまわりの環境からとりこまれることもあれば、体内の代謝でつくりだされたものや服用した薬の副作用のこともあります。

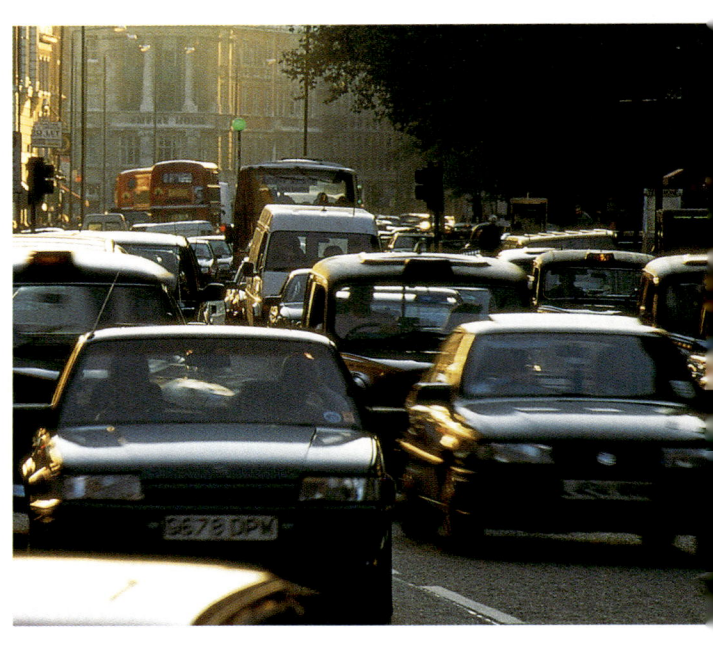

> **デトックス**
>
> デトックスとは、肝臓や腎臓、腸、肺、皮膚の汗腺の働きで毒素を中和して、その毒素を体から排出しやすくする、体本来の自然なプロセスのことです。

たいていの人は、「ジャンクフードなんか食べてはいけない」「もっと野菜やくだものを食べなくては」「塩分や糖分、カフェインの量を減らさなければ」「オメガ3脂肪酸とオメガ6脂肪酸、飽和脂肪をバランスよくとらなければ」など、自分の食事に改善の余地があると思っています。もっと体を動かしたり、タバコの煙を避けたり、お酒や薬をとりすぎないようにすれば、ライフスタイルを向上できるのだとわかっている人も大勢います。

先進国の大人は、1年間に6kg以上もの食品添加物や着色料、香料、保存料、ワックス、肥料や成長促進剤、殺虫剤、除草剤などの農薬の影響をまともに受けています。これらはどれも人体に有害な作用があり、アメリカの環境保護庁は、除草剤の6割、防カビ剤の9割、殺虫剤の3割にはがんを誘発する可能性があるとしています。

私たちのまわりには、フロンガスや酸性雨、排気ガスなどの環境汚染物質もあふれています。鉛やアルミニウム、カドミウムのような人体に有毒な金属類もいたるところにあり、水銀などは（歯の詰め物に含まれていて）口の中にもあるほどです。

さらにタバコを吸うたびに――たとえ間接喫煙であっても――およそ4000種類もの化学物質にさらされ、その中には発がん性物質もかなりあるといいます。濾過されていない水道水には微量ながら1000近い化学物質が含まれています。食品にも成長や見た目や日もちをよくするために1万以上もの人工化合物が使われていますが、栄養価を高める物質はほとんど見当たりません。

体の毒素を排出するときにいちばん大切な役割を果たす臓器は肝臓です。肝臓には驚くほどの再生力がありますが、不健康な食事やカロリーの高い、脂っこい食事をとったり、お酒を飲みすぎると、肝臓の分解酵素の働きにしばしば負担がかかります。そのために鼓腸やエネルギー不足、疲労感などの症状が現れます。こうした症状は、これから紹介するデトックスプログラムを実行するうちに大幅に改善されるでしょう。

毒素を排出する器官

皮膚は、毒素を排出する器官のうちでもっとも表面積が広く、だいじな役割を果たしています。にきびや湿疹、乾癬、皮膚の感染症といった皮膚の炎症や肌のくすみに悩まされている人が最近増えていますが、デトックスをすればすぐに肌の透明感が増してすべすべになり、ハリも出てきて、肌が文字どおり健康的で輝くようになってきます。

腸もまた毒素の排出に大切な役割を果たしていますが、過敏性腸症候群や悪性細菌症（腸内細菌のバランス異常）、便秘のような不調もよく起こります。

デトックスをするとどうなるの？

デトックスをすると、健康状態や免疫力が向上し、気分もすっきりとして、精力や気力もわいてきます。皮膚の透明感が増して、お通じも規則的になり、肝臓や腎臓も効率よく機能するようになります。その結果、ストレス反応や炎症性の病気、冠状動脈性心臓病、周期的な感染症、ホルモンのアンバランス、妊娠率の低下、さらにはがんといったさまざまな現代病にかかる危険性が低くなります。

デトックスの方法のなかには、長期的なプログラムとして食生活を変えながら体から毒素を排出するというものがあります。このプログラムの最初の1、2日間なら絶食してもかまいませんが、無理やりすることはありませんし、実際におすすめできない場合もあります。絶食をすると大量の活性酸素や脂肪細胞にたまった毒素が放出されるため、体に負荷がかかることもあるからです。活性酸素とは代謝活動で生じる有害な副産物のことで、細胞や遺伝物質を傷つけることもあるものです。ですから水しか飲まない本格的な絶食は避け、これから紹介するジュースだけを飲む絶食をするか、有機栽培の野菜やくだもの、玄米のような全粒穀物などを食べるシンプルな食事をとるようにしましょう。さまざまなビタミンやミネラル、ハーブの栄養補助食品（サプリメント）も毒素の排出を促します。サプリメントは体の中をきれいにするうえに栄養のバランスも向上させ、食事の不足分を補い、体本来の毒素排出プロセスを支えて、免疫機能も向上させます。

食事からビタミンA、ビタミンC、ビタミンEのような抗酸化物質を十分にとっている人はそれほど多くないで

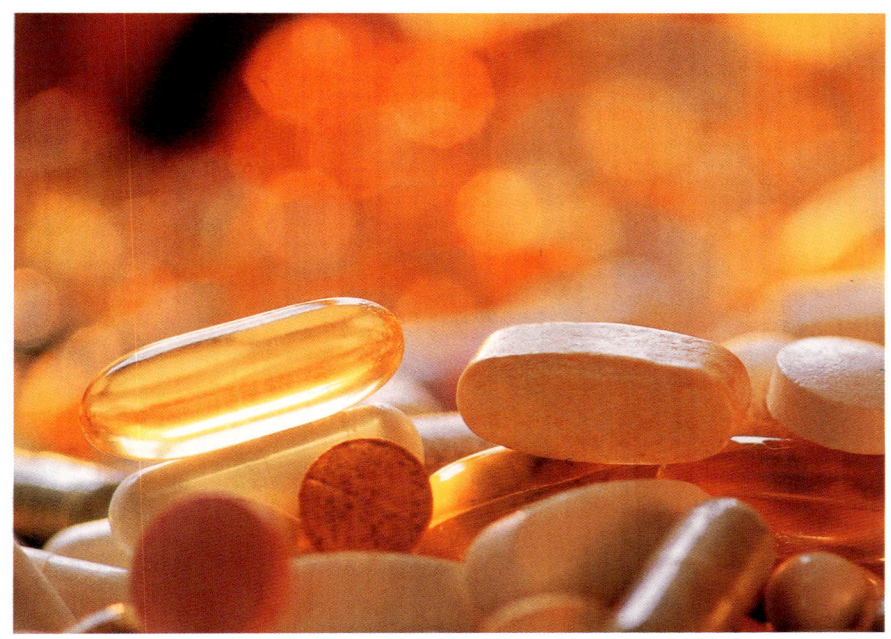

上：さまざまなサプリメントで、体の中をきれいにするプロセスを促進できます。

しょうし、せっかくビタミン類を摂取しても、亜鉛不足のために活性酸素をうまく中和できないこともよくあります。亜鉛不足はとくに男性に顕著ですが、これは1回射精するたびに5mg——成人の1日の必要摂取量の3分の1——もの亜鉛が失われるためです。でも、亜鉛不足を解消するのは比較的容易ですから心配はいりません（P.56参照）。それ以上に大きな問題となっているのは、セレン——いちばん大切な抗酸化ミネラル——の不足です。たとえばイギリス人の場合、過去20年間でセレンの平均摂取量がほぼ半減し、1日あたり60マイクログラムから34マイクログラムにまで減りました。セレンの摂取量が少ない人ほど、白血病や結腸がん、直腸がん、胃がん、乳がん、卵巣がん、すい臓がん、前立腺がん、膀胱がん、皮膚がん、肺がんになる危険性が高まります。1312人の患者を対象とした研究では、1日200マイクログラムのセレンを服用した人は、偽薬（プラシーボ）を服用した人よりもがんで死亡する危険性が52％も低くなりました。そのためこの実験は早々に打ち切られ、すべての患者がセレンのサプリメントの恩恵を受けられるようになったほどです。

さて、食事やライフスタイルを変え、体の浄化作用や栄養価をもつサプリメントを選んだら、次はデトックスプログラムにどの補完療法を取り入れるかを決めましょう。もっともポピュラーなのは、マッサージやスキンブラッシング、ハイドロセラピー、瞑想、ホメオパシー、鍼（はり）療法、アロマセラピー、コロン・ハイドロセラピー（大腸洗浄）です。人によっては、発汗を促進して皮膚から毒素を排出するサウナやスチームルームでも効果があります。

デトックスはだれにでも効果をもたらしますが、必ずしもとんとん拍子に進むとは限りません。カフェインのような化学物質の常用をやめると一時的にイライラすることがありますし、毒素を排出したために吹き出物が出たり、舌に白くこけが生える症状がしばらく続くこともあります。こうした症状は、デトックスを急いで進めたとき——たとえば絶食して水だけしか飲まないとき——に起こりやすいようです。シンプルな食事をとり、ミネラルウォーターとフレッシュジュースを飲みながらゆっくりとデトックスを行ったほうが、体に無理がかからず、楽しみも倍増するでしょう。

体調が比較的いいときにだけ、デトックスに挑戦してください。病気の最中やその回復期、処方薬を服用しているときは、主治医の許可が下りるまで本格的なデトックスプログラムは始めないでください。かわりに、食事やライフスタイルをもっと健康的にするよう努力してみましょう。マルチビタミン剤やマルチミネラル剤、セレンとビタミンA、ビタミンC、ビタミンEを含む抗酸化サプリメント、必須脂肪酸を含むイブニングプリムローズ（月見草）オイルをとるのも一案です。

また、妊娠中や授乳中の人も本格的なデトックスを行わないでください。そのかわりに健康的な食事をとり、タバコやお酒はいっさいやめ、妊婦用に特別に処方されたマルチビタミン剤やマルチミネラル剤を飲んだり、フィッシュオイル（魚油）や海草成分から抽出されたDHA（ドコサヘキサエン酸）やイブニングプリムローズオイルをベースにした必須脂肪酸をとりましょう。

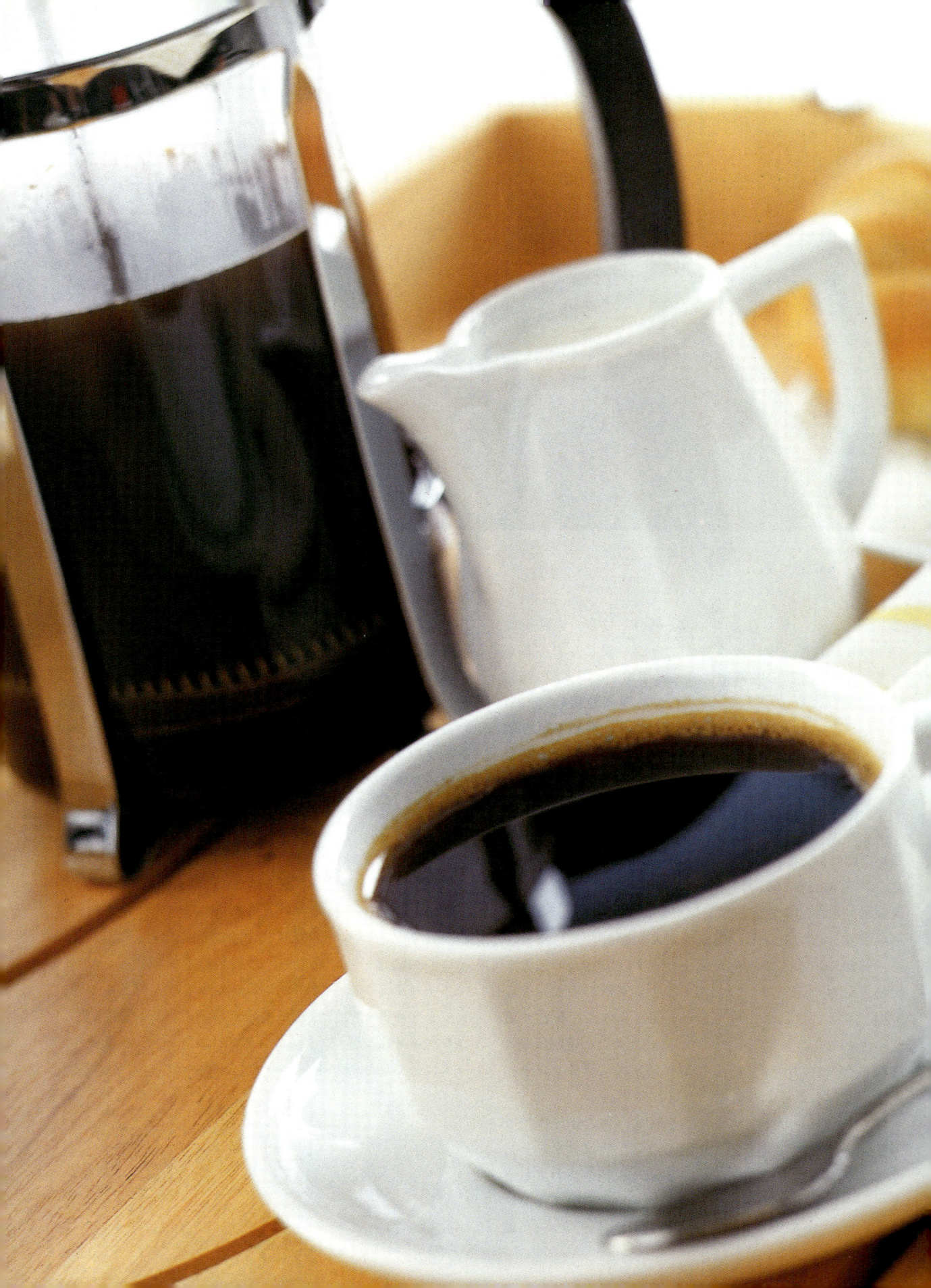

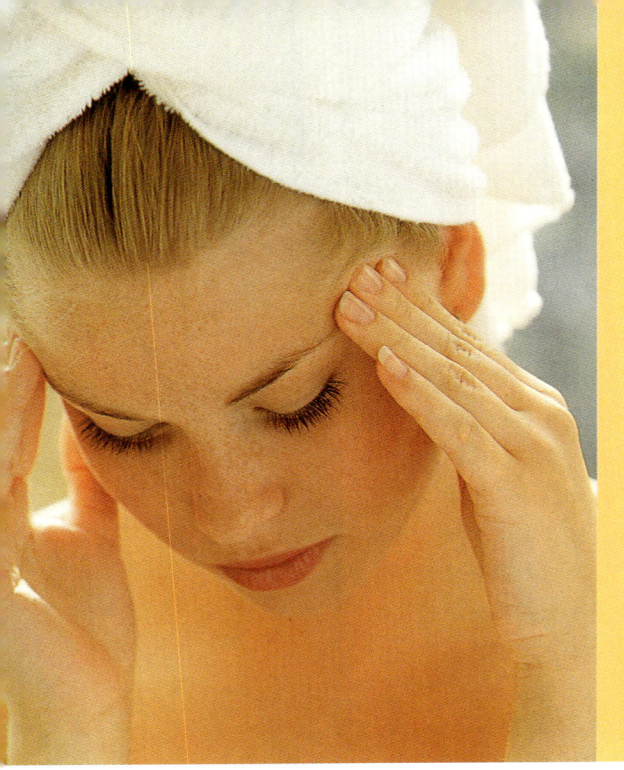

デトックスとは、好ましくない化学物質を体外に排出する体本来のメカニズムのことです。こうした化学物質は、体の代謝活動で生じたもの、空気や食べもの、飲みものに混じって体に入ってきたもの、化学物質にさらされたせいで取り込まれたもの、腸内細菌が生成した毒素やアレルゲンなどさまざまです。

CHAPTER TWO

チェックしてみよう

体から毒素を取り除くプロセスは体の中でつねに進行していますが、体から毒素を排出しても、次から次へと新しい毒素が入ってくるのでは、いたちごっこではないでしょうか。でも、デトックスプログラムを実行すればもう大丈夫。デトックスの基本は、体に取り込む毒素を最小限に抑えつつ、体内にたまった毒素を効率よく排出することなのです。

毒素ってどんなもの？

毒素とは、体のシステムに害を及ぼしかねない因子のことです。毒素は、外因性のもの、内因性のもの、自家製のものの3つに分けられます。外因性の毒素とは体の外から入ってくるもののことで、たとえばタバコや薬、興奮性の食べものや飲みもの、歯の充填剤、排気ガス、鉛、一酸化炭素、二酸化窒素、二酸化硫黄などです。ストレスや不安、悲嘆、憂うつといった感情的な要因もこのカテゴリーに含まれます。内因性の毒素とは、ウイルスや細菌による感染で生じた毒素や一部の腸内細菌の代謝の副産物のことです。自家製の毒素とは、代謝活動で自らの体が作り出すもののことです。

あなたはデトックスをする必要がある？

デトックスプログラムをやってみようと思っている人なら、自分の体の症状が体にたまった毒素のせいだということにうすうす気づいているかもしれません。たとえば、次のような症状です。

毒素がたまったときの症状
- 発赤
- 動悸
- 鼓動が速い
- めまい

チェックしてみよう

- 失神
- 筋肉の痙攣
- 手足がしびれてピリピリする
- 不眠、眠りが中断される、寝ても疲れがとれない
- 眠気
- 肉体的な疲れ、極度の疲労、無気力、倦怠感
- 頭痛
- 消化不良、胸やけ、胃潰瘍、十二指腸潰瘍
- 食欲不振
- 無性にものが食べたくなる
- 食物アレルギー
- 吐き気
- 鼓腸
- 体液のうっ滞による足首のむくみ
- 下痢
- 便秘
- 痔
- 頻尿
- 感染症にかかりやすい
- アレルギー症状(湿疹、じんましん、喘息など)
- 過剰な粘膜の分泌(鼻、耳、のど、便)
- 副鼻腔のうっ血
- 口臭
- 炎症性の症状(痛風、関節の痛み、乾癬など)
- にきび、吹き出物、癤(内部に膿みをもつ炎症性の腫れ物)
- 大量の発汗
- 月経前症候群(PMS)
- 咳
- 喘鳴
- 咽喉炎
- 肩こり
- 体の末端への血行不良
- 血中脂質の増加
- 腰痛
- 皮膚の乾燥やかゆみ
- セルライト(臀部や太ももの皮下にできるぼこぼことした脂肪)
- よく目がかゆくなったり、炎症を起こす
- 朝、目が腫れていたり、クマができている
- 体重の増減が激しい、肥満
- 性的衝動が低い
- なかなか子どもができない

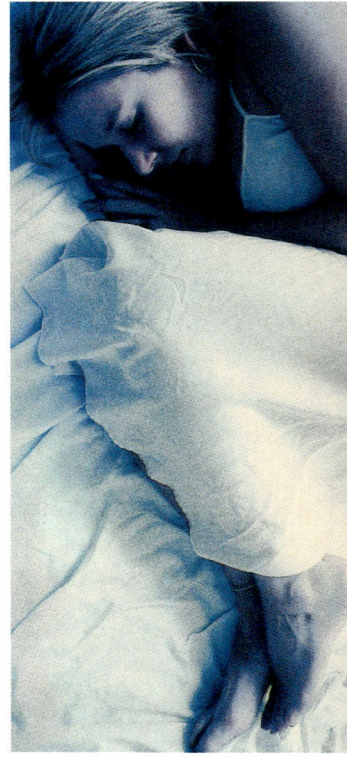

自分がいつも悩まされている症状をチェックしてみましょう。チェックした症状が多い人ほど、デトックスの必要があるようです。でも、繰り返し発症する心配な症状があるのなら、必ずかかりつけの医師に相談してください。実は深刻な病気で、もっと検査や治療をする必要があるかもしれないからです。

こんな習慣は避けよう

「人の健康は食べもの次第」とは、よく言ったものです。健康的な自然食をとり、ビタミンやミネラル、抗酸化物質、植物化学物質(植物に含まれる物質で、人体にいい作用をもたらす)を十分に摂取している人は、油や塩、砂糖、添加物の多いできあいのものや加工食品ばかりのバランスの悪い食事をとっている人よりも、健康の問題に悩まされることが少ないようです。次のような食生活があてはまるなら、デトックスの必要性が強く、効果も大きいでしょう。

- 農薬栽培の食物ばかり食べている
- 日ごろから水道水を浄水器で濾過しないで飲んでいる
- 日ごろからコーヒーや紅茶などのカフェイン飲料を飲んでいる
- 日ごろから人工甘味料を使っている
- 揚げ物をよく食べる
- インスタント食品やファーストフードをよく食べる
- いつも自然食品(玄米や全粒小麦粉のパンなど)よりも加工食品(白米や精白小麦粉のパン)を食べている
- ほとんど塩で料理に味をつけている
- 塩づけの食品(塩をふったピーナッツ、オリーブ、塩水入りの缶詰食品)をよく食べる
- 燻製食品(燻製のニシンやサーモン、ベーコン、チ

ーズ）をよく食べる
- 砂糖やお菓子（キャンディやチョコレートなど）をよく食べる
- 直火や炭火であぶり焼きした肉や加工肉をよく食べる
- アルミ製の調理器具を使っている（アルミは溶け出して食品にしみ込み、体内に蓄積されて有害な作用をもたらすので、アルミ製の器具はやめましょう）

こんな習慣はやめよう

さまざまなライフスタイルや個人的な要素からもデトックスの必要性を判断できます。たとえば……
- お酒を1日に2杯以上飲む
- タバコを吸っている
- 非合法のドラッグを使っている
- 息抜きや気晴らしもせずに、長時間働きづめである
- 欠勤が常習化している
- 水銀アマルガムの充填剤を歯につめている
- 日ごろから鎮痛剤を服用している
- 抗生物質を服用している

こうした項目に多くあてはまる人は、特にデトックスの必要性が高いと言えます。

あなたのまわりには毒素がいっぱい？

環境汚染物質にさらされることでも、あなたの健康面に大きな影響が及びます。自分に当てはまる項目をチェックしてみましょう。
- 工場の排煙が立ちこめる工業地帯に住んでいる
- 車の排気ガスが多い大通り沿いに住んでいる
- 肥料や殺虫剤などの農薬を散布する田園地帯に住んでいる
- 高圧送電線の近くに住んでいる
- 大きな空港の近くや飛行ルート沿いに住んでいる
- 有害な化学物質（塗料や溶剤、重金属など）にさらされる職場で働いている
- 車の排気ガスや工場の排煙が多い都市部で働いている
- X線やマイクロ波、紫外線からの電磁気にさらされている
- ガス器具から漏れているガスに家庭でさらされている（一酸化炭素が漏れていないかどうか、専用キットで定期的に調べましょう）

毒素とストレス

精神的な症状も、過剰な毒素と関連していることがあります。次のような症状があれば、自分のライフスタイルから毒素を取り除き、ストレスを減らす必要があるでしょう。

- 不安感
- 緊張
- ユーモアのセンスがなくなる
- 集中力散漫
- 無気力感
- 記憶力の低下
- 忘れっぽい
- 否定的な発想
- 精神的な疲労
- 気分の変動
- 憂うつ
- いらいら
- 怒りが爆発する
- 不安やパニックに押しつぶされそうになる

デトックスは、あなたの体がそのタイミングを告げたときに始めることが大切です。流行に流されてデトックスプログラムを始めたものの、結局、大した成果も上がらず悲惨な結果に終わった人も大勢います。自分の体に耳を傾ければ、いつその準備が整ったのかを体が教えてくれるものです。

デトックスプログラムを始める時期

春はデトックスプログラムを始めるのに理想的な季節だと昔からいわれています。またクリスマスの暴飲暴食と新年の誓いに発奮して、1月から始める人も大勢います。

体から毒素を取り除いた健全なライフスタイルを送るようになると、たいていの人は、ジュースだけを飲む絶食を1週間に1日、または1か月に連続数日間、または1年に1、2回1週間続けて行い、体が定期的にデトックスを促進できるようにしています。

デトックスにかかる時間

　デトックスはゆったりとしたペースで進める必要があり、残念ながらスピードアップはできません。体中のほぼすべての細胞は1年がかりで生まれ変わるので、理論的には、それまでに蓄積されてきた毒素をすべて取り除き、体外に排出するのにも少なくとも1年はかかります。でもこの間にも新たな毒素が取り込まれるので、これも処理する必要があります。

　厳しいデトックスプランを数週間実行して、毒素を排出するプロセスに弾みをつけてもかまいませんが、理想的なのはデトックスをライフスタイルの一環に組み込み、なるべく毒素にさらされないようにすることです。

デトックスのいいところ

　あなたがいいと思うデトックスの利点にマルをつけましょう。

- 体の中をきれいにする
- 若返る
- 体力を増強する
- 活力を高める
- 免疫力を強化する
- 肌の透明感を増す
- 柔軟性を高める
- 子どもができやすくなる
- 想像力が豊かになる
- 仕事の効率が上がる
- 記憶力と集中力が向上する
- 体重が減る
- 血圧が下がる
- 血中脂質が少なくなる
- 腸の調子がよくなる
- 五感が研ぎ澄まされ、より明るい光や大きな音、強烈なにおいや色彩も味わえるようになる

デトックスをしてはいけない人

次の人は、デトックスを行わないでください。

- 妊娠中の人
- 授乳中の人
- 病気が治りかけの人
- 治療中の人（あなたがデトックスを始められるほど健康だと主治医が認めればかまいません）

補完療法でデトックスの必要性をチェックしてみよう

　補完療法とは、健康な体は精神的なバランスから生まれるという考え方に基づいて行われるホリスティックな方法です。これから紹介するような補完療法で体内の毒素のたまり具合を調べることができます。デトックスプログラムを行う必要があるかどうかを判断する目安にしましょう。

補完療法士の選び方

補完療法のトレーニング基準や経験は人により千差万別だということを念頭に置いて、補完療法士を選びましょう。

- 信頼できる人から口コミで紹介された療法士を選ぶようにしましょう。
- その療法士がどんな資格をもっているのか、その人がその治療法の学会や協会にあたる組織に登録されているのかどうかを確認しましょう。トレーニングの内容や療法士に求められる倫理規定なども調べます。学会や協会から、地元の有資格者のリストも手に入るはずです。
- 治療にどれくらいの期間がかかるのか、費用はいくらぐらいになるのかを調べましょう。
- 療法士に、デトックスにかかわった経験はどれくらいあるのか、自分のような症状の場合、成功率はどれくらいかを尋ねましょう。

虹彩診断法

　虹彩診断法では、昔から瞳の中の変化で体内の毒素のたまり具合を見分けてきました。虹彩は指紋と同じように人間一人ひとりで異なり、虹彩の各部分が体の特定の部位に対応しています。目を拡大鏡で観察することで、遺伝的な長所や弱点、胃酸過多や粘液の過剰分泌の傾向、毒素のたまり具合、おもな臓器の機能障害などを見つけることができます。

　虹彩はおよそ2万8千もの神経終末からなる結合組織で、神経終末のすべては脳につながっています。そのため、絶え間なく脳に送られてくる内臓の機能の情報は、虹彩の

模様にも記録されます。虹彩の模様のなかには親から遺伝するものもあり、体質をつくる青写真にもなります。虹彩を見れば、ときには症状が進行する何年も前から体質的な弱点を指摘することもできます。体質には次の3タイプがあります。

◇　リンパ質タイプ：ブルー、ブルーグリーン、青黄緑、グレーの瞳
◇　血液原タイプ：ダークブラウンの瞳
◇　混合胆汁タイプ：ハシバミ色、ライトブラウンの瞳

　経験豊かな虹彩診断士なら、体内の毒素の有無やその深刻さ、金属類の蓄積度、胃酸過多、うっ血、硫黄やナトリウム、コレステロールのたまり具合を判断できます。とりわけ、毒素を排出する器官（肝臓、皮膚、腎臓、膀胱、肺、リンパ系）の様子を念入りに調べるでしょう。また、過剰な緊張やストレスを示すという神経環があるかどうかも調べます。体の中をきれいにしてバランスを整えるデトックスプログラムを進め、どんどん健康になるにつれて、虹彩の色も変わってきます。そうなるまでにはふつうは数年かかりますが、なかには健康的な食事やライフスタイルを数か月間続けただけで、虹彩の色が薄く明るくなる人もいます。

キネシオロジー（運動療法）

　キネシオロジーでは、筋肉は内臓や腺、血液の循環とかかわっているという考えに基づいて診察を行います。キネシオロジストは、やさしく押したときの筋肉や反射点の反応から、体の機能やエネルギーの流れのバランスが乱れていることを特定できるといいます。たとえば、特定の食品を口にくわえたり、舌の下に入れたときの筋肉の抵抗具合で、食物アレルギーがあるかどうかを診断します。また、指先で圧点をマッサージして血行を促進し、バランスの乱れを整えたりもします。

　キネシオロジストは、さまざまな病気を防ぐために何をするべきかは体自身が教えてくれるから、単純な検査をするだけで毒素の蓄積と関係がある症状を推察できるといいます。療法士は診断が終わると、どんなビタミンやミネラルが足りないのかを判断し、栄養学的なアドバイスをしたり、望ましいライフスタイルに変えるよう助言したりします。次のような4つの分野を診断します。
◇　精神的・感情的なバランス
◇　生化学的・栄養学的なバランス
◇　体の構造や姿勢のバランス
◇　体力や生命力のバランス

　キネシオロジーでバランスを整えることで、エネルギーの流れを妨げていたものがゆっくりと取り除かれ、毒素を排出する過程で体本来の生命力も解き放たれます。

キルリアン写真

　これは、体の電磁場を写真に撮り、キルリアン像を分析するものです。高電圧・高周波の電気信号を発するフィルムや乾板の上に体の一部――ふつうは手足――を乗せると体のエネルギーと電気信号が相互作用を起こし、干渉パターンが生じるので、この独自の電磁オーラを写真に撮ります。このオーラは、その人の健康状態によって変化します。キルリアン写真で撮ったパターンを分析すれば、体のどの部分がいちばん毒素に冒されているかがわかり、デトックスプログラムの進捗状況を観察することができます。（カラー写真は高価なため、一般的にキルリアン写真は白黒です）。

リフレクソロジー

　リフレクソロジーは歴史の古い診断法で、手足の「反射点」といわれるポイントが体の器官や構造、機能のすべてと間接的にかかわっているという考え方に基づき施術します。これらは手足の反射図として詳しく示され、体の右側は右手足に、左側は左手足に対応しています。反射点を押したときに圧痛を感じれば、とりわけ体のその部位が毒素の影響を受けていることになります。痛みを感じる反射点を指先でマッサージすると、神経が刺激されて離れた内臓にメッセージを送り、症状が緩和すると考えられています。リフレクソロジーで血行を促進したり、体の機能を正常にしたり、片頭痛や粘膜の充血、消化不良やストレスなど、毒素が引き起こすさまざまな症状を和らげることができます。

　自分にデトックスをする必要があるかどうかがわかったら、体の中をきれいにしてバランスを整えるプログラムを始めましょう。

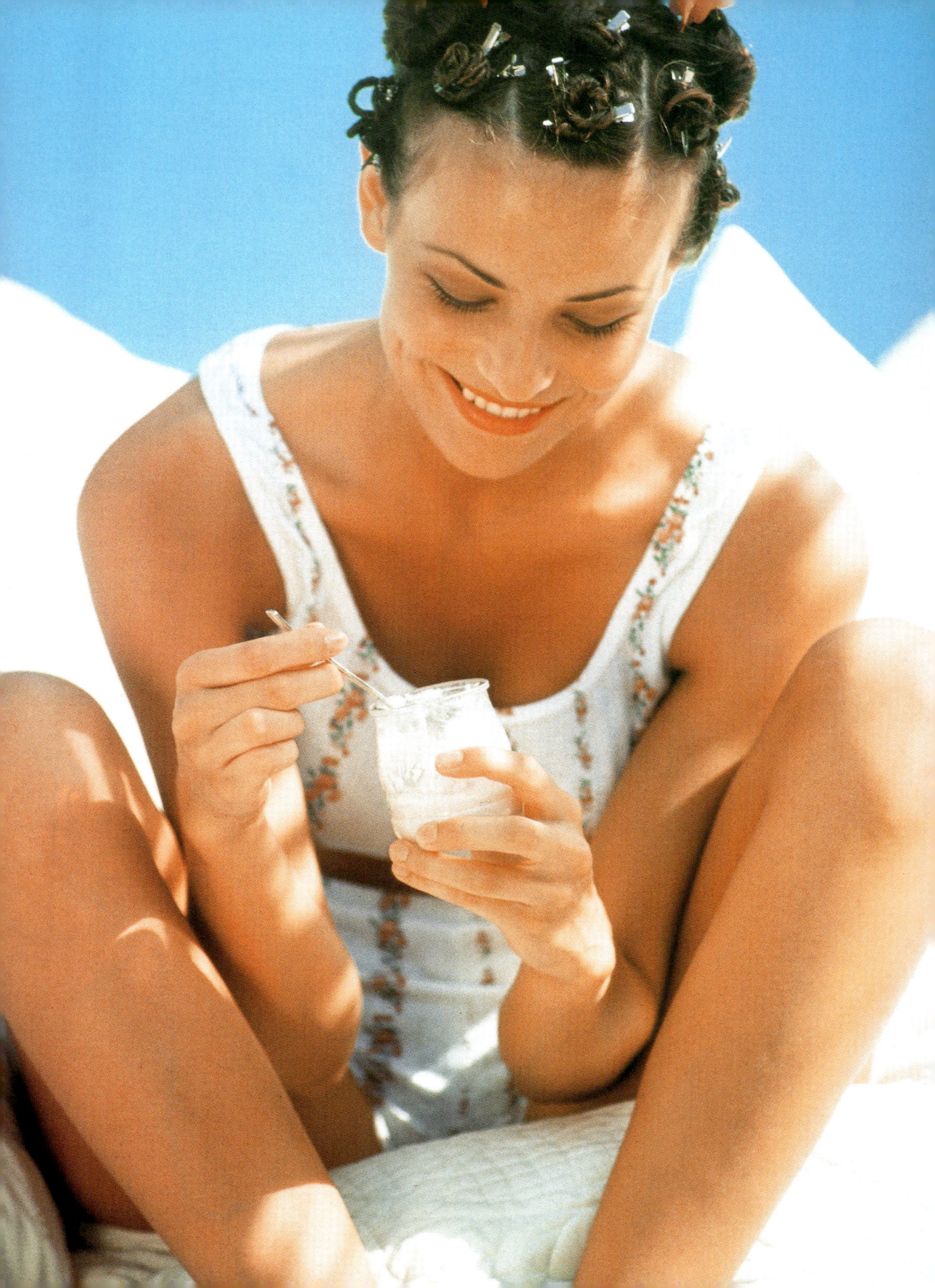

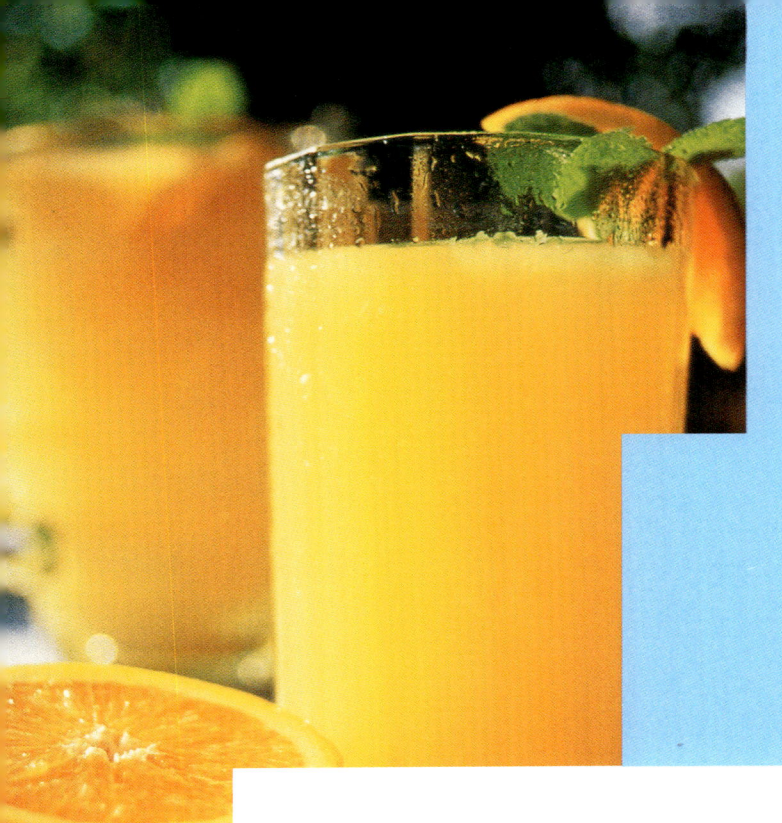

デトックスプログラムの第一段階は、体の中をきれいにするプロセスです。体から毒素を取り除くので、これまで以上にエネルギッシュになるでしょう。

CHAPTER THREE
体の中をきれいにしよう

デトックスのおもな目的は、体からできるだけ多くの毒素を取り除くこと。そのためには、すでに体内にたまっている毒素の排出を促すとともに、新たに取り込む毒素の量を減らさなければなりません。体の中をきれいにするためのステップには、次のようなものがあります。

- ジュースだけを飲む絶食を行う
- 体を浄化する作用のあるシンプルで軽い食事をとる
- 水分をたっぷりととり、水溶性の毒素を腎臓から排出する
- 自然食品を食べる
- 塩分や糖分、カフェイン、アルコール、タバコの煙（直接喫煙、間接喫煙にかかわらず）など、食事やライフスタイルにおけるさまざまな有害要因をなるべく取り込まないようにする
- プロバイオティクス（善玉菌を生きたまま腸に届ける）のサプリメントで腸の調子を整える
- ハーブのサプリメントで肝臓の機能をサポートする

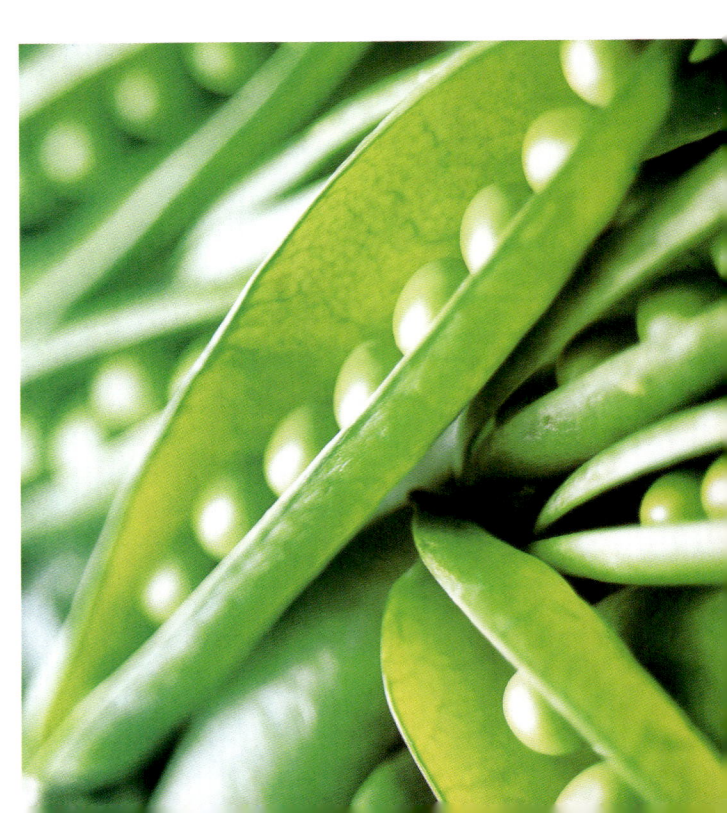

毒素を取り除こう

毒素は、さまざまな方法で体から排出されています。毒素の排出をつかさどる器官は：

- 肝臓──最終的には肺、腎臓、腸を通して毒素を排出します。
- 肺──二酸化炭素やその他の有害な気体や揮発性の老廃物を吐き出します。
- 腎臓──尿素など水溶性の毒素を排出します。
- 腸──水溶性・脂溶性の毒素や食べもののかすを排出します。
- 皮膚──蒸発作用や発汗作用、皮脂の働きで水溶性・脂溶性の毒素を排出します。
- 髪とつめ──重金属などある種の毒性物質を排出します。
- このほかにも、涙や鼻水、痰、耳あか、月経血に混じって微量の毒素が排出されます。

水溶性の毒素はおもに尿や肺、皮膚を通して排出され、脂溶性の毒素は胆汁や腸の働きにより排出されます。

肝臓

肝臓は重さが1kg以上もあり、体内でもっとも大きな器官です。体の上部、おおむね胃の右側にあり、次のような多くの重要な機能を果たしています。

- 食物を消化するための胆汁をつくります。
- 体外から取り込んだ毒素（殺虫剤や肥料、アルコールなど）を血液中から取り除いたり、不活性化したりします。
- 代謝活動で生じた毒素（アミノ酸の代謝で生じたアンモニアなど）を取り除き、より安全な化学物質（尿素など）にかえて体外に排出します。
- 脂肪やホルモン、過剰なタンパク質を分解します。
- 血糖値を維持するために、必要ならばグルコースを生成します。
- 熱を発して、肝臓を通る血液を温めます。
- 血液を凝固させるのに必要な血中タンパク質をつくります。
- 血液細胞の生成と破壊をコントロールし、赤血球中のヘモグロビンの鉄分を再利用します。
- 脂溶性ビタミン（ビタミンA、D、E、K）やミネラル（鉄や銅など）を蓄えます。

胆汁

胆汁は肝臓でつくられる黄緑色の液体で、胆のうに蓄えられています。食物が胃から消化管の次の部位（十二指腸）に入ると、その反射的な収縮に刺激されて胆のうから胆汁が分泌され、十二指腸で食物と混ぜ合わされます。胆汁は塩類と酸類を含み、脂肪の粒が吸収されやすいよう、脂肪をより小さな粒子へと分解します。このプロセスを乳化といいます。

肝細胞には、体内のどの組織よりも多くの解毒酵素が含まれていて、毒素を取り除くプロセスの大半は肝臓から始まるといえます。飲んだり食べたりしたものは、ほぼすべて腸で吸収され、門脈を通してすぐに肝臓へと運ばれます。ただし、一部の脂肪の微粒子はリンパ系に取り込まれます。

肝臓は脂溶性の化学物質を水溶性の化合物に変え、腸や腎臓、肺を通して、また汗として体外に排出しやすいようにします。また、薬や環境汚染物質、発がん性物質を他の化学物質と結合させて解毒します。毒素は別の化学物質と結合することで、より溶けやすく、体から排出されやすくなります。こうした結合のプロセスは、一連の解毒酵素がつかさどっています。

肝臓が毒素を分解する第一段階で生成される化学物質のなかには、もとの毒素より毒性の強いものもあります（たとえばアセトアルデヒドは、アルコールよりも有毒です）。こうした"スーパー毒素"は他の物質と結合することで毒性が低下して水溶性になり、体から排出されやすくなります。

もし肝臓が毒素を分解する第二段階の反応が効率よく働かなかったり、第一段階で毒素が生成されすぎて分解が追いつかなければ、スーパー毒素は体内に蓄積し、いわゆる中毒性のデトックス（P.24参照）を引き起こします。

でもサプリメントを服用すれば、スーパー毒素の副作用を減らしたり、肝臓が毒素を分解する第二段階の活動を促進することができます（P.39参照）。

　アルコールやタバコの煙に含まれている3-ヒドロキシベンゾピレンのような特定の毒素に長期間さらされると、その毒素を処理するための解毒酵素がたくさん生成され、その毒素に対して体はどんどんと抵抗力をつけます。そのため、デトックスプログラムを始めたときに自分がいちばん取り込んでいた毒素がいちばん効率よく体から取り除かれます。

肝臓が毒素を分解するしくみ

肝臓は、3つの方法で体から毒素を取り除きます。
- 毒素を化学的に変化させて水溶性にし、腎臓から排出しやすくします。
- 胆汁を産生し、毒素を腸から体外へと排出させるようです。
- 食細胞活動により、特定の肝細胞が毒素や細菌、ウイルスを飲みこみ消化します。

肺

　左右2つの肺では、体を循環する血液と吸い込んだ空気を全長2400kmにも及ぶ気道（総表面積180㎡）を通して接触させています。空気は肺に吸い込まれると、肺胞といわれる7億個もの小部屋に入ります。肺胞のまわりには毛細血管が網の目のように張りめぐらされていて、肺胞の薄い壁を通して気体が交換され、酸素は肺胞から毛細血管に入りこみ、赤血球中のヘモグロビンと結合します。いっぽう細胞の老廃物である二酸化炭素は、これとは逆に血液から肺胞へと渡され、体外に排出されます。アセトンのような揮発性の毒素も、肺から体外に出されます。人間は1分間に約6リットルの空気を吸い込み、同量の空気を吐き出しています。こうして肺は、気体や揮発性の毒素を効率よく排出しているのです。

下：私たちはいつでもきれいな空気を吸っているわけではありません。肺は毒素を濾過するうえでとても大切なものです。

腎臓

　腎臓は豆の形をした臓器で、腹部のうしろ側に2つあります。体液や塩分濃度を調節したり、血中の酸性度を制御したり、血液から水溶性の毒素を濾しとったりしています。腎臓にはネフロンとよばれる腎単位が100万以上もあり、これらが血液を濾過します。血液が圧力をかけられながらネフロンの毛細血管に流れ込むと、液体成分や尿素（タンパク質の代謝の副産物として肝臓で生成される）のような可溶性物質が毛細血管の壁から濾しとられます。濾過された液体と毒素は集められ、その水分と塩類の一部はふたたび血液中に再吸収されます。こうして残った老廃物は尿として排泄されます。腎臓は1時間に7リットルもの液体成分を血液から濾しとり、水溶性の毒素を効率よく体から取り除いています。

腸

　食物を──その中に含まれる毒素も一緒に──飲みこむと、胃に送られて消化されます。胃は体の中でもっとも弾力のある部分で、2リットルもの液体が入るほどよく伸びます。胃壁にはいくつもの腺があり、そこから塩酸や強力な酵素が分泌され、複雑な食物分子を単純な化学物質に分解します。胃腺からは、1日におよそ3リットルもの酸性分泌液が分泌されています。食物はおよそ6時間、胃袋にとどまります。胃壁の筋肉は攪拌するような動きで食物を小さな粒子へと砕き、キームス（糜粥）といわれる、消化されかかったクリーム状の流動体に変えます。筋肉が波状的に収縮することで、キームスは胃の出口（幽門弁）から小腸へと送られます。十二指腸壁やすい臓腺からの分泌液のために、十二指腸内はアルカリ性になっています。この段階で胆汁がキームスに吹きかけられ、脂肪を吸収しやすくするために小さな粒子に乳化します。小腸壁は絨毛とよばれる小さな突起で覆われています。栄養分や毒素はこの絨毛から吸収されて毛細血管に送られ、ただちに肝臓に届けられます。また、小さな脂肪粒子の一部はリンパ腺にも吸収されます。食物かす──その大半は食物繊維──は塊となり、小腸の中身を大腸へと送ります。大腸内では、細菌発酵で一部の食物繊維が分解されるいっぽう、過剰な水分が吸収され、残った老廃物を固まらせます。"善玉菌"のサプリメントをとれば、体にいい働きをする細菌を増やして腸内の健康を維持し、毒素を生成する有害な微生物を減らすことができます。また肝臓は一部の毒素を胆汁に混ぜ、腸から体外に排出させようともします。このとき食物繊維は、スポンジのように毒素を吸収して体への再吸収を防ぎ、毒素の排泄を助ける役割を果たします。

皮膚

　皮膚は約2㎡もの総表面積をもち、人体で最大の器官といえます。防水性のバリアとして体が傷ついたり感染症に冒されないよう保護したり、体温を調節したり、日光に当たることでビタミンDを生成したりするなどの重要な役割を果たしています。皮膚には、水溶性の毒素を排出する汗腺、脂溶性の毒素を排出する皮脂腺があり、毒素を排出する器官としても大切な役割を果たしています。死んだ皮膚がはがれるときにも毒素を排出しています。

　皮膚はたいてい厚さが2㎜ほどで、外側の表皮と内側の真皮の二層からなります。新しく生まれた細胞が真皮の基底部から表面へと移動するにつれて、次第にハリがなくなって硬くなり、やがて死んで水を通さない丈夫な表皮となります。この表皮はつねに摩耗しては、新しい皮膚に置きかえられています。人間の皮膚からは、一生のうちに約18kgもの皮膚細胞がはがれ落ちるといわれています。

　スキンブラッシングは、血行を促進するとともに死んだ細胞も取り除くため、汗腺や皮脂腺を通してさらなる毒素を排出させます。毛穴も開くので、皮膚が呼吸できるようにもなります。毎日、天然植物素材の剛毛質のスキンブラシで皮膚をブラッシングしまし

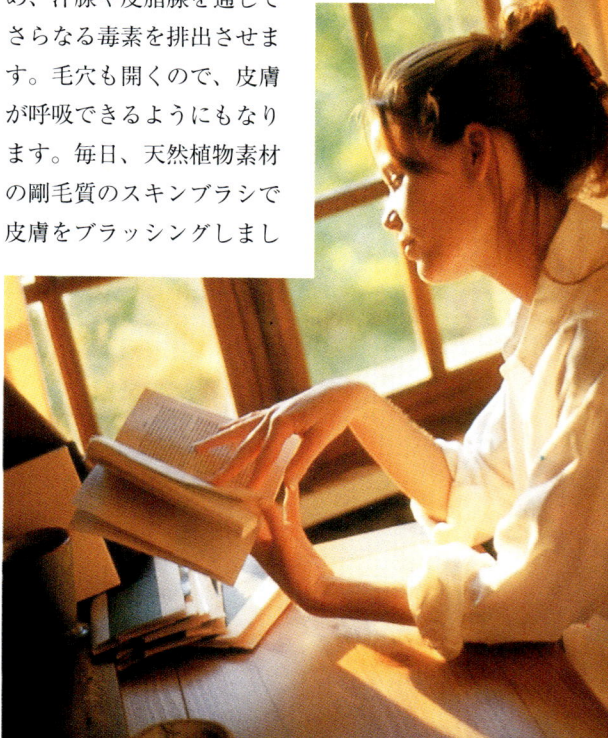

右：自分が健康になっていくのを実感できるよう、
リラックスしてデトックスプログラムを楽しみましょう。

ょう。顔には、もっと柔らかめのブラシを使います。水を使わず乾いた状態で皮膚をブラッシングし、その後でぬるめのお風呂(熱いお風呂ではなく)に入るか、シャワーを浴びます。さっぱりとした気分になり、皮膚も柔らかく美しくなるでしょう。

肌とじかに接する衣服には、綿や絹など天然植物素材でできた、ゆったりとしたものを選びましょう。合成繊維の大半は天然繊維ほど吸水性に優れておらず、肌を刺激しかねないコールタールの生成物を含んでいることもあります。

デトックス中は、化粧品のパウダーやクリーム、オイルを使用しないでください。ただし、イブニングプリムローズ(月見草)オイルをベースにしたものだけは例外です。どうしても化粧をしなければならないときは、最低限にとどめましょう。

発汗抑制剤

わきの下用の発汗抑制剤を使用すると、体外への毒素の自然な排出が妨げられ、乳がんになる危険が増す可能性があるといわれています。この仮説は興味深いものですが、まだ実証はされていません。発汗抑制剤は、脂っこい食事や高い年収と同じく、豊かな欧米社会の産物であり、こうした国ぐにではさまざまながんも増加傾向にあるため、何らかの相関関係があるものと思われます。しかしこれといった証拠はなく、わきの下の毒素はほかの場所から完全に排出されると考えている研究者も大勢います。また、発汗抑制剤に添加されている保存料パラベンの悪影響についても研究が進められています。現在のところ、わきの下の発汗抑制剤の使用をやめるべきだという証拠はまだありませんが、デトックスプログラム中は、使用を控えたほうがいいでしょう。長期的には、パラベンを含むわきの下の発汗抑制剤は使わないほうがいいかもしれません。

髪とつめ

髪はケラチンというタンパク質の管で、頭皮の真皮にある毛包から生えています。つめは繊維性の硬いケラチンが板状になったもので、つめの根元と両わきの生きた細胞からつくられます。キューティクルという皮膚の層が、こうした成長部分を保護しています。ある種の金属や毒素は、髪やつめから体外に排出されています。実際に毛髪を分析して、ミネラルが不足しているか、有害物質にさらされたかどうかを検査することもあります。

絶食

絶食は古来行われていて、「断食」を重要な儀式とする宗教もいくつもあります。ホリスティック医の多くは、食事を制限すれば、体内に蓄積された体脂肪が燃焼するときに毒素が放出され、それが体外に排出されるので、健康上も有益だと考えています。なかには、絶食のおかげで精神的な感覚も研ぎ澄まされ、成長ホルモンの分泌が促進されて老化の進行を遅らせると信じている人もいます。

> 絶食は、肉体的、精神的、感情的、霊的なレベルで私たちに影響を与えます。

一般的な絶食方法は次のとおりです。
- 水だけを飲む(毎日、少なくとも2リットルのミネラルウォーターか湧き水か蒸留水を飲む)。
- ジュースだけを飲む(リンゴ、ニンジン等)。
- プロバイオティクス(生きたまま腸に届く乳酸菌入り)ヨーグルトとジュースをとる
- リンゴやブドウのようにひとつの食物だけを食べ、それから水を飲む。個人の好みでジュースを飲んでもいい。

経験豊かな自然療法士やアーユルヴェーダ医のような専門家の指示を受けずに自分の判断だけで厳しい絶食をするのは得策とはいえません。本書で示したデトックスプログラムでは、従来型の絶食ではなく、有機栽培の野菜やくだもの、オーガニックジュース、プロバイオティクス・ヨーグルト、カッテージチーズなど、体の中をきれいにするシンプルで軽い食事をとるようすすめています。ただしデトックスプログラムのごく始めで、フルーツジュースとプロバイオティクス・ヨーグルトだけを1日

か長くても2日間食べるのならかまわないでしょう。極端な絶食や長期間の絶食をすると体に負担がかかりますし、とりわけ毒素にさらされたライフスタイルをおくっている人だと、いわゆる「中毒性のデトックス」を引き起こしかねないからです。

体脂肪から毒素が放出され、すぐには排出できないほど大量の毒素が一度に血液中に流れこむと、中毒性のデトックスが起こるといわれています。肝臓の酵素の働きに負担がかかりすぎると、血液中の毒素の濃度が通常よりも高くなります。中毒性のデトックスになると体調を崩し、炎症や肌の吹き出物、筋肉や関節の痛みなどの症状が起こることもあります。水だけの過酷な絶食を始めたときに多くの人が経験する「体調が悪くなり、それから回復する」状態にもなりかねません。体調が悪くなったら、自分の体に耳を傾けて絶食をやめ、体の中をきれいにするシンプルな食事をとるようにしましょう。

ジュースだけの絶食

1日か2日の間だけ絶食したいという人には、ジュースとヨーグルトだけを食べる絶食が最適でしょう。水だけの絶食は、たいていの人には過酷すぎます。

絶食中は当然ながら筋肉の一部が分解されますが、ブドウ糖を含むジュースを飲んでエネルギーを補給すれば、その影響を減らせます。ブドウ糖を少量摂取しただけで、筋肉組織を守ることができ、これをタンパク質節約作用といいます。

絶食するとまず肝臓が刺激され、貯蔵されているデンプン化合物のグリコーゲンをグルコース（ブドウ糖）とエネルギーに変えます。体脂肪も消費されはじめ、体細胞を燃焼させるために遊離脂肪酸を放出します。脳と神経細胞が必要とするエネルギーのおよそ9割は、ふつうはグルコースから供給されていますが、絶食の期間が長びくとほかのエネルギー源も利用されます。短期間の絶食の場合、肝臓はある種のアミノ酸から新しいグルコースを生成して、中枢神経系に安定したエネルギーを供給します。

体脂肪から放出された脂肪酸は、ケトン酸という化合物になり、絶食中のエネルギー源としても利用されます。さらにこのケトン酸の一部は、潜在的に有害なケトン体に変わります。このケトン体はなかなか肝臓で分解されず、血液中に放出されます。2日以上絶食するとこのケトン体が過剰に産出され、ケトーシスといわれる状態になります。ケトーシスになると、アセトンが尿や呼気に混じって体外に排出され、呼気がアセトン独特の臭気（洋ナシキャンディのような甘い香り）を帯びます。

ケトンはエネルギー源として重要な役割を果たしますが、ケトーシスは危険な場合もあります。（食物中の炭水化物からの）ブドウ糖の摂取が少ないと、ケトン体を解毒する能力が限界を超え、ケトン体がどんどん血液中にたまっていき、酸が過剰（代謝性アシドーシス）になります。こうなると、命にかかわる深刻な事態にもなりかねません。長い間水だけの絶食を行うときやきわめてカロリーの低い食事を何日間もとりつづけるときは、ケトンの状態を観察して、ケトアシドーシスにならないよう気をつけましょう。糖分などの炭水化物をフルーツジュースで少量補うだけでも、ケトンが酵素に分解されるようになり、ケトーシスになるのを予防できます。そのため炭水化物には、ケトン体産出を抑える作用があるといえます。

ジュースから炭水化物をとるだけでも、細胞の働きに欠かせないグルコースがつくられるので、ジュースだけを飲む絶食は、水だけの絶食にくらべてケトーシスになりにくく、より体の活力もわきます。フルーツや野菜のジュースには、ビタミン、ミネラル、抗酸化物質、植物化学物質(フィトケミカル)といわれる植物中の有効成分が豊富に含まれているので、デトックスプログラムのスタートにも最適でしょう。

また善玉菌を含むプロバイオティクス・ヨーグルトを食べると、デトックス中の腸の健康を維持できます。

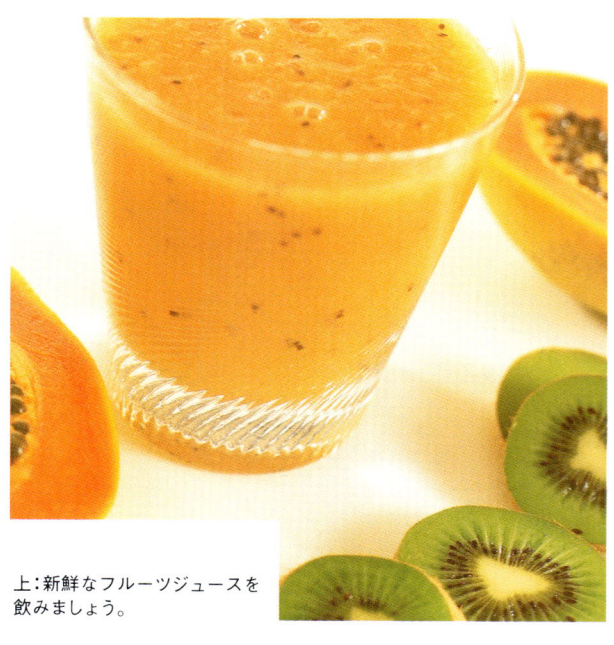

上：新鮮なフルーツジュースを飲みましょう。

次のような人は絶食しないでください。
- 痩せすぎの人
- 妊娠中または授乳中の人
- 極度のストレスを感じている人
- 貧血症の人
- 1型糖尿病（急速な発症）の人
- 飲みつづけなければならない処方薬を服用中の人
- 腎不全を患っている人
- 重い肝臓病の人
- 痛風に悩まされている人
  （専門家の管理下でなら大丈夫）

女性は生理中には絶食しないように、という専門家もいます。

絶食する期間

　液体だけを飲んで絶食する場合は、1週間に1日だけか定期的に2、3日まとめてやる程度にとどめたほうが無難です。資格をもつ自然療法士やアーユルヴェーダ医のような栄養療法士の指示がないかぎり、厳しい絶食を3日以上行わないでください。病気を患っている人や処方薬を服用中の人は、かならずはじめに主治医に相談してください。体調が悪くなったらやめてください。

ジュースだけの絶食をするときに守るべきこと
- 市販の薬をはじめ、どんな薬も服用しない
- タバコを吸わない
- カフェイン入りの飲料をとらない
- アルコールを飲まない
- どんなサプリメントもとらない。ただし、アシドフィルス菌（腸内有益菌で乳酸菌の1種）なら大丈夫。
- 運動しない。ただし、かるいストレッチやのんびりとした散歩ならいい。
- 熱い風呂に入ったり、熱いシャワーを浴びない。ぬるめのお湯にすること。

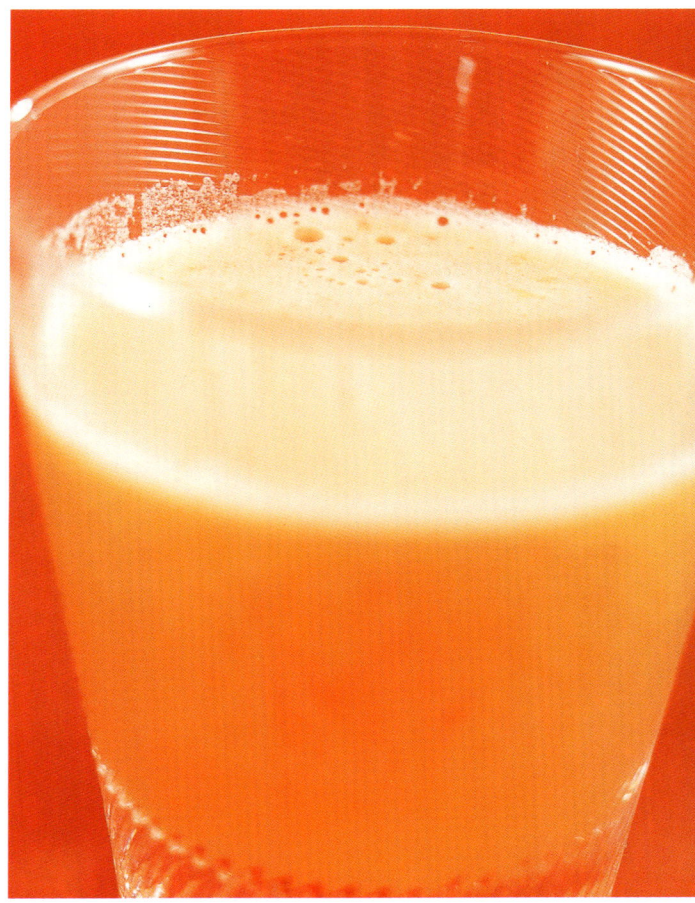

上：いろいろなくだものであなただけのおいしいジュースを作りましょう。

デトックス用の生ジュース

　デトックス中は、できれば有機栽培の野菜やくだものを使って自分でジュースをつくりましょう。いったん新鮮な自家製ジュースの味を知ってしまえば、市販のジュースに興味はもてなくなるはずです。生ジュースは見ためにもクリーミーで味も最高です。ジュースを飲めば、生の野菜やくだものを食べるよりも大量のビタミンやミネラルを摂取できます。たとえば100mlのニンジンジュースでは、生のニンジン450gに匹敵するほどの抗酸化物質カロチノイドをとることができます。生ジュースなら酵素も生きていますが、市販のジュースは低温殺菌されていて、この働きが失われています。自家製ジュースでスープやノンアルコールのカクテルをつくってもいいでしょう。レモン果汁（とレモンの皮少々）と発泡性のミネラルウォーター、有機ハチミツを混ぜるだけで、最高のレモネードができあがります。

買い物のコツ
ジュース用の野菜やくだものを買うときは
- 有機栽培でノーワックスのものを選ぶ
- できるだけ新鮮な野菜やくだものを選ぶ
- 色つやがよく、実が引き締まって丸々としたものを選ぶ
- ブドウは種なしを買い、苦味がでないように茎を除く

ジュースは1回に飲む分だけをつくりましょう。生ジュースはすぐに劣化して、変色しはじめるので(リンゴ、キーウィフルーツ、アボカド、ニンジンなど)、すぐに飲んでください。オレンジやグレープフルーツのジュースなら、冷蔵庫で1日は保存できます。市販のジュースを買うときは、有機栽培の野菜やくだものを使用しているとの表示があり、保存料としてビタミンC (アスコルビン酸)だけを使用し、加糖していないものを選びましょう。好みに応じ有機ハチミツで甘みをつけます。

リンゴ、スイカ、レモンのジュースがデトックスには最適です。

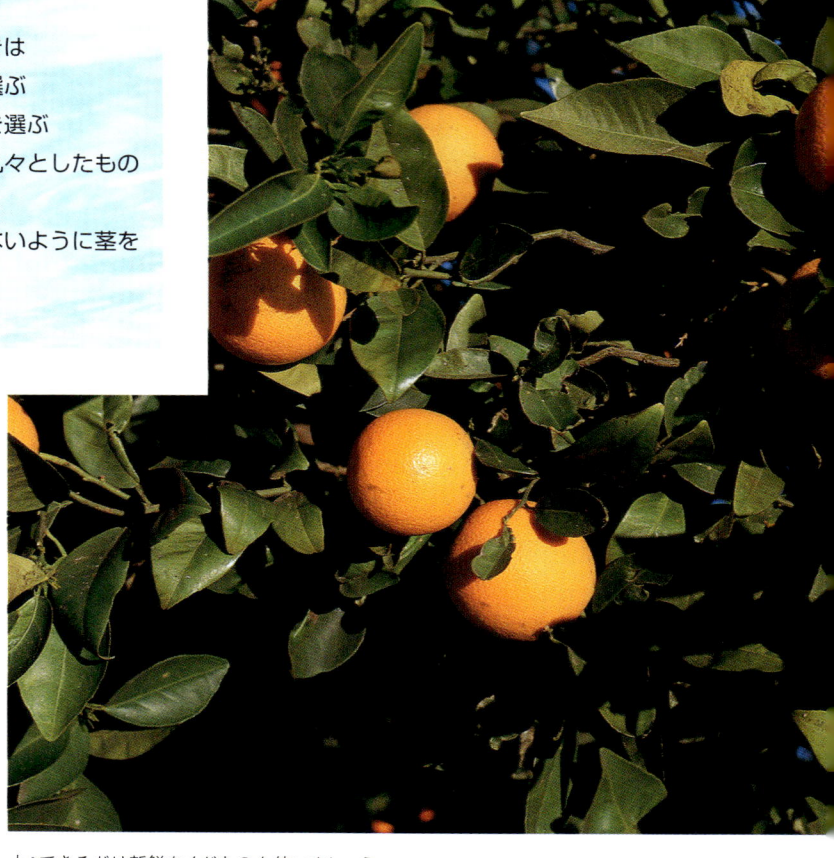

上：できるだけ新鮮なくだものを使いましょう。

フルーツジュース
(生のくだものでつくること)

リンゴ、スイカ、レモンのジュースには体の中をきれいにする、すばらしい作用があり、デトックスに最適です。単品のフルーツでつくったジュースはいちばん無難ですが、これから紹介するようなミックスジュースなら、さらに風味が増しておいしいでしょう。リンゴやスイカをレモンに変えてもかまいません。

- リンゴ、バナナ
- リンゴ、クロイチゴ
- リンゴ、アメリカンチェリー
- リンゴ、クロフサスグリ(ブラックカラント)
- リンゴ、イチジク
- リンゴ、レモン
- リンゴ、ミント
- リンゴ、イチゴ
- ブドウ、アンズ、パッションフルーツ、マンゴ
- キーウィフルーツ、イチゴ
- マンゴ、リンゴ
- マンゴ、オレンジ
- メロン、パッションフルーツ
- メロン、桃、キーウィフルーツ
- メロン、ラズベリー
- ネクタリン、パパイア
- オレンジ、アボカド、イチゴ
- オレンジ、グレープフルーツ、ライム
- オレンジ、イチゴ
- 桃、アンズ
- ピンクグレープフルーツ、パイナップル
- ピンクグレープフルーツ、ショウガ
- ミカン、メロン
- スイカ、リンゴ
- スイカ、リンゴ、レモン

野菜ジュース
（生の野菜でつくること）

　単品の野菜でつくったジュースはいちばん無難ですが、これから紹介するようなミックスジュースなら、さらに風味が増しておいしいでしょう。

- ニンジン、オランダガラシ
- セロリ、ニンジン、ビートの根
- キュウリ、ビートの根、トマト
- ピーマン、レタス、ニンジン
- 赤ピーマン、ニンジン、パセリ
- 赤ピーマン、トマト、コリアンダー
- ホウレンソウ、トマト、セロリ
- トマト、黒コショウ
- トマト、バジル、ニンニク
- トマト、セロリ、パセリ
- トマト、キュウリ、春タマネギ

注意：トマトとピーマンは本来ならくだものですが、味の特徴からここでは野菜のほうに入れています。

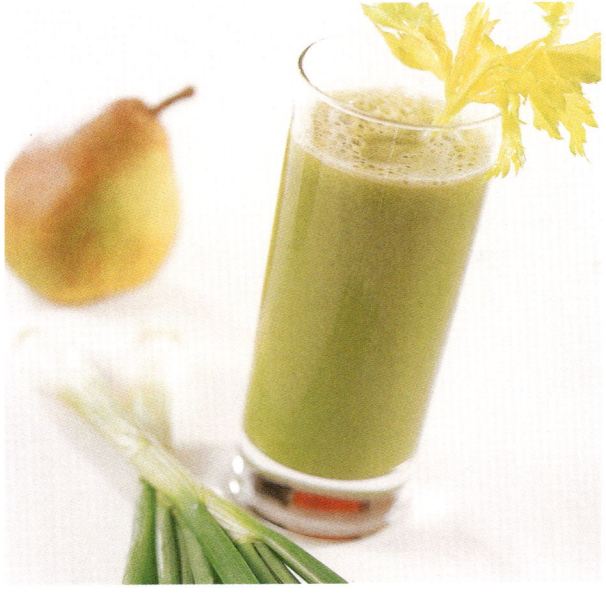

上：くだものと野菜をミックスして、味の幅を広げましょう。

くだものと野菜のミックスジュース
（生のくだものや野菜でつくること）

- リンゴ、フェンネル
- リンゴ、セロリ、ショウガ
- リンゴ、セロリ、オランダガラシ、ズッキーニ
- リンゴ、レタス、トマト
- リンゴ、セージ、春タマネギ
- アボカド、ニンジン、オレンジ
- ニンジン、レモン
- ニンジン、オレンジ
- ニンジン、洋ナシ
- ニンジン、リンゴ、ショウガ
- ニンジン、セロリ、リンゴ
- ニンジン、洋ナシ、レタス、パセリ

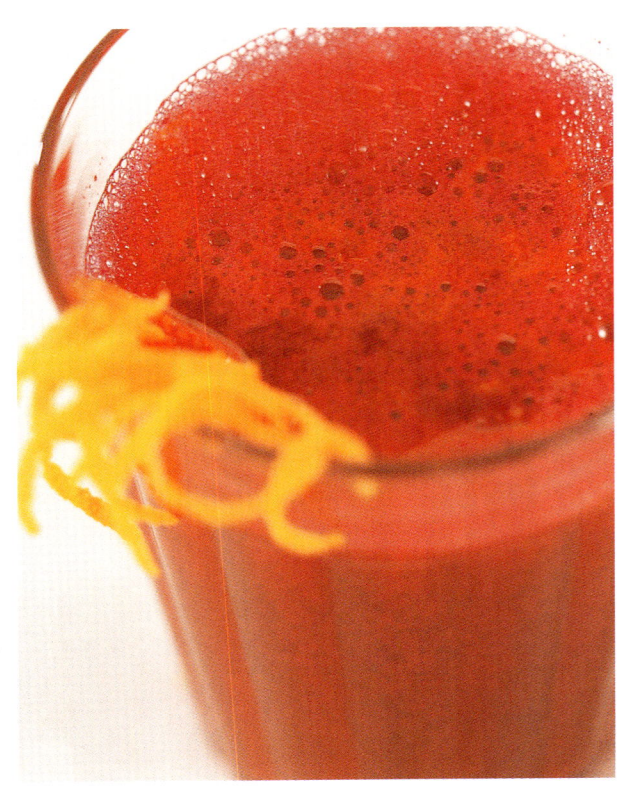

下：自家製のジュースは市販のものよりずっとおいしいです。

絶食の副作用

　水だけの絶食をする場合、初日をすぎればふつうは空腹を感じなくなります。でも、ジュースや特定の食物だけをとる絶食の場合は、空腹感に悩まされつづけます。液体だけの絶食を3日間（あるいは医師の指示でそれ以上長く）すると、次ページのような副作用が現れるかもしれません。こうした副作用は、血中ブドウ糖値の低下や毒素の排出に伴うものです。体の中をきれいにする食事をとりはじめる前にジュースとヨーグルトだけの絶食を1、2日間しただけでは、こうした症状は現れにくいようです。

めまい

もしめまいがしたら、座るか横になってください。男性は気絶しないよう、腰かけて放尿するといいでしょう。

動悸

鼓動が激しかったり不規則だったり、いつも以上に強く速くなることがよくあります。運動したあとやストレスを感じたときに、ふつうは動悸がします。カフェインやニコチン、アルコールのとりすぎとも関係しています。動悸がしたら、体を休めましょう。動悸が一時間以上続いたり、何日間も繰り返し起こったり、胸の痛みや息ぎれ、めまい、失神を伴うようなら、すぐに病院に行ってください。動悸のときにパニックを起こすようなら、バッチ・レスキュー・レメディ（ファイブ・フラワー・レメディ）を試してみましょう。数滴を舌の下に直接垂らすか、水やジュースに混ぜて飲みます。

頭痛

頭痛は絶食中にいちばん起こりやすい症状で、毒素の放出や長い絶食中に体内で生成されるストレスホルモンにより誘発されます。アスピリンやパラセタモール、コデイン、イブプロフェンなどの鎮痛剤は飲まず、リラックスしたり、指圧やマッサージをして頭痛を和らげましょう。首や肩、背中の上部の筋肉をパートナーや友人にやさしくほぐしてもらうといいでしょう。

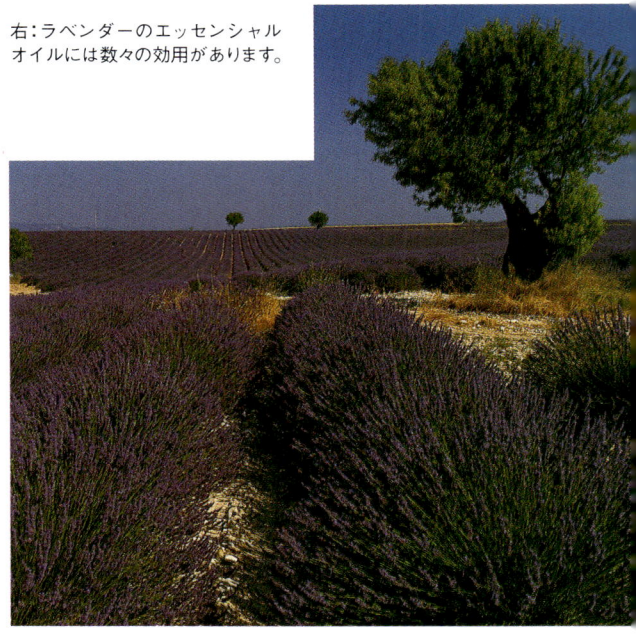

右：ラベンダーのエッセンシャルオイルには数々の効用があります。

不眠

デトックス中は空腹感が激しく、なかなか眠つけないことがあります。リラクゼーションエクササイズをしたり、視覚化をしたり、パートナーがいればマッサージをしてもらい眠りにつきやすくしましょう。市販の睡眠薬は使わないでください。水だけの絶食をしていなければ、カモミールやバレリアン、スカルキャップ、ライムフラワー（リンデン）、ホップ、メリッサなどのハーブティーで気分を和らげ、眠りを促進しましょう。

吐き気

吐き気は、体から毒素を排出しているとき、とくに長い間、水だけの絶食をしているときによく起こる症状です。指圧で症状を緩和できます（下記参照）。

薬を飲まずに頭痛を解消する

- 親指と人さし指の間の肉づきのいい部分の根もと（2本の指の骨が交わるすぐ上）のツボをマッサージします。

- 頭痛を和らげるエッセンシャルオイルには、カモミール、ゼラニウム、ラベンダー、ペパーミント、ローズマリーなどがあります。キャリアオイルで薄めてマッサージオイルとして使ったり、蒸気を吸入したり、ルームスプレーにして散布したりしましょう（血圧が高い人はローズマリーを、また妊娠中の人はどのエッセンシャルオイルも使わないでください）。

指圧で吐き気を和らげる

前腕部の真ん中、手首から指3、4本分ほど上にあるツボを5分間ほど圧迫しましょう。このツボを2、3時間おきに刺激して吐き気を抑え、気分が悪くなったらすぐに圧迫します。ツボを圧迫する突起がついた乗物酔いどめ用のリストバンドを巻いても同じような効果が得られます。このバンドは薬局などで入手できます。

口の中のいやな味

デトックス中、とくに絶食してから最初の数日間は、舌にコケが生えたり、口の中でいやな味がすることがよくあります。そういう場合は、ティースプーンかプラスチック製のタングクリーナー（舌ブラシ）で舌をきれいにして、薄めたレモン果汁で口をすすぎましょう。

体臭がきつくなる

人によっては、デトックス中に体臭がきつくなることがあります。毎日ぬるめの（熱い湯ではなく）シャワーを浴びるかお風呂に入りましょう。

皮膚がかさかさになる

デトックス中は吹き出物が出たり、皮膚がかさかさになることがありますが、これは毒素の排出が急激すぎること――いわゆる中毒性のデトックス――を示しています。この場合は絶食をやめて、体の中をきれいにするような、シンプルで軽い食事をとるようにしましょう。無香料のボディローション――できればイブニングプリムローズ（月見草）オイルを含むもの――で肌を保湿し、ぬるめのお風呂に入りながらヘチマスポンジで皮膚の角質をこすり落とします。純粋なイブニングプリムローズオイルを食事に加えると必須脂肪酸を十分にとることができ、肌も生き生きとしてきます。ゼラチンカプセルに入ったサプリメントを飲むか、イブニングプリムローズオイルを飲みものに数滴垂らしたり、食事にふりかけたり、ドレッシングに使うといいでしょう。

便秘

固形物を食べないと食物繊維が不足するので、よく便秘になります。水やジュースだけの絶食したときや軽い食事をしたときには便秘になることがあります。食物が腸を通るのに時間がかかり、水分が多めに吸収されるために便秘になります。便の色が変わり、形も細くひも状になることもよくあります。プロバイオティクスのサプリメント（P.45参照）をとると腸内細菌（乳酸菌のような善玉菌）を健全に維持できます。オオバコなど食物繊維のサプリメントも腸の機能を正常に保ちます。排便するときは、体を前に傾けてきばらないようにしましょう。

水だけの厳しい絶食やジュースだけの絶食を行い、気になる副作用が現れたら、かならず専門家に相談してください。デトックスをするときは体の中をきれいにするような食事をとるほうが副作用の危険も少なく、より安全で望ましいでしょう。

細胞が回復する

デトックスプログラムに取り組めば、細胞の一つひとつが本来の機能を取り戻します。細胞は老廃物を排出して回復し、若返って生まれ変わります。とくに肝臓の細胞ではこの効果が大きく現れます。お酒をいっさい口にしなければ、過度のアルコールで毒され、脂肪のついた細胞（P.31参照）からも過剰な脂肪が取り除かれ、見ちがえるようになります。

右：ぬるめのお風呂に入り、お肌をすこやかに保ちましょう。

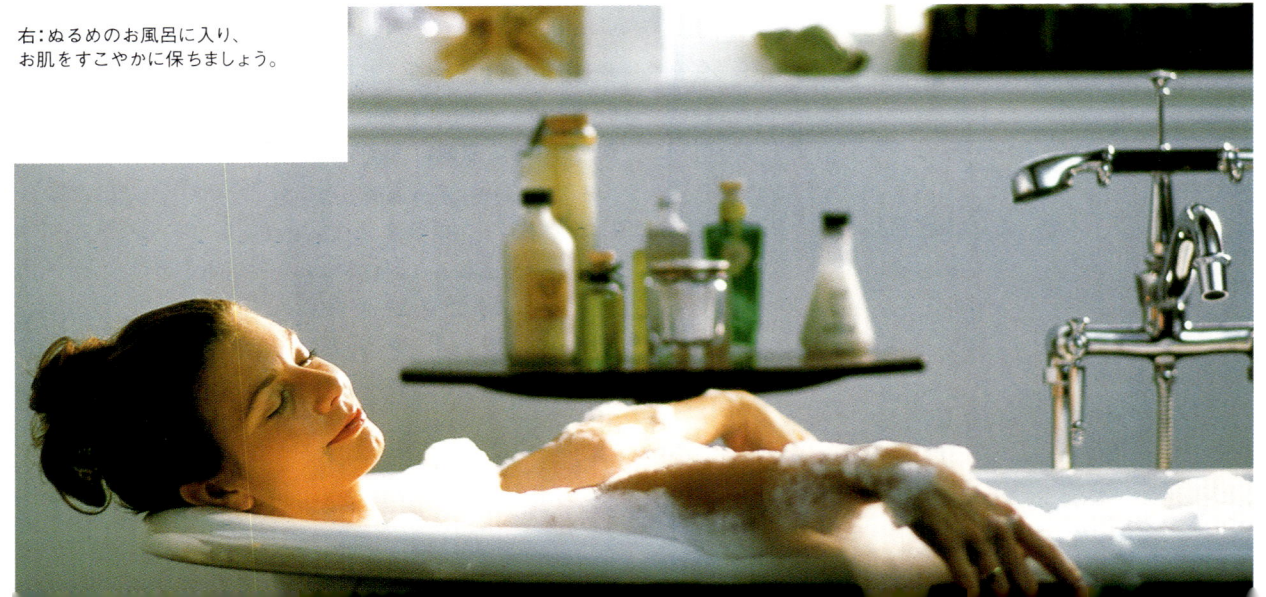

軽い食事で体の中をきれいにしよう

　厳しい絶食をすると胃は一時的に小さくなり、消化管の分泌液の量も極端に少なくなります。そのため、絶食後はじめてものを食べるときは、薄めたフルーツジュースや野菜ジュース、薄い野菜スープ、スイカ、プロバイオティクス・ヨーグルトだけを食べましょう。

✧ できれば、すべて有機栽培のものにしましょう。そうしないと、さらに毒素を取り込むことになってしまいます。体の中をきれいにする食事をとりはじめる前に、上記のような半流動食の軽い食事を1、2日間とります。厳しい絶食をしていない人は、体の中をきれいにする食事をすぐにとりはじめても大丈夫です。体の中をきれいにする食事では、濾過(ろか)した水やミネラルウォーター、有機栽培の野菜やくだもののジュース、薄い野菜スープ、蒸した野菜、煮豆、オートミール、玄米、カッテージチーズ、プロバイオティクス・ヨーグルト、魚、鶏肉だけを食べます。

アドバイス
浄化作用のあるタンポポの新鮮な若い葉をサラダにいれましょう。

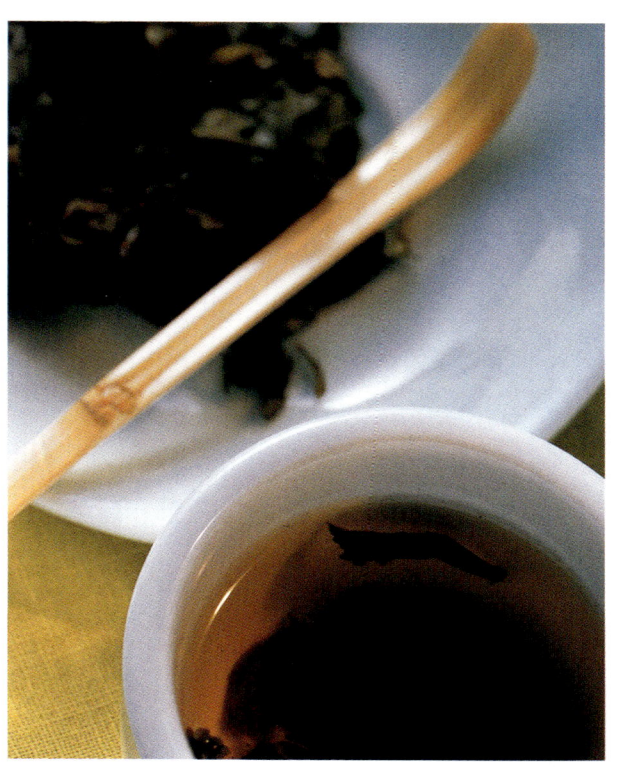

　体の中をきれいにする食事では、次の2点に十分注意してください。
1. 体脂肪が過剰に代謝されて、脂溶性の毒素が血液中に再流入するのを減らすために"十分なエネルギー（1日の必要量の少なくとも半分）"をとってください。
2. 筋肉がおちるのを防ぎ、タンパク質が代謝されるときにできる窒素廃棄物（アンモニアや尿素など）が血液中に過剰にたまらないよう"十分なタンパク質"をとってください。

　体の中をきれいにする食事のメニューは、114ページの10日間デトックス・プランを参照してください。

食べてはいけないもの

　体の中をきれいにする食事では、「なにを食べてはいけないか」が「なにを食べるか」と同じくらい大切になります。こうした食事をとるということは、体に好ましくない作用のあるカフェインや塩分、食品添加物、人工甘味料、農薬（P.33参照）、アルコール、砂糖の摂取を控えるということです。たぶん長年の人生ではじめて経験する人もいるでしょう。

カフェイン
　興奮性のカフェインは、体内のストレス反応とよく似ています。1日に5、6杯以上ものカフェイン飲料を飲んでいると、カフェイン中毒になりかねず、落ち着きのなさやイライラ、頭痛、不眠、震え、疲労などの症状が現れるものです。

　デトックス中は、カフェインをいっさい摂取しないことが大切です。でもこれまで大量にカフェインをとっていた人は、頭痛やイライラを伴う禁断症状を起こすことがあります。禁断症状は中毒の症状によく似ています。体の中をきれいにする食事をとる前に、できれば1、2週間かけてカフェイン飲料を少しずつ減らし、本格的なデトックスに備えましょう。カフェイン飲料をデカフェ（カフェイン抜き）のものやハーブティー、フルーツティーにかえてもいいでしょう。どうしてもカフェインの量を減らせない人は、ガラナ飲料（P.82参照）に切り換えてください。

左：カフェイン飲料をハーブティーやフルーツティーにかえましょう。

塩

　食塩は、料理の味つけに日常的に使われています。健康のために適量は必要ですが、とりすぎると体に悪く、高血圧になる危険が増します。塩分に敏感かどうかは生まれながらの体質で決まりますが、2人に1人は塩分に強く影響されるといいます。それほど敏感ではない人でも、塩分をとりすぎれば体液のうっ滞や鼓腸を引き起こしかねず、脱水症状にもなりやすくなります。

　体の中をきれいにする食事をとっているときに大切なのは、料理に一切塩を使わないことです。そのかわり、スパイスや黒コショウ、ハーブで風味をつけましょう。体に必要な塩分はくだものや野菜から自然に摂取できますし、過剰な塩分は食物中のカリウムの働きで体から洗い流されます。

　体の中をきれいにする食事からバランスの取れた自然食に戻っても、塩を使わない習慣を続けるようにしましょう。塩分は1日4〜6g以下に抑えるのが理想的です。料理に塩味をつけず、加工食品やできあいの料理をすべてやめれば、塩分の摂取量はこれよりも少なくなるはずです（食事でとる塩分の4分の3は、できあいの料理や肉の加工製品、ビスケット、ケーキ、朝食用のシリアル、インスタントスープ、ソース、イーストエキスのような加工食品の中に潜んでいます）。

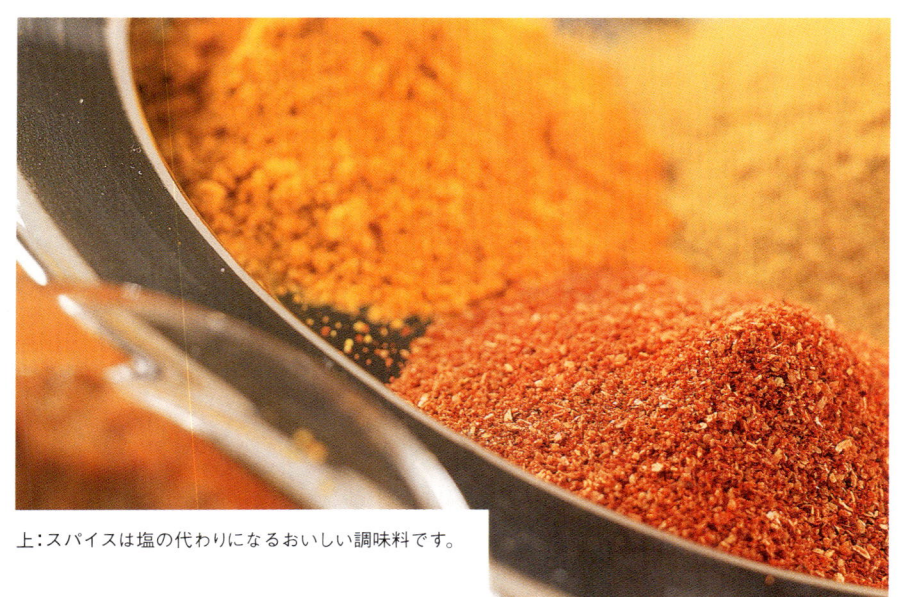

上：スパイスは塩の代わりになるおいしい調味料です。

アドバイス
ライム果汁は塩の味を引き立てます。ライム果汁を料理にふりかけたり、水に加えて食事中に飲みましょう。

アルコール

　アルコールは強力な毒素ですが、適量ならばストレスや冠状動脈性心臓病の危険を減らすのに効果があります。アルコールは肝臓で代謝されて有毒なアセトアルデヒドになり、このアセトアルデヒドは肝臓や脳、心筋細胞を傷つけかねません。アルコールを長い間大量に飲みつづけると、4タイプの肝障害——脂肪肝、アルコール性肝炎、アルコール性肝線維症、肝硬変——につながります。

脂肪肝

　アルコールは非常に強い毒素なので、肝細胞は通常の代謝活動を大幅に減らし、アルコールをまず（アルコールよりも毒素の強い）アセトアルデヒド、それから酢酸塩に変えるために働きどおしになります。肝臓の酵素も通常の働きから逸れてしまうので、脂肪酸を体内の貯蔵物質であるグリコーゲンに変える量が少なくなります。その結果、肝細胞には処理しきれない脂肪の粒がたまりはじめ、肝臓が異常に腫れてきます。たった一度痛飲しただけでも肝細胞の代謝が変わり、脂肪肝を誘発することもあります。

　肝細胞内での代謝反応が正常に機能しなくなると、有害な活性酸素が大量に放出されます。そのためアルコールの過剰摂取によるダメージがさらに増し、肝細胞にますます脂肪の粒がたまります。肝臓は肥大化して黄色っぽくなり、まるでエサを無理やり食べさせられたガチョウの異様に脂肪のついた肝臓——フォアグラ——のようになります。

　この段階になると、肝臓の酵素のバランスはひどく乱れてきます。アルコール分解酵素が異常なほど増えるいっぽう、肝臓内でつくられる糖やタンパク質の量は減り、栄養不足が起こります。しかし、ここまで脂肪肝が進んだ段階でも元の正常な状態に戻すことはできます。肝細胞にはすばらしい再生能力があり、アルコールを断ちながらデトックスプログラムを実行していれば、肝臓は完全に回復するでしょう。

アルコール性肝炎

　アルコールに過剰に反応したせいで、肝臓が脂肪肝に加えて炎症まで起こし、アルコール性肝炎になる場合がたまにあります。肝細胞が変性して死んでしまうので、脂肪肝よりも深刻な病気です。アミロイドというタンパク質からなるガラス様の物質がたまる肝細胞もあれば、脂肪の塊に変わる肝細胞もあります。腹部右上の肝臓のあるあたりに痛みと圧痛があり、発熱や吐き気、嘔吐の症状が現れます。肝臓の炎症が悪化すると黄疸が出ます。回復すると瘢痕組織が形成されます。

アルコール性肝線維症

　アルコール性肝炎にならなくても、脂肪肝はやがて瘢痕組織（線維症）をつくりだします。肝線維症が進行すると肝臓への血液の供給が妨げられ、肝臓に血液を送ろうとする血管に背圧が生じます。背圧とは逆に働く圧力ですから、背圧が高まるにつれ、血液がそれに逆らって進むのがむずかしくなります。血管が腫れて食道には静脈瘤ができ、ここから激しく出血することもあります。アルコール性肝炎を何度も再発するうちに肝線維症が進行し、肝硬変になることもあります。

肝硬変

　アルコール性肝硬変は深刻な肝障害です。肝細胞が死んだり、肝線維症になったり、血液が正常に供給されなかったり、肝細胞が新しい組織を必死につくろうとすると、肝硬変になります。血液の供給と肝細胞の再生のバランスが異常になり、血液が行き届かない細胞が次々と死んでいきます。このため肝線維症がさらに誘発されて、ますます血管が消滅するという悪循環が起こります。再生した肝細胞は帯状の瘢痕組織に分断されて島状に点在しているため、肝臓は縮こまったようになります。血液がきちんと送られないために、再生された組織も本来の機能を果たすことができません。血管の背圧はひどくなり、食道の静脈瘤も大きくなります。アルコール性肝硬変は、最終的には出血死や肝障害、肝臓がんにつながります。

　お酒は、アルコール中毒の人にはさらに深刻な影響を与えます。遅ればせながらでも禁酒をすれば、肝細胞を破壊していた毒素が取り除かれるので、肝硬変が好転する可能性はあります。さらにマリアアザミのエキス（P.41参照）は、肝硬変の人の肝機能でも向上させることがわかっています。

　デトックスプログラム中は、お酒はいっさい飲まないでください。その後もお酒は1日2杯までにし、1週間に2、3日は"休肝日"にしましょう。適量ならばいちばん健康にいいと思われるお酒は、赤ワインです。赤ワインには、強力な抗酸化作用のある色素が含まれているからです。赤ワインは血液を薄めることで飽和脂肪の悪影響を減らすようなので、ワインだけを飲むのでなく食事をしながらワインを飲むのが理想的です。

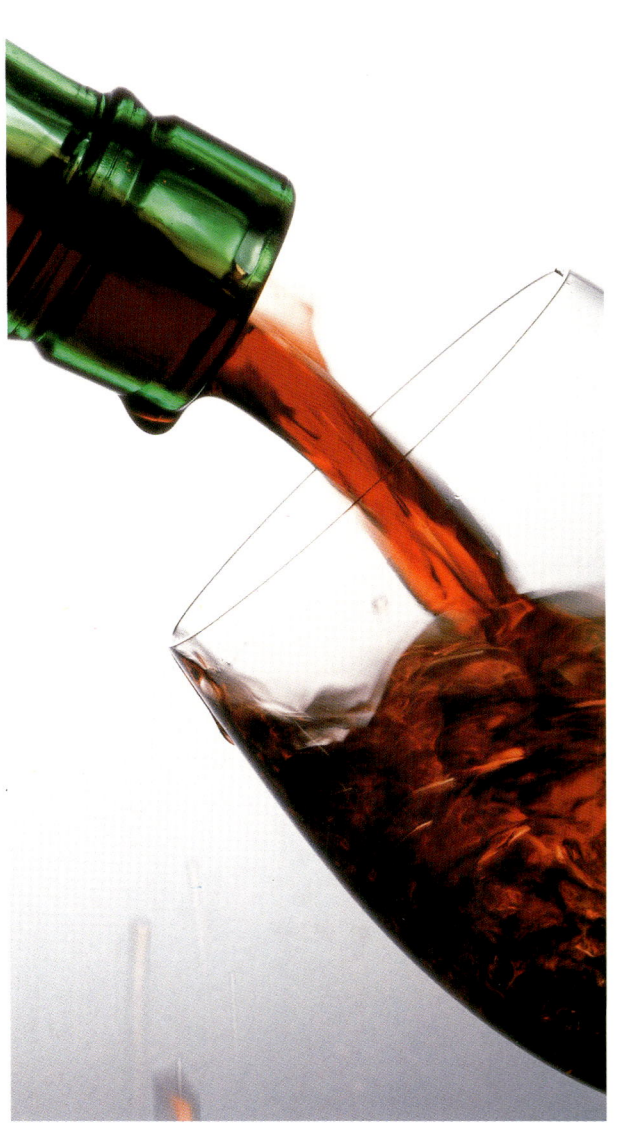

アルコールを飲みたいという気持ちを克服する方法
- クズ（P.42参照）は、アルコールを飲みたいという気持ちを大幅に減らすことができます。
- マテ茶（イエルバ・マテ）は元気の出るドリンクですが、アルコールの代わりにもなります。とくにアルコールの摂取量を減らそうとしているときに肝臓の再生を助けます（P.83参照）。
- ビタミンB5誘導体（カルシウム、パントテン酸塩、パンテインなど）は、血液中の抗体の量を増やして白血球の働きを活発にし、肝機能を改善して免疫力を高めることがわかっています。パンテインには、とても顕著な効果がありました。

塩素消毒した水

世界中の水道水の約8割には、細菌感染を防止するための消毒用塩素が入っています。人体に有害な金属類（鉛やアルミニウム、カドミウムなど）や微量のホルモン剤も水道水から検出されていて、男の赤ちゃんの睾丸が陰のうに下降しない、精子の数が減少する、ホルモン性のがんを発症するなどの健康問題と関連があります。活性炭フィルターを水道の蛇口に取り付ければ塩素は除去できますが、金属類を取り除くには逆浸透膜による浄水システムを使う必要があります。あるいは、確かな販売元のボトル入り飲用水を飲むようにしましょう。

砂糖

単糖類は重要なエネルギー源ですが、食物中から急速に体に吸収されるため、血糖値やインシュリンの量が体に好ましくないほど高くなります。チョコレートなどに含まれる単糖類は控えて、代わりにデンプン質の炭水化物をもっと食べるようにしましょう。炭水化物は消化の過程でさまざまな単糖類へと徐々に分解され、血液中にゆっくりと吸収されるので、体にもいいのです。複合炭水化物が単糖類に分解される速度は、GI値（グリセミック・インデックス指数、P.57参照）で示されます。

左：赤ワインには体にいい物質も含まれていますが、デトックス中はアルコールをいっさい控えましょう。

人工甘味料

人工甘味料の中には、人体に悪影響をもたらす可能性のあるものがあります。その安全性については結論が出ていませんが、デトックスプログラム中は人工甘味料などの人工添加物はなるべく控えたほうがいいでしょう。

水はたっぷりと飲もう
デトックス中は浄化水やミネラルウォーターをたっぷりと飲んで、水溶性の毒素を腎臓や汗腺から洗い流すことが大切です。一般的に1日当たり2～3リットルの水を──暑いときはもっと多めに──飲み、運動しながら汗をたくさんかきましょう。

有機食品を食べよう

有機食品を食べること、つまり有機農法でつくられ、最低限の加工が施された食物を食べることは、デトックスをしようとする人には必要不可欠なことです。有機食品には殺虫剤や抗生物質、ホルモン剤、化学肥料が使われておらず、遺伝子の組み換えや放射線の照射も行われていません。有機栽培を行う農家は、伝統的な害虫駆除方法や輪作を行い、体に悪い化学物質を最低限しか含まず、風味豊かでビタミンやミネラルに富んだ作物をつくっています。

いっぽうの農薬作物は、色や形が均一になるよう品種改良されていて、見た目のよさが長く続きます。でも、こうした特質のために風味や栄養素が犠牲になることも珍しくなく、殺虫剤や除草剤、防カビ剤、燻蒸（くんじょう）剤、成長促進剤、成長調節剤、化学肥料などの農薬のお世話にもなっています。こうした化学物質は、穀物がまだ種子の段階から発芽して成長する段階に至るまで、定期的に散布されています。たとえば農薬栽培のリンゴには、人の口に入る前に100種類もの添加物が40回に分けて与えられま

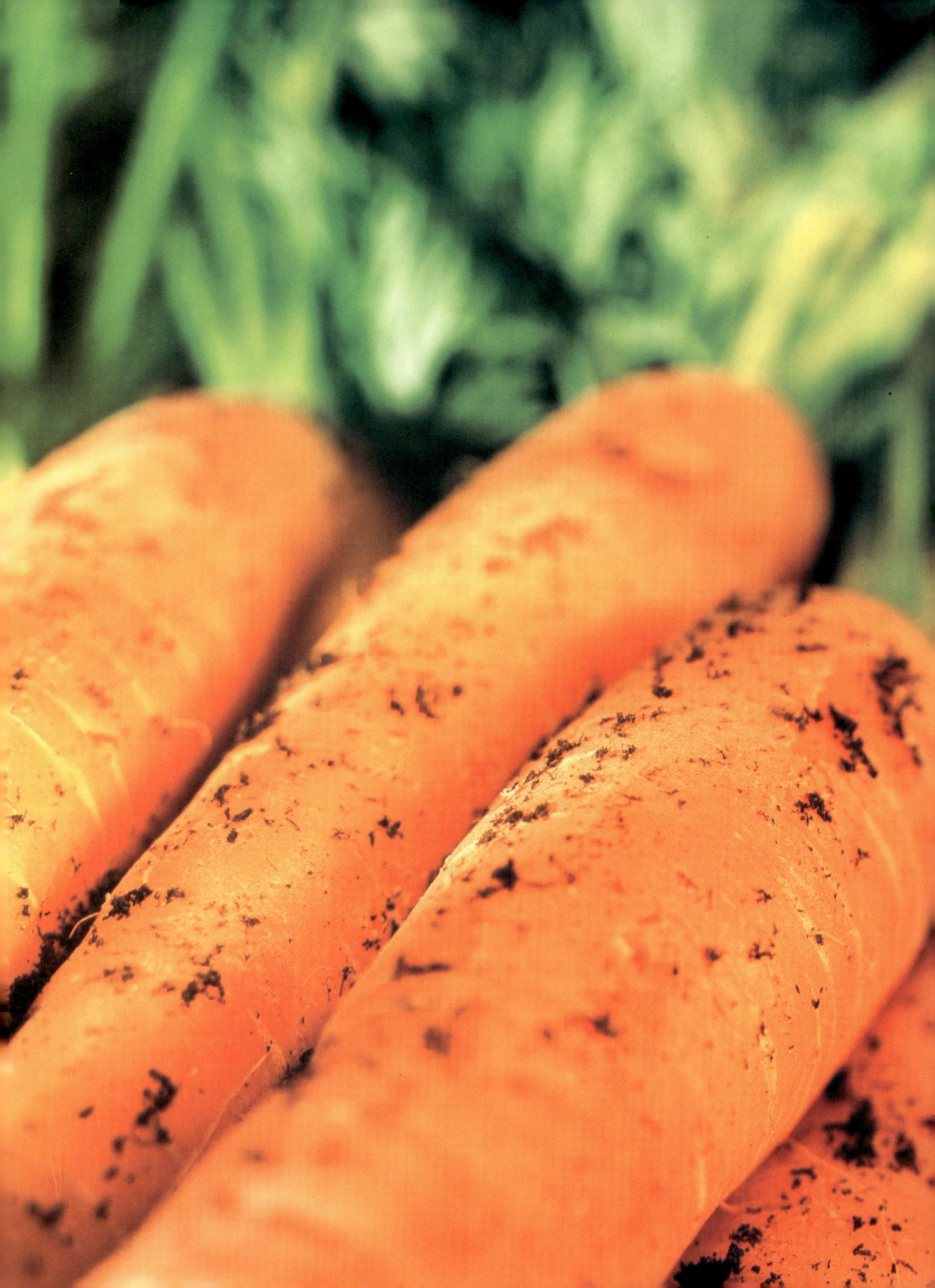

す。こうした化学物質は単に作物の表面に付着するだけでなく、皮の下でも検出され、ときには実全体から発見されることもあります。レタスには、成長する数週間のうちに平均11回も農薬が散布されます。こうした化学物質が私たちの長期の健康に及ぼす影響については十分にわかっていませんが、一時期広く普及していた農薬がある時点から禁止されるというのはよくある話です。アメリカの環境保護庁は、除草剤の6割、防カビ剤の9割、殺虫剤の3割に発がん性の疑いがあるとしています。さらに一度に複数の毒素をとると、その悪影響も一段と大きくなります。

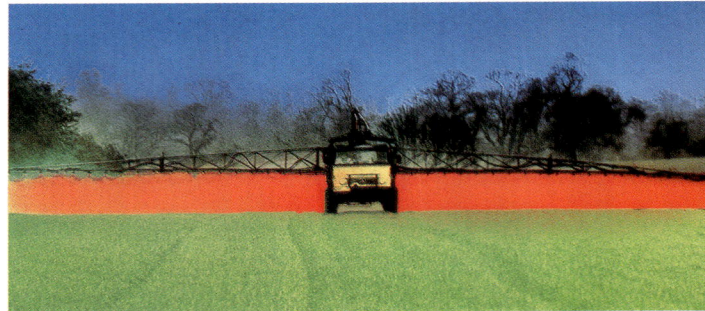

上：農薬は体に悪影響を及ぼすこともあります。

> 農薬栽培作物を食べている人は、1年のうちに推定6kgもの化学物質（食品添加物、着色料、香料、保存料、ワックス、化学肥料、殺虫剤、除草剤の残留物）を口にしています。

1999年、イギリスの「残留殺虫剤に関する特別調査委員会」が市場で流通している農薬栽培作物を検査した結果、次のようなことが明らかになりました。

- 野菜やくだものの3分の1から、残留殺虫剤が検出されました。その多くは4、5種類の毒素を含み、なかには7種類もの毒素を含む食品もありました。
- そのうちの3％からは、基準値を越える残留物が検出されました。
- すべてのオレンジから残留物が検出され、そのうちの3分の2には3種類以上の毒素が含まれていました。
- 96％の洋ナシから残留物が検出され、そのうちの半分近くには3種類以上の殺虫剤が含まれていました。なかには、動物に腫瘍（しゅよう）を起こすことで知られている違法な化学物質クロルメコートを含むものもありました。
- レタスの84％から残留殺虫剤が検出され、そのうちのほぼ半分には3種類以上の毒素が含まれていました。あるレタスからは、基準値を100倍も上回る化学物質が見つかりました。
- リンゴの68％から残留殺虫剤が検出され、そのうちの多くに妊娠・出産能力に影響を及ぼす化学物質が含まれていました。

左：有機食品は栄養素や風味に富んでいます。

有機食品

有機食品には実にさまざまなものがあります。

- くだもの（オレンジ、レモン、リンゴ、ミカン、グレープフルーツ、ブドウ、洋ナシ、バナナ、マンゴなど）
- 野菜（ニンジン、ジャガイモ、タマネギ、ズッキーニ、ナス、豆類、ブロッコリ、ホウレンソウ、ニンニクなど）
- サラダ用野菜（レタス、トマト、キュウリ、ピーマン、セロリ、春タマネギ、ビートの根など）
- パン、米、パスタ
- 牛乳、クリーム、バター、卵
- チーズ
- 肉類（鶏、ラム、豚、牛、ベーコンなど）
- 猟肉類（ハト、ホロホロチョウ、ウサギなど）
- 魚介類（カレイ、アンコウ、タラ、ヒラメ、メバル、サバ、イワシ、サケ、イカ、貝類、カキ、ロブスター、カニなど）。汚染されていないきれいな水域で獲れたものであること。
- フルーツジュース
- オリーブオイル、堅果油
- 自然の湧き水
- 茶葉

ほとんどすべての食物が有機食品として入手可能です。自宅に配達してもらうこともできます。

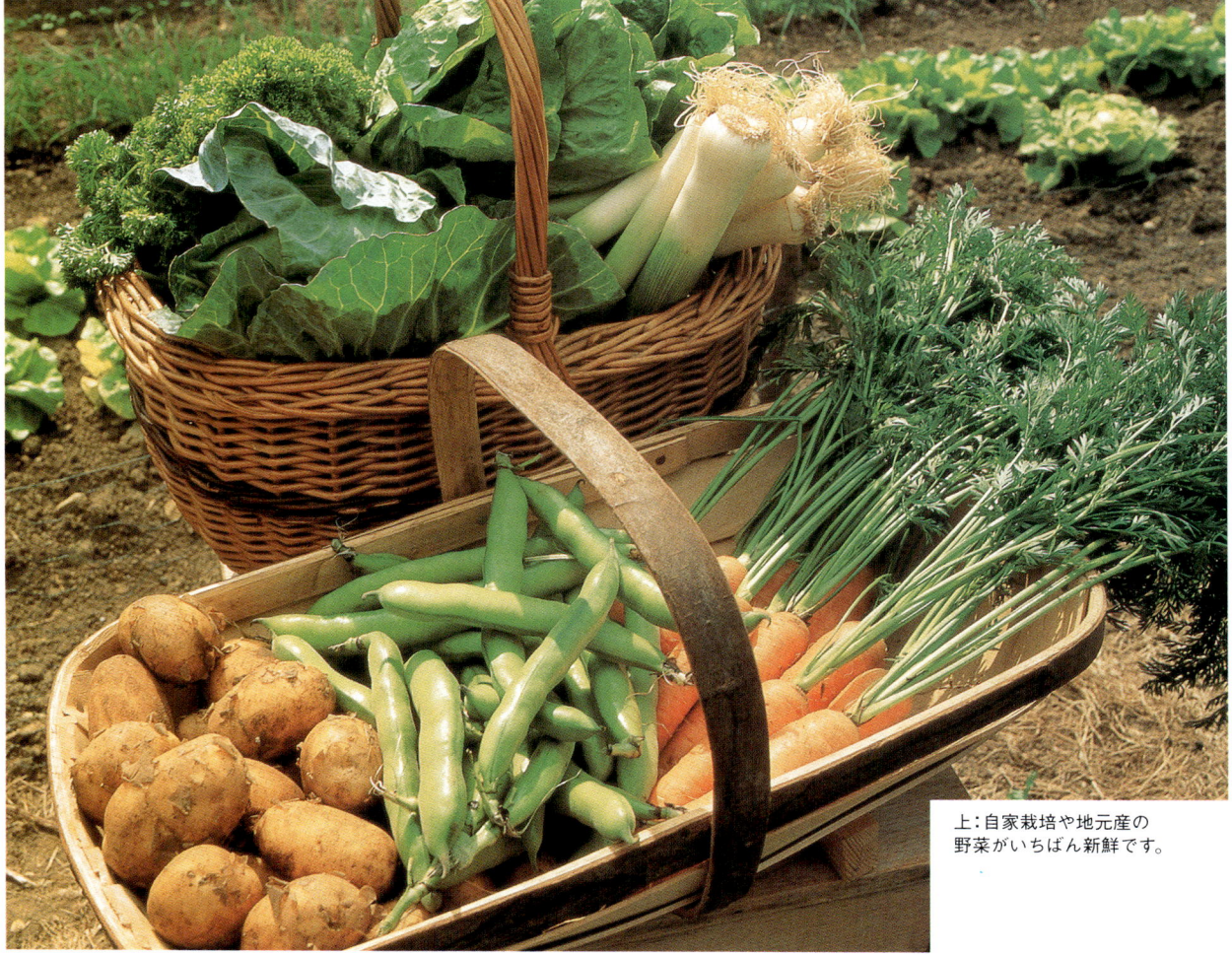

上:自家栽培や地元産の野菜がいちばん新鮮です。

豊富な栄養素

　有機食品には、ビタミンやミネラル、微量元素、必須脂肪酸、食物繊維、植物化学物質(フィトケミカル)が商業的に栽培された食物の平均2倍も含まれています。これは有機食品には水分が少なく、固形分が多いことに加え、有機食品が肥沃な大地で育てられているおかげでもあります。いっぽうの農薬栽培作物は、化学肥料をまいた畑で育てられています。化学肥料には窒素やリン、カリウムが含まれているものの、それ以外のミネラルや微量元素はふつう入っていません。さらに海外から輸入される食物は完熟前に収穫されるので、当然ながら栄養素も少なくなります。いちばん栄養に富んでいるのは、地元で有機栽培された、とれたての新鮮な作物です。イギリスでは、ECの指示に従って有機栽培の基準が定められています。「土壌協会」(ソイルアソシエーション)のような独立法人が有機食品の検査と認定を行っているので、生産者が厳しい栽培基準を守っていることを消費者も確認できます。

有機食品を食べたほうが体にいい理由

農薬栽培で使われている化学物質は……

- 肝臓にたまり、肝障害を引き起こすことがあります。
- 妊娠・出産能力の低下とかかわっています。
- 過敏性腸症候群やカンジダの増殖、炎症性の腸疾患など、腸の病気とかかわっています。
- 免疫力を低下させ、アレルギーやある種のがんになる危険を高めます。
- 抵抗力がある厄介な細菌類の発生とかかわっています。私たちが体内に取り込む抗生物質の半数は、肉類や乳製品に含まれていたものだといわれています。こうした抗生物質は成長促進剤として広く使われているものです。

農薬の半数以上は、見た目のよさを保つために野菜やくだものに散布されます。いっぽうの有機作物は色や形よりも風味や栄養素を優先しているので、見た目は二の次になりがちです。そのため有機栽培の野菜やくだものは、農薬栽培作物にくらべ小さくて見た目が悪く、アブラムシやイモムシまでついているのです。

でも有機作物は、化学物質で処理されていないので、中身の点では申し分ありません。有機作物を買うときは、色つやのいい、実が締まったものを選びましょう。しおれていたり、褐色がかっていたり、傷ついているものはよくありません。

残念ながら有機作物は、農薬栽培作物にくらべて値段が高くつきます。でも、健康への影響を考えて長い目で見れば、それほど高いともいえません。有機食品は、風味や栄養価の面でもすぐれています。消費者の需要が増えるのに伴い、値段も徐々に下がってきました。出費を抑えるコツは、次のとおりです。

- 野菜やくだものは、旬のものを買いましょう。
- 地元産のものを買いましょう。
- まとめ買いしましょう。
- 加工される前のものを買いましょう。
- 肉よりも野菜を多めに食べましょう。
- 特売品を探しましょう。
- 共同購入グループに参加して、中間業者を通さずに生産者から直接野菜やくだものを届けてもらいましょう。

有機食品部門は、驚異的なスピードで成長しています。たとえばイギリスでは、有機栽培は毎年5割ずつ増えていて、2007年までには農地の1割を占めるまでになると推定されています。

サプリメントで体の中をきれいにしよう

デトックスプランで体の中をきれいにする段階では、さまざまなサプリメントをとるといいでしょう。抗酸化物質のサプリメント、肝機能や腎機能、腸の機能を助けるサプリメントなどがあります。

注意：水だけの絶食をしている人は、サプリメントをとらないでください。第12章で紹介するような、体の中をきれいにする軽い食事をしているときだけ、デトックスのサプリメントをとってください。妊娠中や授乳中の人は専門医の指示がないかぎり、サプリメントをとらないでください。

抗酸化物質

抗酸化物質は、体内を巡回して代謝の有害な副産物を取り除いてくれる物質です。食品に含まれて

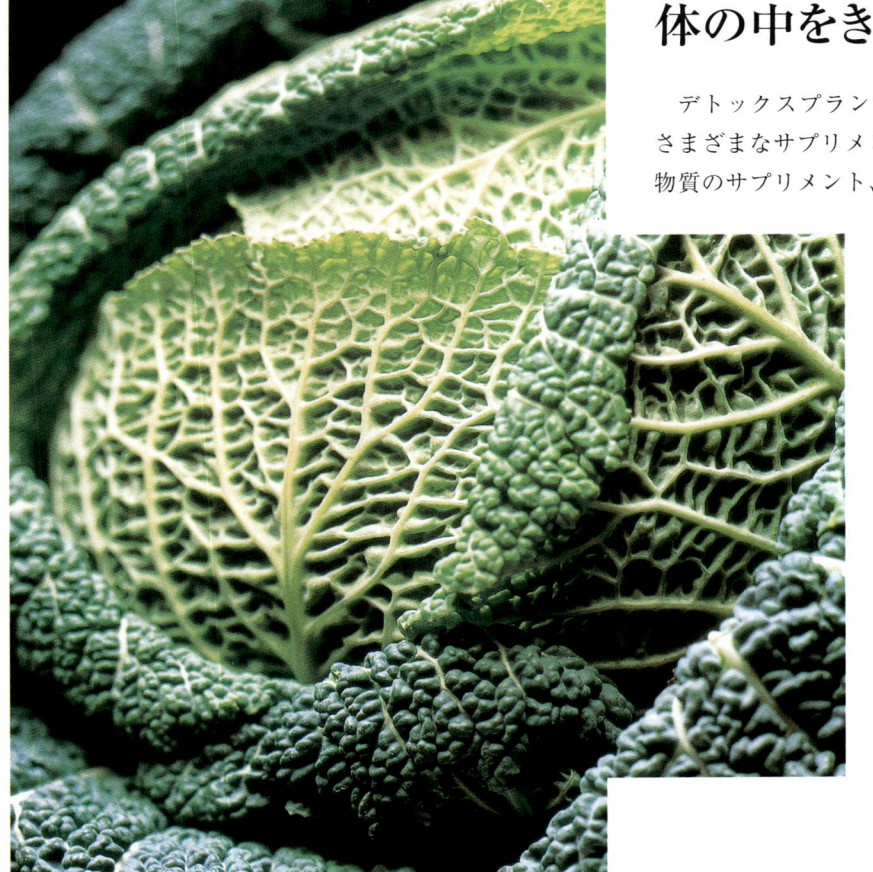

左：実が締まり、新鮮で傷のない野菜を選びましょう。

いる大切な抗酸化物質としては、ビタミンA、カロチノイド、ビタミンC、ビタミンE、セレンがあります。

抗酸化物質は、体内の有害な酸化反応を鎮めてくれます。酸化の大半は、活性酸素というプラスの電荷を帯びた不安定な分子が引き金になっています。活性酸素はほかの分子や細胞構造と衝突してはマイナスの電荷を奪うため、有害な連鎖反応を次々と引き起こし、タンパク質や脂肪、細胞膜、遺伝物質などを傷つけてしまいます。体内の各細胞は、毎日およそ1万回も活性酸素の酸化攻撃にさらされています。こうした酸化現象は、動脈硬化や冠状動脈性心臓病、白内障、目の黄斑変性、皮膚の早い老化、がんにつながります。活性酸素は通常の代謝反応で発生する毒素ですが、環境汚染物質やX線、紫外線、ある種の薬物にさらされても発生します。喫煙者と糖尿病患者では、活性酸素がふつうの人以上に発生しています。

ビタミンA

ビタミンAは、肝臓に蓄えられる脂溶性のビタミンです。ビタミンAには、ビタミンA（動物の肉に含まれる）とカロチノイドのおもに2種類の形があります。カロチノイドは植物色素で、その一部（ベータカロチンなど）が体内でビタミンAに変わります。ビタミンAはとりすぎると害になるため、サプリメントの大半はビタミンAそのものよりもカロチンを多めに含んでいます。ベータカロチンをとりすぎると（ニンジンジュースを大量に飲みすぎるなど）、皮膚が安物のタン皮のようにオレンジ色っぽくなります。これはとくに体に悪いというわけではなく、摂取を減らせばすぐにもとに戻ります。ビタミンAは強力な抗酸化物質で、体の正常な成長や発達、妊娠・出産能力などに欠かせない大切な栄養素です。また、皮膚、歯、骨、鼻やのどや目の粘膜をすこやかに保ち、視力や免疫力にも重要な役割を果たしています。

ビタミンA（レチノール）を含む食品：動物や魚の肝臓、腎臓、卵、乳、チーズ、ヨーグルト、バター、脂ののった魚、肉、マーガリン

カロチンを含む食品：スイートコーン、ニンジン、サツマイモ、ホウレンソウ、ブロッコリ、オランダガラシ、若いキャベツの葉、マンゴ、赤／黄ピーマン、トマト

用量：天然ベータカロチン（1日6〜15mg）を含むサプリメントと一緒に、ほかのくだものや野菜のエキスをとることができます。純粋なビタミンAのサプリメントをとる場合は、1日5000IU（1500マイクログラム）以下に抑えてください（妊娠中は避けること）。

ビタミンC

ビタミンCは水溶性の抗酸化物質で、体の含水箇所を保護します。とても大切な栄養素なので、動物の多くはビタミンCを体内でみずから生成しているほどです。人間はビタミンCを合成する能力を失った、あるいはもともともっていない数少ない哺乳類ですが、その理由は人間の生化学上の大きな謎となっています。しかしビタミンCをたくさん摂取するほど、冠状動脈性心臓病やある種のがんを発症する危険が明らかに低くなります。

ビタミンCを含む食品：クロフサスグリ（ブラックカラント）、グアバ、キーウィフルーツ、柑橘類、マンゴ、イチゴ、ピーマン、ブロッコリ、芽キャベツ、オランダガラシ、パセリ

用量：デトックス中は1日3回1gずつ（持続性タイプなら1日1回3g）を目安に。できれば「エスターC」というビタミンC製剤をとりましょう。エスターCは消化されやすいように加工されたビタミンCを含んでいて、ふつうのビタミンCよりも細胞により早く吸収され、なおかつ体内に長時間とどまります。

ビタミンE

ビタミンEは強力な抗酸化物質で、活性酸素の悪影響から体脂肪を守ります。また、細胞膜、血液中を循環しているコレステロール分子、食物中の脂肪を活性酸素の化学的な攻撃から保護しています。毒素を体外に排出する作用にすぐれているので、ビタミンEをたくさん摂取するほど、冠状動脈性心臓病やある種のがんを発症する危険が低くなります。

ビタミンEを含む食品：小麦胚芽オイル、アボカド、卵、バター、全粒シリアル、種子、木の実、脂ののった魚、ブロッコリ

用量：デトックス中は1日268mg（400IU）を目安に。

セレン

セレンは、多くの抗酸化酵素の活動に必要とされるミネラルです。たとえばグルタチオン・ペルオキシターゼは抗酸化酵素のひとつで、活性酸素のために体内で生じた過酸化水素などの毒性物質を取り除きます。抗酸化物質であるセレンは、動脈硬化や肺気腫、肝障害、白内障、関節炎、脳卒中、心臓発作など、さまざまな変性疾患から体を守ります。毎日セレンを摂取すると、がんで死亡する危険が半減するという研究結果もあります。動物にセレンのサプリメントを与えたところ、健康と寿命が大きく改善されたという報告もありますが、同じ効果が人間にもあるのかどうかはまだ結論が出ていません。現在、5つの国（デンマーク、フィンランド、スウェーデン、イギリス、アメリカ）の4万人以上を対象に、がんになる危険性に対してセレンのサプリメントの効果があるのかどうか、実験が行われています。任意抽出されたボランティアが、毎日100、200、300マイクログラムのセレン、またはただの偽薬（プラシーボ）のいずれかを摂取しています。5年後にこの結果が出れば、がんを予防するためのセレンの最適摂取量について公衆衛生ガイドラインに影響を与えるものと期待されています。

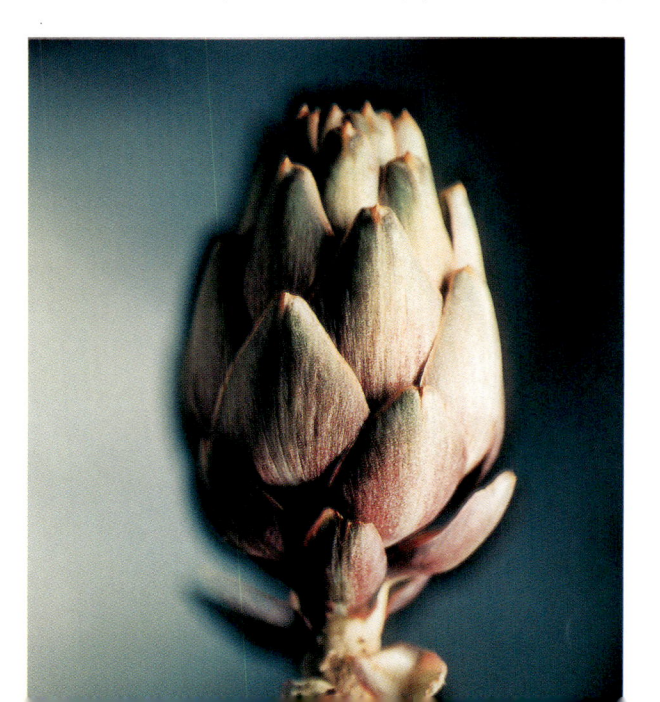

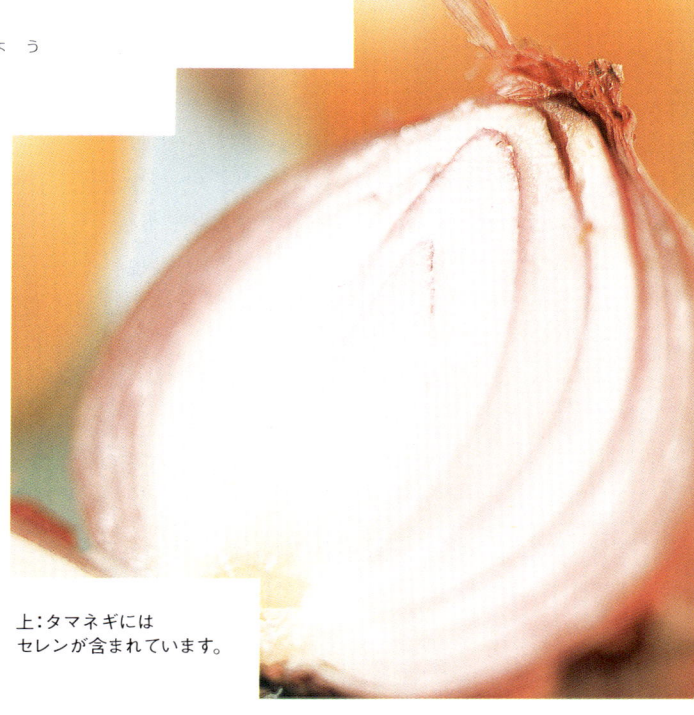

セレンを含む食品：ブラジルナッツ、ブロッコリ、マッシュルーム、キャベツ、ラディッシュ、タマネギ、ニンニク、セロリ、全粒穀物、魚介類

用量：デトックス中は1日200マイクログラムを目安に。

上：タマネギにはセレンが含まれています。

このほかにも、グレープシード、オレガノ、パインバークエキスなどの自然食品からさまざまな抗酸化物質を補うことができます。自然療法士の指示に従ってデトックスプログラムを進めているときは、これらのサプリメントを個別に摂取してもいいでしょう。

サプリメントで肝機能を助けよう

昔ながらのさまざまな薬草療法で、肝臓から毒素を取り除き、肝機能を助けることができます。

アーティチョークのエキス

アーティチョークは多年生の野菜で、大きなつぼみの鱗片状の肉厚な萼（がく）と基部の花托の部分を食用とします。ア

左：アーティチョークの葉は肝機能を助けるために使われます。

ーティチョークの葉のエキスには、シナリンのような独特の化合物が含まれています。シナリンにはマリアアザミの成分と同じく、肝臓を再生させる効果があります。また、アーティチョークは胆汁の産生を刺激し、胆汁の産生不足による吐き気や鼓腸、消化不良といった症状をすぐに和らげます。プラシーボを使った二重盲実験では、アーティチョークのエキスは摂取後30分以内に胆汁の産生を127％以上、1時間後には150％も増加させることが明らかになりました。副作用は一切報告されませんでした。
用量：デトックス中は1日に濃縮エキス300〜600mg（生の葉16gに相当する）を目安に。

タンポポ

　タンポポは、世界中ほぼどこででも見られる有名な多年草です。昔から春になると、体の中をきれいにする薬草として葉が食されています。根（ふつうは2年目のタンポポから採取される）にも大きな浄化作用があり、デトックスプログラム中に広く利用されています。タンポポは、

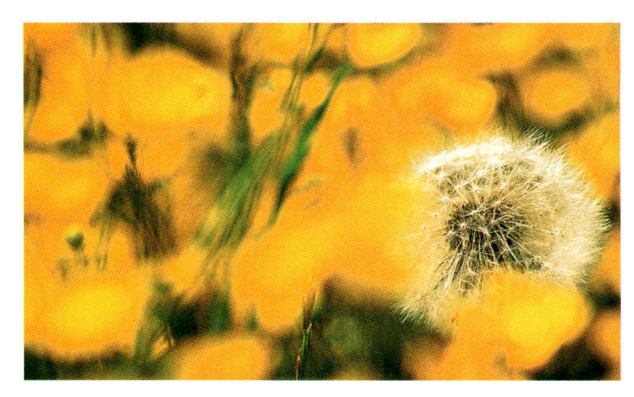

上：タンポポのエキスは肝臓と腎臓の機能を助けます。

さまざまな臓器から安定して毒素を排出するのを促進します。肝臓に対しては毒素を排出する機能を高めて胆汁の産生を刺激するので、より多くの毒素を腸から排出します。腎臓に対しては利尿効果を促し、水溶性の毒素の排出を促進します。緩下剤作用もあり、腸からの毒素の排出も促進します。さらにタンポポには、カリウムなどの有用なミネラルも含まれています。カリウムは、過剰になったナトリウムを体外に洗い流してくれます。
用量：1日5〜10gを目安に3回に分けて。胆石のある人は摂取しないでください。

ニンニク

　ニンニクは料理によく使われるので、世界中で平均して1日あたり1人1かけに相当する量が食べられています。昔から防腐作用や抗菌作用、抗ウイルス作用があることで知られ、胃や呼吸器系の感染症を治すのに用いられています。ニンニクは、毒素を排出する肝臓酵素の働きを促進する物質を多く含み、血中脂質の値にもよい作用を及ぼします。粉末ニンニクの錠剤を使った臨床試験では、ニンニクを定期的に摂取すれば高血圧が緩和され、有害な血中脂質（LDLコレステロール、いわゆる悪玉コレステロールやトリグルセリド）の値も下がり、血液がさらさらになって体のすみずみまで血行が促進されることがわかっています。ニンニクを定期的に食べれば、動脈硬化の危険性が25％、心臓発作の危険性も50％減ります。また乳酸菌のような腸内の善玉菌を助け、悪玉菌の働きを抑えることもわかっています。
用量：1日に粉末ニンニクの錠剤600〜900mgを目安に。
注意：溶液で抽出したり、油で揚げたニンニク製品には、フリーズドライや粉末ニンニクで作った錠剤ほどの効果はないようです。

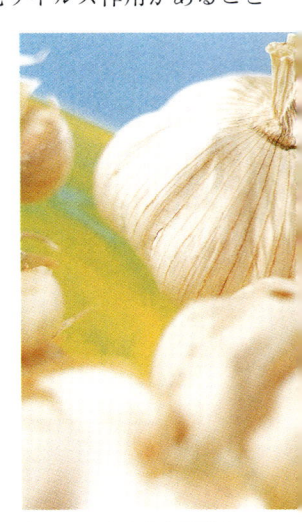

上：ニンニクは血中脂質の値を下げます。

ゴツコラ

　ゴツコラは、インド、中国、インドネシア、オーストラリア、南太平洋諸島、マダガスカル島、アフリカ各地に分布する多年生の蔓植物で、寿命を延ばすといわれ、またの名を「若さの泉」といいます。伝説によれば、256歳まで生きたとされる中国の薬草医リーチンユンもゴツコラを食べていたといいます。アジアでは、長寿を祈願して毎日1枚ずつゴツコラの葉を食べる人が大勢います。ゴツコラは、コーラナッツとは何の関係もなく、カフェインは含まれていません。

　ゴツコラは、アーユルヴェーダ医学ではもっとも大切なハーブとされ、またの名をブラフミーといいます。不安やうつを軽減したり、記憶力を向上させたり、落ち着きを増したり、筋肉の緊張をほぐしたり、ストレス下で

の副腎の機能を高めたり、痛みを緩和したりするのに使われます。血液を浄化する作用や心身の活力を高める効果もあるといわれています。ゴツコラのおかげで肝硬変患者の肝組織の様子が電子顕微鏡レベルで改善され、炎症が和らいだことも明らかになっています。ゴツコラの有効成分はトリテルペン類です。

用量：トリテルペン25mgの含有を保証するエキスを1日に2～4カプセルを目安に。多めにとると頭痛を引き起こすことがあり、活気づくよりも逆に心が穏やかになります。

マリアアザミ（ミルクシスル）

　これは紫色の花をつけるトゲのある植物で、地中海沿岸のヨーロッパ諸国に分布しています。種にはシリマリンという強力な抗酸化物質の複合体が含まれ、シリマリン中の最大の有効成分はシリビニンです。人びとは肝臓を保護するために、アーティチョークと同じように昔から春になるとマリアアザミの頭状花をゆでて食べています。

　シリマリンには、過剰なアルコールや毒キノコのテングダケ、化学療法による毒素などの悪影響から肝細胞を守る働きのあることが300以上の研究から明らかになっています。肝細胞を傷つける因子——活性酸素など——を抑え、グルタチオンという抗酸化作用のある肝臓酵素の減少を抑えるのです。グルタチオンは、アルコールなどの毒素を分解するのに欠かせない大切な酵素です。またシリマリンには、肝細胞壁の外部構造を変えて、毒素を入りにくくする働きもあるようです。さらにシリマリン肝細胞のタンパク質合成を刺激して、肝臓が線維症などで傷ついても自力で再生するのを助けるようです。最近では、腎臓細胞を守る働きがあることも明らかになっています。シリマリンは抗酸化物質としてはビタミンCやビタミンEより200倍も強力で、紫外線による皮膚がんに対して効果があるかどうかも研究が進められています。

用量：1日3回サプリメントで70～200mgずつを目安に。

　少量ずつとりはじめ、徐々に増やしていくのが望ましいです。5日以内に肝機能が改善されはじめ、少なくとも以後3週間は続くでしょう。

　唯一の副作用は、胆汁の産生が増えたことでおなかの緩くなる人が出ることです。

サルサパリラ

　サルサパリラは、さまざまなホルモン様の物質を含有する多年生の蔓植物です。おもに血液浄化剤として用いられ、細菌の毒素を腸内でコレステロールと結合させて血液中に吸収される量を減らし、肝臓などの器官の負担を軽くするといわれています。サルサパリラは利尿促進剤にもなり、汗を出したり、痰を吐き出すことも促進します。極上のサルサパリラはかすかに吐き気を催し、口の中でピリピリとして、焼けつくような感覚を起こすともいわれます。

　人によってはサルサパリラで消化不良を起こすこともあり、とりすぎると一時的に腎機能を損なうこともあります。体毛が濃すぎる女性には使用を見合わせるよう助言する医師もいます。

用量：1日3回カプセルで250mgずつを目安に。

ウコン（ターメリック）

　ウコンはオレンジ色っぽい黄色の根で、アジア料理で広く利用されています。アーユルヴェーダや中国の漢方でも、黄疸のような肝障害や鼓腸を治療するのに使われています。

　ウコンには抗炎症性の抗酸化物質カークミンが含まれ、このカークミンが胆汁の産生を促進し、肝臓の抗酸化酵素の量を増やして肝機能を向上させます。またウコンには肝臓の再生を助け、血液を凝固しにくくし、コレステロール値を下げる働きもあります。ウコンの抗炎症作用

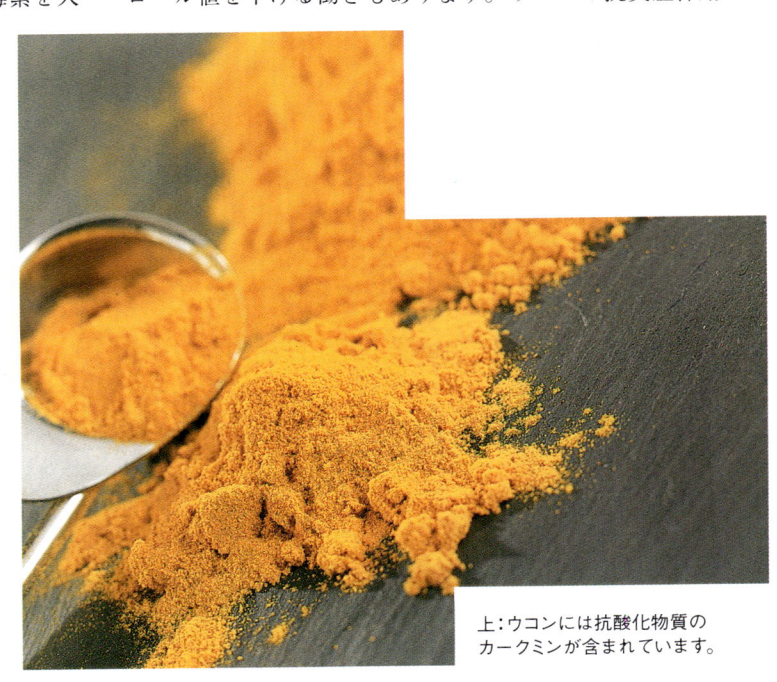

上：ウコンには抗酸化物質のカークミンが含まれています。

はヒドロコルチゾンよりも強く、抗酸化作用はビタミンEよりも強力です。
用量：デトックス中は1日2回粉末を小さじすりきり2杯ずつを目安に（ジュースやスープに混ぜる）。

サプリメントで肝臓のデトックスを進めよう

ある種の物質には、毒素を分解する中間段階の"スーパー毒素"の悪影響を減らす働きがあります。このスーパー毒素はデトックス中に生成される化学物質で、もとの物質よりも毒性が強いものです。これまでに紹介した以外で、デトックス中に医師たちが使うサプリメントには次のものがあります。

【補酵素Q10】には毒素から体を守る働きがあり、錠剤が入手可能です。ニンニクやタマネギ、アブラナ科の野菜に含まれている硫黄を含む物質と似たような働きをします。
用量：一般的に1日あたり30～90mgを目安に。

【N-アセチル・システイン（NAC）】は、肝臓や呼吸器官中の強力な抗酸化物質（グルタチオン）の働きを高めるアミノ酸です。NACをとることで、タバコで肺が傷つき、肺がんにつながりかねないことを多少なりとも予防できるかどうかが現在研究されています。胃潰瘍や十二指腸潰瘍のある人は摂取しないでください。
用量：1日400mg～1gを目安に。
1日2回250mgのグルタチオンを補うか、メチオニンを代用したほうがいい人もいます。

【メチオニン】は、肝臓からの胆汁の産生を促進し、脂溶性の毒素の排出を助ける必須アミノ酸です。メチオニンは、グルタチオンが使い果たされるのも防ぎます。
用量：1日1gを目安に。

クズ

クズはインドの蔓植物で、根や花から抽出したエキスはお酒を飲みたいという気持ちを抑え、肝臓の機能を助けます。二日酔いのときにも使われます。
用量：1日3回クズの根30mgずつを目安に。

サプリメントで腎機能を助けよう

腎機能を助けるサプリメントとして一番よく使われるのは、タンポポとトクサです。どちらにも利尿促進作用があります。

タンポポ

この植物には利尿促進作用があることが昔から知られています（P.40参照）。

トクサ（ホーステイル）

トクサは、2億7000万年前に地上に繁茂していた樹木と関係の深い古来の植物で、茎はもろくて継ぎ目があります。腎機能を助けて尿管に活力を与え、水のうっ滞を減らすために昔から利用されてきました。しかし発汗量を抑えるので、デトックス中にはかならずしも望ましいとはいえません。
用量：1日2～3回1gずつを目安に。

サプリメントで腸の機能を助けよう

療法士のなかには、毒性の老廃物を腸から排出するためにデトックスプログラム中にコロン・ハイドロセラピー（大腸洗浄）を行うようすすめる人もいます。浣腸がS状結腸（大腸の末端部）だけを洗浄するのに対して、コロン・ハイドロセラピーは大腸全体を下から洗浄します。食物繊維を多めにとって腸内を掃除し、ハーブのサプリメントで磨きをかけ、ミネラルウォーターをたっぷりと飲んで洗い流し、プロバイオティクスのサプリメントで腸内のバランスを整えてもいいでしょう。

腸の機能を助けるサプリメントには、グルタミン、食物繊維のサプリメント、アロエベラ、プロバイオティクスのサプリメント、ニンニク、カイエンヌ、ショウガなどがあります。

アロエベラ

アフリカ原産のこの多肉植物の葉にはゼリー分があり、このゼリー分にはビタミンやミネラル、アミノ酸、酵素が含まれています。アロエベラの薬効は6000年前から認められていました。葉のゼリー分に含まれているぬるぬるとした物質（サポニン）は腸をきれいにし、柔らかなマイクロファイバー（リグニン）は水分や毒素を腸内で吸収して排泄物を大きくまとめる働きをします。また、

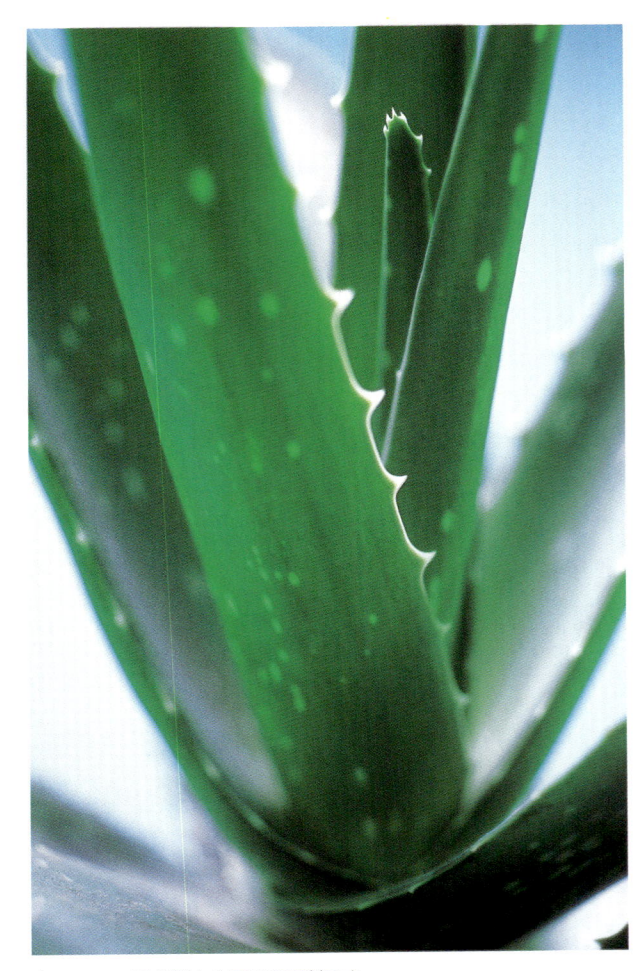

上：アロエベラは強力な天然の下剤です。

抗炎症性で抗酸化作用や殺菌力のある物質も含んでいるため、傷の治りを早めます。

アロエベラジュースは、新鮮な葉のゼリー分または粉末のアロエから作られます（前者のほうが望ましいです）。新鮮なゼリー分は、酸化と不活性化を防ぐために収穫したら数時間以内に安定化させる必要があります。アロエジュースを買うときは、アロエベラ100％のものを選びましょう。口当たりをよくするために少量の天然果汁を加えているジュースのほうが飲みやすいでしょうが、果汁のせいで症状が悪化する人もいます。

デトックス中、アロエベラは便秘に対してすばらしい効果を発揮します。月経血の流れがよくなったという女性もいます。でも子宮の収縮を刺激するので、妊娠中や授乳中は摂取しないでください。

用量：まずは少量（たとえば1日小さじ1杯）から試し、徐々に1日大さじ1〜2杯にまで増やして、自分の適量を見つけましょう。アロエにはお通じをよくする効果もあるので、とりすぎるとおなかがくだります。

食物繊維のサプリメント

食物繊維は腸内で水分を吸収し、排泄物を大きくまとめて消化を助けます。食物繊維のおかげで便は滑らかで重みのある塊となるので、腸壁がそれを抱え込み、筋肉の収縮運動にあわせて下へ下へと押しやって体から排泄することができます。そのため食物繊維は食物かすが腸内に留まる時間を短くし、体から毒素を排出するのを早めるといえます。実験によれば、食物繊維を1グラム食べるごとに、腸内の便はおよそ5グラムずつ重くなるといいます。これは食物繊維が腸内細菌に栄養分を与えるためで、腸内で便が増量した分の大半は腸内での細菌の繁殖分なのです。食物繊維のもうひとつの長所は、腸内の毒素をスポンジのように吸収して、毒素が腸壁から体内に吸収されることを減らすことです。

食物繊維のサプリメントにはさまざまなタイプがあり、顆粒状や粉末のものもあれば、種子の殻や種子そのものもあります。これらはふつう1日に1、2回たっぷりの水と一緒にとりましょう。デトックス中や食物繊維のサプリメントをとっているときは、十分な水分をとることがとても大切です。食物繊維は大量の水分を吸収するので、水を飲む量を増やさなければ腸内がぱさぱさになり、不快感や鼓腸を引き起こすばかりか、便秘にまでなりかねません。かならずサプリメントの使用上の注意を十分に守ってください。

最近の調査では、腸内細菌はその人が食べる食物繊維

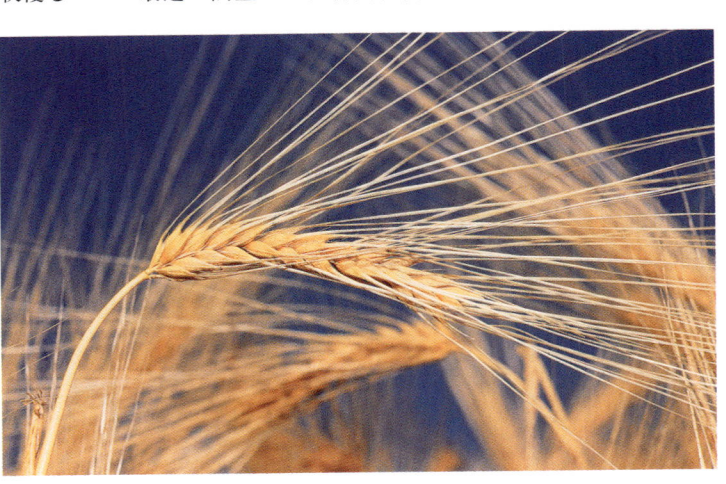

右：食物繊維は、腸内を掃除し、きれいにします。

のタイプに順応することが明らかになっています。たとえば、ふすまをふんだんに含む食事を数週間とり続けると、細菌はそのふすまを分解するのに必要な酵素をより多く作り出すようになります。これでは、食物繊維をとることのメリットが半減してしまいます。ですから食物繊維をとるときは、できるだけ変化に富んだ食材からさまざまなタイプの食物繊維をとるようにしましょう。

　グアル（クラスタビーン）の種や殻は、デトックス中に腸内の毒素を吸収するのにとくに効果があるといわれています。種の殻の部分に含まれている粘質物のおかげで、水と混ざるともとの容積の14倍にも膨らむのです。グアルは腸内で大きな塊となり、腸壁のかすをこすり落としながら、毒素や過剰な脂肪を吸収します。

　センナは強い下剤作用のある薬草で、腸内の毒素を一気に取り除くときに使われることもあります。しかし便秘でもないかぎり、避けたほうが無難でしょう。刺激の強い下剤は腸の痙攣を引き起こしかねません。デトックスプログラムを実行中の人は、グアルで十分なはずです。

用量：各サプリメントの使用上の注意に従ってください。

フラクトオリゴ糖

　フラクトオリゴ糖は炭水化物の1種である天然成分ですが、人間の腸では消化したり吸収したりすることができません。腸内の善玉菌の糧となり、善玉菌の成長を促進しますが、大腸菌やクロストリジウムのような悪玉菌はフラクトオリゴ糖をエネルギー源として利用できません。デトックスプログラムの一環として、フラクトオリゴ糖をたくさん含む食事をとりましょう。

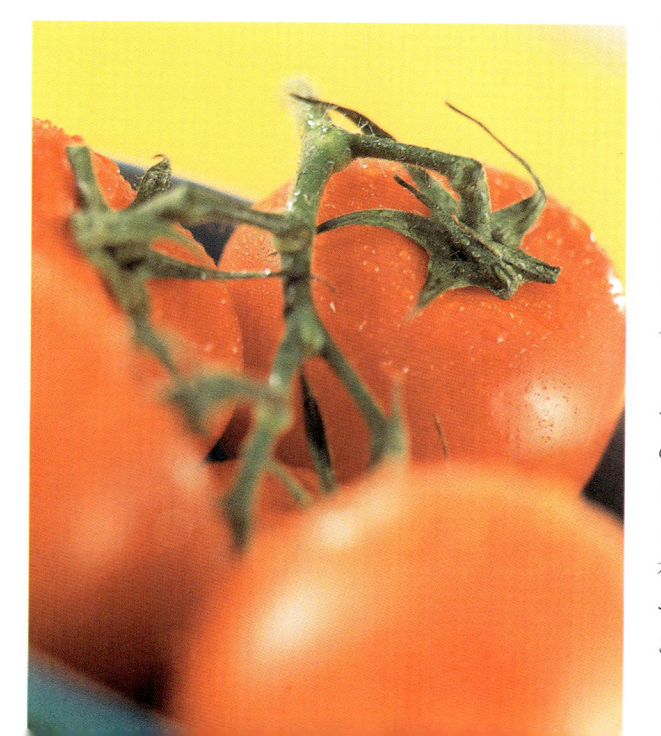

右：トマトはフラクトオリゴ糖を豊富に含んでいます。

フラクトオリゴ糖を含む食品
- ニンニク、タマネギ
- 大麦、小麦
- バナナ
- ハチミツ
- トマト
- 一部のプロバイオティクス・サプリメント

グルタミン

　グルタミンは体内でつくられるアミノ酸で、腸管壁に栄養を与え、そのエネルギー源となります。また、体外から摂取した毒素で腸管が傷つくのを減らし、腸の正常な浸透性を維持します。グルタミンは脳のエネルギー源としても使われるので、夜は摂取しないでください。目がさえて眠れなくなります。お酒が飲みたいという気持ちも抑えることができます。

用量：刺激剤として1日約1gを目安に。デトックス中は5〜10gほどとるのが望ましいでしょう。

フミン酸

　キレート化とは、鉛や水銀のような重金属やそのほかの有害なミネラルを体内から分離除去することです。キレート療法をおこなう医師は、静脈に合成アミノ酸（EDTA）を注入します。これが血液中の重金属や有害なミネラルとキレート化（結合）し、腎臓から体外へと排出します。しかし、この治療では有用な栄養物質も取り除いてしまうため、万人におすすめできるわけではありません。より穏やかなキレート化を行うには、ピートの沼地から採取された天然のフミン酸を含むコロイド状のサプリメントをとるといいでしょう。フミン酸はアミノ酸を豊富に含み、腸内で重金属をキレート化しながら、鉄分やセレン、モリブデン、バナジウムなどの微量元素も補います。フミン酸は毒素を排出するのにすぐれた効果を発揮し、人体に有害な鉛や水銀、カドミウム、セシウムの体内濃度を下げることがわかっています。

アズキ豆やレンズ豆、クロレラやスピルリナ（ラセンモ）や藍藻には、キレート作用のある物質が含まれています（P.52参照）。

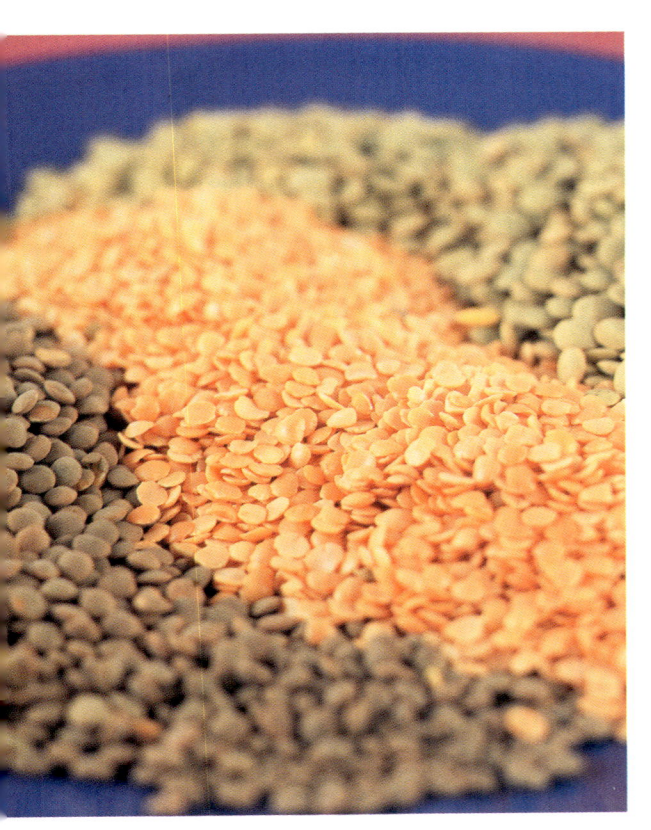

上：レンズ豆には腸内でのキレート作用があります。

プロバイオティクス・サプリメントで腸内の善玉菌を増やそう

プロバイオティクス食品はデトックス中、腸内を掃除して腸内有用菌を補うために広く食べられていますが、たとえば、プロバイオティクス・ヨーグルトを食べているときにおなかの中で何が起こっているのかを知っている人はほとんどいないでしょう。

プロバイオティクス食品では天然の細菌とその成長を促進する物質を使って、善玉菌が腸内に定住するのを促進します。このおかげで健康的な腸内環境がつくりだされ、毒素が排出されて消化も促進され、局部的な免疫力も向上するので、病気のもとになりかねない悪玉菌に汚染される危険も少なくなります。体に毒素がたまっている人の場合、平均して大腸内の乳酸菌が15%、有害な大腸菌が85%の割合ですが、理想的なバランスはこの逆です。デトックス中やデトックスのあとは、人間の腸内にいる乳酸菌の1種アシドフィルス菌などを食事で補うことが大切です。

プロバイオティクス・ヨーグルトやプロバイオティクスのサプリメントに含まれている善玉菌は、次のような働きで腸内をきれいにします。

- ❖ 天然の酸をつくって腸内のpHを下げ、酸に弱い悪玉菌やイースト菌の再生成を妨ぎます。
- ❖ 悪玉菌と戦う天然の抗生物質を産生します。
- ❖ 腸壁に付着したほかの細菌が足場を固める前に押しのけて、腸から排出します。
- ❖ 天然の抗ウイルス成分であるインターフェロンの生成を刺激し、ウイルス性の感染症から腸を守ります。
- ❖ 便秘を解消して、お通じをよくします。
- ❖ 胃炎や胃潰瘍、胃がんと関連のあるヘリコバクター・ピロリ菌の成長を抑えます。
- ❖ 腸内の発がん性物質の生成に必要な酵素を抑えます。
- ❖ 腸から吸収されるアンモニアの量を減らします。
- ❖ 食細胞やリンパ細胞、キラー細胞などの免疫細胞の機能を向上させます。
- ❖ 抗原のもととなり、体を守る抗生物質の生成を促進します。
- ❖ 大腸内で発がん性物質の生成に使われる細菌性酵素の働きを抑制します。
- ❖ アレルギーの発症に対抗します。
- ❖ 乳糖不耐症の症状を緩和します。

善玉菌には、サルモネラ菌や大腸菌などの有害な細菌から体を守る効果があることがわかっています。しかし、残念ながら善玉菌は生命力が弱く、スーパーや家の冷蔵庫に1週間以上も置いてあるプロバイオティクス・ヨーグルトでは、できたてのころよりも生菌の数が少なくなっているはずです。デトックスの効果を最大限にするには、ヨーグルト1グラムあたりに少なくとも100万個の生きたビフィズス菌と（または）100万個の生きた乳酸菌が含まれている必要があります。市販のプロバイオティクス・ヨーグルトに含まれている生きた善玉菌の量は、1グラムあたり数十万個から3億個以上と千差万別なので、デトックスプログラムの一環としてプロバイオティクスのサプリメントもあわせてとるのが最良でしょう。

サプリメントを選ぶときは、少なくとも1000万〜2億CFU（菌の塊の単位：コロニー）の乳酸菌が1回の服用分でとれるものにしましょう。腸内の善玉菌の数を高いレベルで保つには、プロバイオティクス・サプリメントを最低1か月間はとりつづけ、腸の調子が悪くなってきたと感じたら年中それを繰り返すのが理想的です。

善玉菌を含む食品

- プロバイオティクス・ヨーグルト：単に"生ヨーグルト"と表示されているものは連鎖球菌の1種であるサーモフィルス菌のような菌だけしか含まれていないようです。こうした菌は人間の体内にはもともといないので、たいていは消化の過程で殺されてしまいます。
- 乳酸菌を含む発酵乳飲料
- 菌の効果を明記してあるサプリメント（カプセル、粉末、液状、錠剤）。冷蔵庫で保管するのが理想的です。
- フリーズドライのアシドフィルス菌でつくった自家製ヨーグルト

善玉菌をとる必要がある人は？
下記の項目に当てはまる人は善玉菌が不足している可能性があります。サプリメントをとれば、よい効果があるでしょう。

- 栄養に乏しい食事をとっている
- 最近、抗生物質を摂取した
- 過敏性腸症候群や炎症性の腸疾患、慢性的な下痢、憩室炎などの腸の不調を抱えている
- カンジダなど腸の感染症をよく起こす
- 重い病気にかかっている
- 免疫力が低下している

水銀

　水銀はとても有害な金属で、殺虫剤や防カビ剤、産業廃棄物、汚染された水域の魚（とくにマグロ）、歯科用のアマルガムなどに含まれています。

　デトックス中は、水銀アマルガムでできた歯の詰め物を取ったり入れたりするのは避けてください。デトックスが終わったら、水銀アマルガムの詰め物を取り除くことを専門とする歯科医に相談したほうがいいかもしれません。ふつうは、四分円ずつ——一度に口内の4分の1ずつ——取り除き、それに合わせ、水銀と結合して水銀を体外に排出するサプリメントを一緒にとる必要があります。体内組織から水銀を完全に取り除くには、水銀アマルガムが口中にあった年数分の数に相当するだけの月数（10年間なら10か月）がかかります。

ニンニク
40ページ参照。

カイエンヌ

　カイエンヌ、つまりトウガラシはメキシコ原産ですが、いまでは熱帯地方全体、とくにアフリカとインドでよく見られます。白い種がびっしりと詰まった真っ赤な実は、世界中の台所でおなじみです。実を食べたときにピリッとくる成分はカプサイシンです。種にはサポニンが含まれています。

　カイエンヌは血行や発汗を促進します。また腸内の粘液の分泌を促進して、腸からの毒素の排出を促進し、消化を助けます。

用量：1日にカプセルか錠剤で500〜1000mg、チンキ液なら1〜2mlを目安に。

ショウガ

　ショウガは多年生の熱帯植物で、節くれだった根茎を形成し、槍のような形をした緑や紫の葉をつけます。世界最古の薬草で、鎮痛作用や抗ヒスタミン作用、抗炎症作用があるほか、吐き気を抑える効果や体を温めて発汗を促進する効果もあります。どれも、デトックスには有益なことばかりです。ショウガの殺菌作用のおかげで腸内の善玉菌の（乳酸菌など）の働きが助けられ、腸の感染症も抑えられます。

　最近になってショウガにも、ニンニクと同様、血液を

凝固しにくくし、血圧を下げたり、血行を促進したりする作用があることがわかりました。デトックス中に摂取すれば吐き気を抑えたり、頭痛や消化不良、鼓腸、下痢を和らげることもできます。

用量：生のショウガ7.5g（すりおろすか、スライスしてつぶす）をカップ1杯の熱湯で5分間煎じます。有機ハチミツとレモンで味をつけます。

0.4％の精油の含有を保証する粉末ショウガのカプセルを1日2〜4回250mgずつを目安に。

ホメオパシーのサプリメントで体の中をきれいにしよう

ホメオパシーはとても人気の高い補完療法で、2つの法則から成り立ちます。ひとつは「似たものが似たものを治す」。これは、特定の症状を引き起こす物質はその症状を治すこともできるというものです。もうひとつは「薄めたものほど効力が高い」。これは希釈度が高いほど、効力が高くなるということです。物質を何百回、何千回、何万回と希釈することでその治癒効力が高まり、好ましくない副作用がなくなっていきます。

ホメオパシーのレメディーは原液からつくられ、10倍法か100倍法で混合されます。原液1に対してアルコール9の場合は1xのポテンシー（強さ）、原液1に対してアルコール99の場合は1cのポテンシーとなります。さらにこの希釈液の1滴を取ってこれを9または99のアルコールと混ぜ、必要なポテンシーになるまでこのプロセスを繰り返します。原料がどれくらい希釈され薄められているのかを例えるなら、12cの希釈液は、塩ひとつまみを"大西洋"分の水で溶かしたものに匹敵します。

下：ショウガは発汗を促進し、吐き気を和らげます。

ホメオパシーのレメディーの服用法

ホメオパシーのレメディー（ふつうは丸薬や錠剤）は、ものを食べたり飲んだりする前後10分間を避けて服用してください。レメディーは手で触らず、容器のふたかティースプーンに移して口に入れ、舌の下で溶かします。丸ごと飲みこまないでください。

デトックス中は、「ドレナージ」といわれるホメオパシーが有効でしょう。これは、ひとつないしは複数の毒素排出器官を刺激して、肝臓、腎臓、肺、皮膚、リンパ管、粘膜の働きを助け、体の中をきれいにします。

デトックス中は、「ドレナー・コンプレックス」といわれるレメディーを1、2週間とるといいでしょう。毒素の排出を助ける6つの成分——ブリオニア、ヌクス・ウォミカ、ベルベリス、ケリドニウム、ソリダコ、タラクサクム——が入っています。

このほかにもさまざまなレメディーが、毒素の排出を促すために使えます。自分に合うものを個別に処方してもらう必要があるので、資格のあるホメオパシーの専門家に相談してください。

はたらき	レメディー名
副腎を刺激する	アドレナリン
リンパ管を刺激する	フィトラカ
粘膜を刺激する	アリウム・ケパ、エウフラシア、ヒドラスティス、カリウム・イオダトゥム、レドゥム、サバディラ
肝機能を助ける	ブリオニア、カルドゥウス・マリアヌス、ケリドニウム、キンコナ、コニウム、ヌクス・ウォミカ、セカレ、ソリダゴ、タラクサクム
腎機能を助ける	ベルベリス、フォルミカ、サルサパリラ、ソリダゴ
皮膚の機能を助ける	カレンドゥラ、フマリア、サポナリア、ペトロレウム、ウィオラ・トリコロル
肺の機能を助ける	スティクタ
腸の機能を助ける	コンドゥランゴ、オルニトガリウム、ルタ・グラウェオレンス

鍼療法でデトックスしよう

　鍼治療は、"気"といわれる生命エネルギーが"経絡"という経路を通じて体内を流れているという思想に基づいて実践される古来の療法です。この気の流れは、"陰"と"陽"という2つの相反する力のバランスに左右され、このバランスはストレスや感情的な動揺、栄養に乏しい食事などの要因でいとも簡単に乱れてしまいます。気の流れが阻害されると、病気の症状が誘発されます。

　経絡はおもに12本あり、そのうちの6本が陽の経絡で、子宮のような中空の器官とかかわりがあり、残りの6本が陰の経絡で、肝臓のような中身の詰まった器官とかかわりがあります。さらに8本の経絡がほかの12の器官をつかさどっています。経絡上には気が集中し、そこから気が出入りするたくさんのツボがあります。昔から経絡上には365個のツボがあるといわれてきましたが、最近ではもっとたくさん発見され、現在の経絡図には2000個ほどのツボが記されています。

　耳の5つのツボを刺激する鍼治療（耳ツボ療法）はデトックス中でも受けることができ、甘いものや脂っこい食事、ニコチン、カフェイン、アルコール、薬などを欲する気持ちを抑えるのに役立ちます。

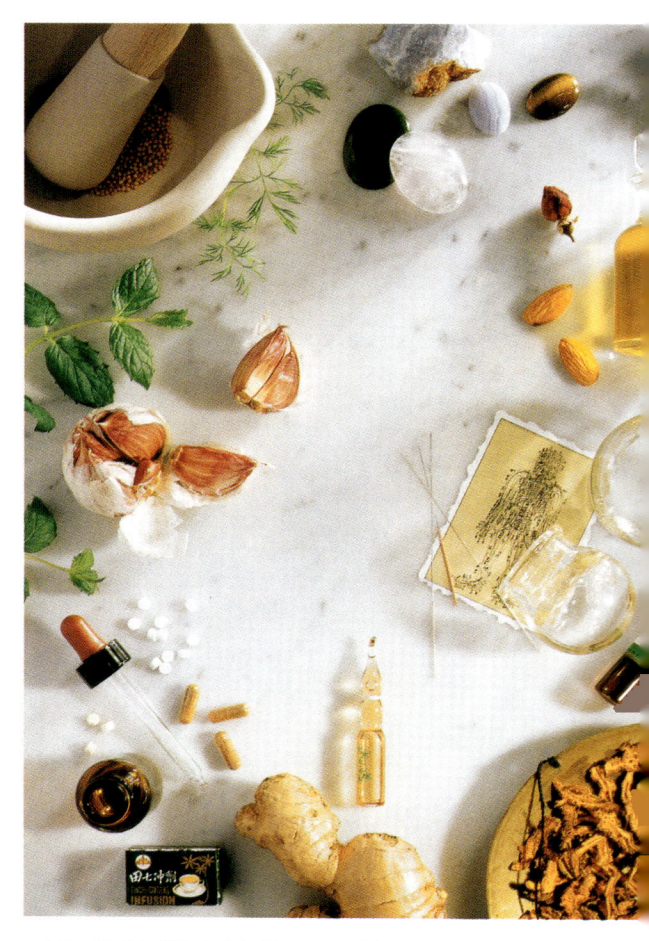

上：さまざまな薬草やホメオパシーのレメディーでデトックスを促進できます。

タバコをやめよう

　ニコチンはタバコに含まれている中毒性の成分で、心身の緊張や攻撃的な言動、うつ病、不眠、タバコを吸いたくなるなどの禁断症状を引き起こす毒素です。そのため、禁煙には焦らずに取り組む必要があります。たぶんタバコの本数を減らしたりタバコをやめてからはじめて、本格的なデトックスプランを始められるようになるでしょう。

禁煙するためのアドバイス
- 友人やパートナーと一緒なら、禁煙しやすくなります。
- 1日に吸う本数を減らし、減らしてもつらくない量から始めましょう。
- 徐々にタバコをやめられるまで、または完全に禁煙する心の準備ができるまで、吸う本数をどんどん減らしていきます。
- 禁煙する日をはっきりと決め、心に刻みましょう。
- タバコに関連したマッチやライター、灰皿などをすべて捨て、誘惑を断ちましょう。
- 先のことまで考えるとやる気がそがれるので、その日1日をうまく過ごすことだけに集中しましょう。
- タバコを吸いたくなったら、「吸いたいけれど、もうやめたんだから吸わなくても平気よ」と自分にポジティブに言い聞かせ、禁煙する理由を思い出しましょう。
- 禁煙チャートをつけ、1日に吸うタバコの本数や禁煙継続中という目標をクリアしたら毎日しるしをつけましょう。
- 成功したら、毎週自分にご褒美をあげましょう。
- マッサージやヨガ、瞑想でリラックスしましょう。
- 模型づくりやデッサン、絵画、刺しゅう、折り紙などをして、いつも手を動かしていましょう。
- いつもより運動量を増やせば、禁断症状が和らぎます。
- いつもタバコを吸っていた状況を特定して、その状況を避けるか克服するよう心の準備をします。たとえば「いえ結構です。タバコはやめましたので」「いまはタバコの量を減らしてるんです」などと断る練習をしてみましょう。
- 自分の周りで吸わないよう、友人や家族に頼みます。

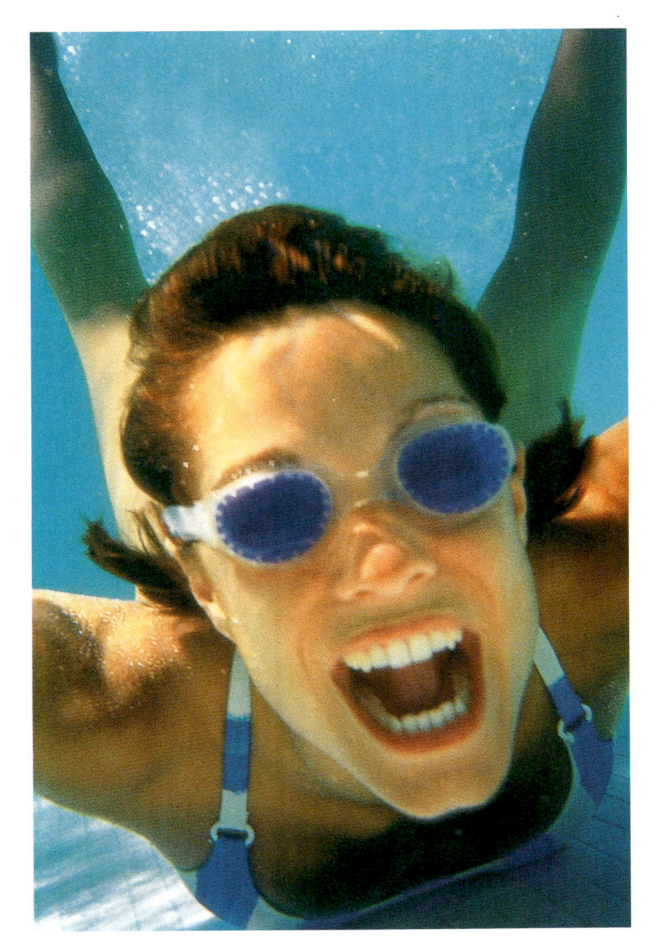

上：運動をすれば、タバコを吸いたい気持ちを抑えられます。

タバコを吸いたい気持ちを抑えるアドバイス
- 薬局で売っている禁煙用のプラスチックパイプなどを吸いましょう。
- セロリかニンジンのスティックをくわえます。
- リンゴを食べましょう。
- 強烈な味の歯磨き粉で歯を磨きます。
- はや歩きやジョギングや水泳をしたり、自転車をこぎましょう。
- タバコを吸いたい気持ちを抑えてくれるカラスムギの茎を含むサプリメントをとりましょう。
- 「ファイブフラワーレメディ(レスキューレメディ)」や「アグリモニー」などのフラワーエッセンスを飲みましょう。アルコールや麻薬に慰めを求めてしまう人は、「クラブアップル」が毒素の排出や体の浄化を助けてくれます。
- 禁煙補助製品の「ニコブレビン」やエッセンシャルオイル配合の「ロガド」などで、吸いたい気持ちを抑えましょう。

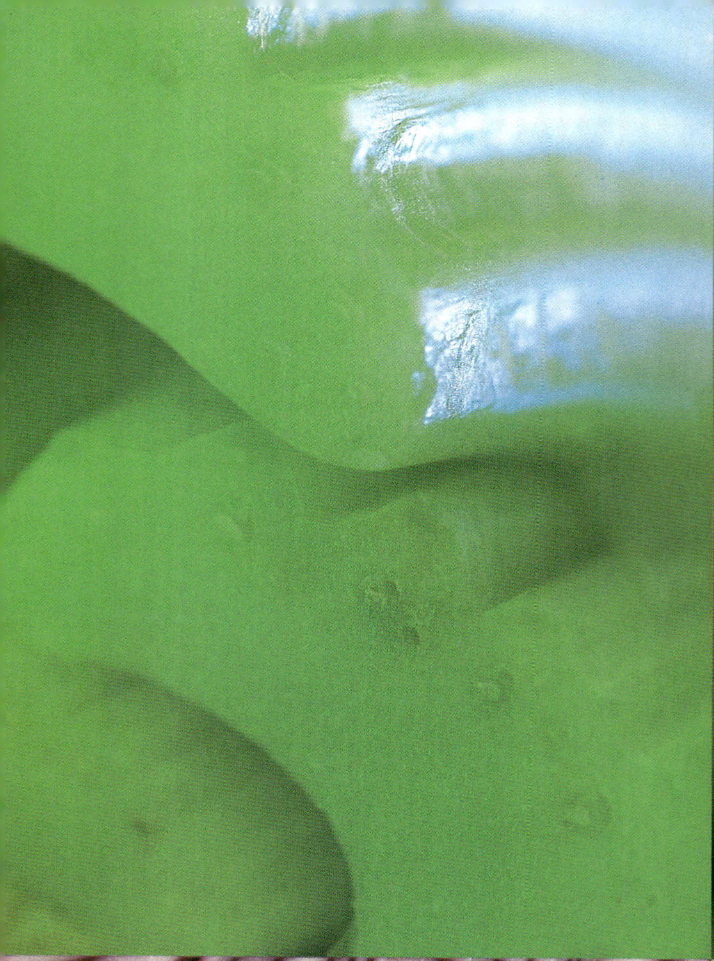
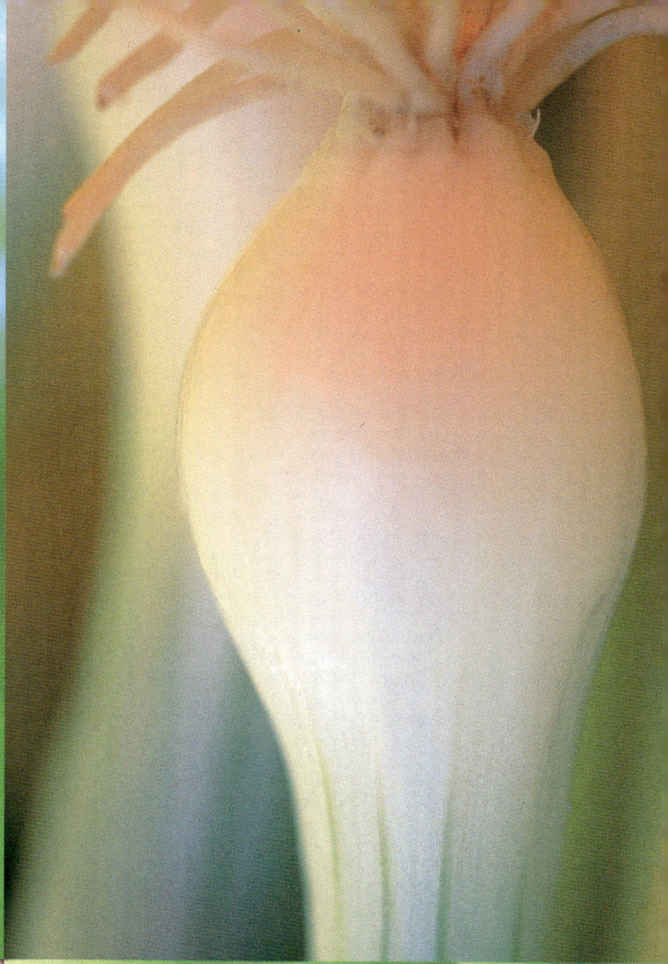
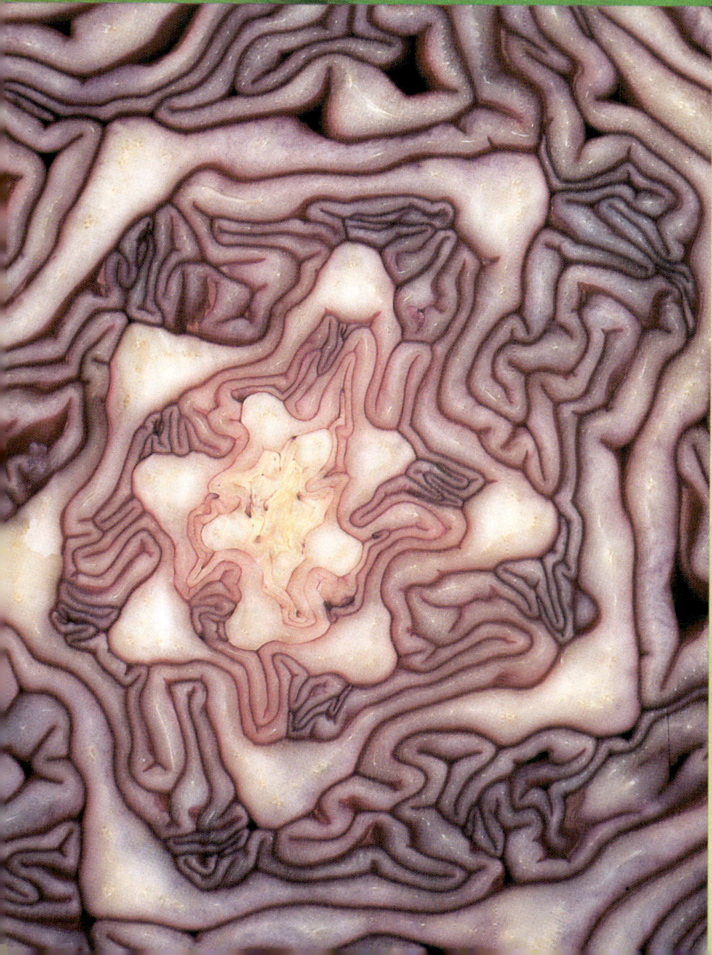
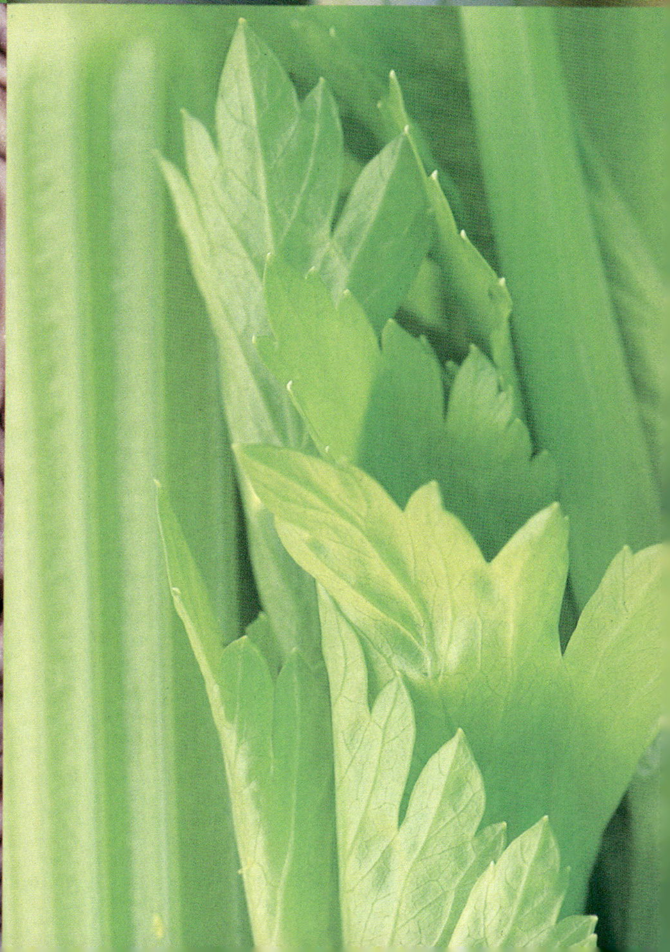

体の中をきれいにするプログラムが始動したら、次は各種の栄養素をサプリメントで補って、体のバランスを整えましょう。体に欠かせないビタミンやミネラル、必須脂肪酸を補えば、最適な栄養バランスを保てるようになります。

CHAPTER FOUR

バランスを整えよう

　デトックスプログラムでは、栄養素のサプリメント（抗酸化物質や乳酸菌は別として）を最初からとるわけではありません。これは車を整備するときに、汚れたオイル（毒素）を抜きとってから新しいオイルを注ぐのと同じこと。ですからまずは体の中をきれいにして、それからビタミンやミネラルのサプリメント、イブニングプリムローズ（月見草）やオメガ3脂肪酸のような必須脂肪酸で体を元気づけましょう。

　体のバランスを整えるには、さまざまなアダプトゲン（強壮剤、たとえばチョウセンニンジンのような薬草）で体がストレスや病気に順応したり、克服するのを助けるといいでしょう。アダプトゲンは、体がデトックスのプロセスに対応するのも助けます。

　健康的な食事やライフスタイルを心がけて、それ以上、体に毒素がたまらないようにすることでも長期的には体のバランスを整えられます。健康的でバランスのとれた食事とは、全粒穀物や野菜、豆類、白身の肉（鶏肉など）や魚をメインにして、砂糖や塩、カフェイン、アルコールを極力とらないこと。フルーツやハチミツを食べれば、甘いものを食べたいという欲求も満たせます。

　補完療法のなかには、体のバランスを整えるために利用できるものもあります。

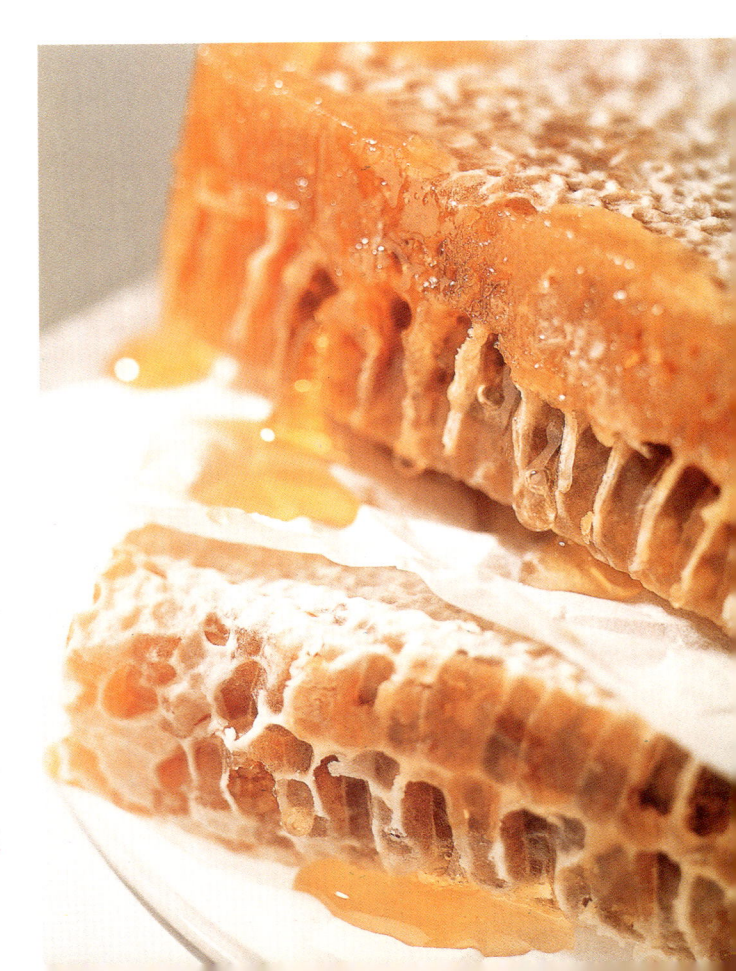

栄養素のサプリメントで
バランスを整えよう

　体から毒素を排出する段階が終わったら、いよいよ心身の健康に欠かせない栄養素を根本から見直しましょう。もちろん食事で補うのがいちばんですが、必要なビタミンやミネラル、必須脂肪酸のすべてを食事でとれる人はほとんどいません。セレンのような重要な栄養素は土壌にもほとんどないため、いくらヘルシーな有機食品を食べていても、がんを予防するのに必要な量を食事だけからとるのはほとんど不可能です。ですから、マルチビタミン剤やミネラルのサプリメント、必須脂肪酸を含むイブニングプリムローズオイルをとろうというのは自然な発想です。また、抗酸化サプリメント（P.37参照）やプロバイオティクスのサプリメント、さらにはクロロフィル（葉緑素）を含む藻類をとることも考えましょう。活力が低下している人は、補酵素Q10がいいでしょう。こうしたサプリメントについて、これから詳しく説明していきます。

藻類

　スピルリナ（ラセンモ）やクロレラや藍藻は、3億5000年以上も前に地球上の最初の生物として生まれ、その後10億年間も地球を独占してきました。スピルリナや藍藻には細胞核がありませんが、クロレラは地球上で最初に細胞核を発達させた生物です。クロレラには、抗酸化物質やビタミン、ミネラル、酵素、必須脂肪酸、アミノ酸、鉄分、クロロフィル、タンパク質など、体に吸収されやすく相乗効果がある100以上もの栄養素が含まれています。藻類は地球上の生命進化の基礎となった生物であり、人間の体にもっとも吸収されやすい食物だといえます。たとえば藻類のタンパク質は糖タンパク質ですが、大半の食物に含まれているリポタンパク質よりもこの糖タンパク質のほうが人間の体には好まれます。吸収する際にむだなエネルギーを使わなくてすむからです。

　アメリカ航空宇宙局（NASA）による調査で、藍藻は地球上でいちばん栄養に富んだ食物であり、どの食物よりもビタミンやミネラル、タンパク質が凝縮されているので、宇宙飛行士に最適な食物だということが明らかになりました。もちろん、地上の私たちにも有用な食物ですから、デトックスプログラムで体の毒素を取り除き、バランスを整える段階になったら、なるべくたくさん食べましょう。

　藻類には、すばらしいキレート作用もあります（P.44参照）。たとえばスピルリナ（ラセンモ）の中の青い植物化学物質（ケミカル フィト）には強力な毒素の排出作用があり、水銀のような重金属で腎臓が傷つくのを減らします。

用量：製品によって差がありますが、一般的に1日3gを目安に。大量にとっても食物として消化されるので問題はありません。有毒な藻類を含んでいる製品もあるので、確かな販売元のものを買いましょう。

藻類は体にいい！

藻類は単純な生きもののように見えるかもしれませんが、実は栄養素の宝庫です。たとえば、藍藻の一種アファニゾメノンの成分は次のとおりです。

タンパク質　68％
炭水化物　23％
脂質　3％
11種類のビタミン類（ベータカロチン、ビタミンB12、葉酸など）
27種類のミネラル（カルシウム、鉄、亜鉛など）
11種類の色素（カロチノイドなど）
8種類すべての必須アミノ酸が理想的な割合で含まれている
10種類の非必須アミノ酸
さまざまな共同因子や酵素
核酸
必須脂肪酸

　また、藻類には栄養素を補うだけでなく、毒素を排出する作用もあります。たとえば水銀や銅、鉛、カドミウムのような毒素が腸内のイースト菌に付着すると、細胞はどんどん死んでいきます。でもクロレラを加えると、クロレラが毒素を吸収して無毒化するので──ウランとでさえ結合します──イースト菌は死なずにすみます。

藍藻中のクロロフィル（葉緑素）は、人間の赤血球の構造によく似ていますが、ヘモグロビンは鉄を含むのに対し、クロロフィルはマグネシウムを含んでいます。

イブニングプリムローズオイル

　イブニングプリムローズ（月見草）の種には、ガンマ・リノレン酸（GLA）という必須脂肪酸がたっぷりと含まれています。ガンマ・リノレン酸は、健康な肌とホルモンのバランスを保つのに欠かせない成分で、抗炎症作用もあります。必須脂肪酸は体内では合成されないので、食事からとらなければなりません。代謝のバランスを保つのに欠かせないので、ひところはビタミンFとも呼ばれていました。残念ながら10人中8人の人が、木の実や種子、脂ののった魚を十分に食べていないために必須脂肪酸が不足している状態にあります。

　必須脂肪酸には大きく分けて2種類あります。ひとつはリノレン酸（ガンマ・リノレン酸もその1種）で、イブニングプリムローズオイル、ボラージ（ルリヂシャ）やブラックカラント（クロフサスグリ）の種からとれる油に含まれています。もうひとつはリノール酸で、ヒマワリの種、アーモンド、トウモロコシ、ゴマの種、ベニバナ油、エクストラバージンオリーブオイルに含まれています。クルミやカボチャの種、大豆、亜麻仁、ナタネ油にはリノレン酸、リノール酸とも豊富に含まれています。

上：空気中には環境汚染物質が漂っています。

　必須脂肪酸は体内にとり込まれると一連の代謝反応（必須脂肪酸の酵素触媒反応）により、プロスタグランジンというホルモン様の物質に変わります。プロスタグランジンは、さまざまな代謝反応を調節する物質です。ガンマ・リノレン酸の一部は食物中のリノール酸から合成されますが、それには酵素（デルタ6デサトゥラーゼ）の働きが必要です。でもこの酵素の働きは、飽和脂肪（動物性脂肪）やトランス脂肪酸（水素を添加したマーガリンなどに含まれる）、砂糖、アルコール、ビタミンやミネラルの不足（とくにビタミンB6、亜鉛、マグネシウム）、タバコ、汚染された環境など不健康な食事やライフスタイルのせいで、いとも簡単に阻害されてしまいます。

　食事から十分な必須脂肪酸がとれないと、体はやむなく飽和脂肪酸などを代謝して間に合わせますが、その結果、プロスタグランジンのアンバランスが起こります。ほかの脂肪酸からつくられたプロスタグランジンは、必須脂肪酸からつくられたプロスタグランジンに変換することができないのです。そのため、とりわけ性ホルモンがアンバランスになりやすく、皮膚がカサカサでかゆくなったり、慢性関節リウマチや乾癬、湿疹のように慢性的に炎症を起こす病気、周期的な胸の痛みなどの婦人科系の疾患にかかりやすくなります。イブニングプリムローズオイルのサプリメントをとれば代謝反応の途中に必須脂肪酸を送り込むことになるため、阻害されていた酵素の働きをもとに戻すことができます。

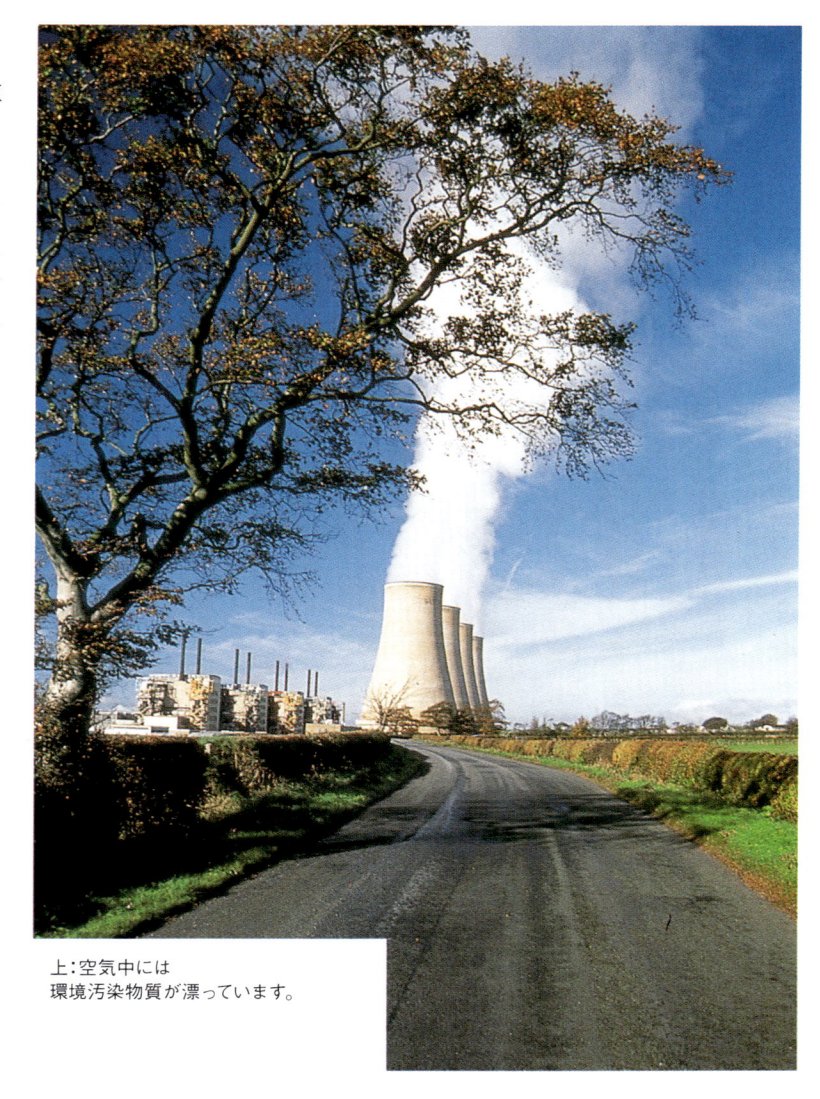

　体に毒素がたまっていると、心身の疲労や消耗をよく感じるものです。ある実験で慢性疲労に苦しむ人に必須脂肪酸のサプリメントを与えたところ、3か月以内に9割の人の症状が大きく改善したといいます。

用量：健康維持のために1日1000mgを目安に。周期的な

胸の痛みや月経前症候群、更年期障害などのホルモンのアンバランスを改善するためには、上限3gまでとってもかまわないでしょう。効果を実感するまでには3か月はかかります。

ガンマ・リノレン酸の作用は、ビタミンEの働きで強まります。また必須脂肪酸を代謝するには、そのほかにもビタミンC、ビタミンB6、ビタミンB3（ナイアシン）、亜鉛、マグネシウムが必要です。イブニングプリムローズオイルをとっている人は、こうしたビタミンやミネラルも十分にとらなければなりません。

イブニングプリムローズオイルにアレルギー反応が出る人や側頭葉てんかんのような特定の神経障害を抱えている人は、このオイルを摂取しないでください。

マルチビタミンとミネラル

マルチビタミン剤やミネラル剤を買うときは、なるべく多くの種類のビタミンやミネラルを含み、それぞれの1日の推奨摂取量をほぼ完全に満たせるようなサプリメントを選びましょう。さらに抗酸化サプリメントをとってもかまいません。

こうしたビタミンやミネラルはほんの数秒で飲めるうえに、あなたの健康に欠かせない大切な栄養素でもあり、食物を消化したり、エネルギーを作り出したり、細胞の成長を促したり、感染症と戦ったり、新陳代謝をスムーズに進めるなどの反応を加速させます。ミネラルは骨や歯をつくる役目も果たします。ビタミンやミネラルのなかには抗酸化作用（P.37参照）をもつものもあり、毒素の悪影響から体を保護します。

次ページ以降の表には、さまざまなビタミンやミネラルの1日の推奨摂取量を載せています。ビタミンCやビタミンE、カルシウム、セレンなどはもっと多くとったほうがいいという栄養士もいます。

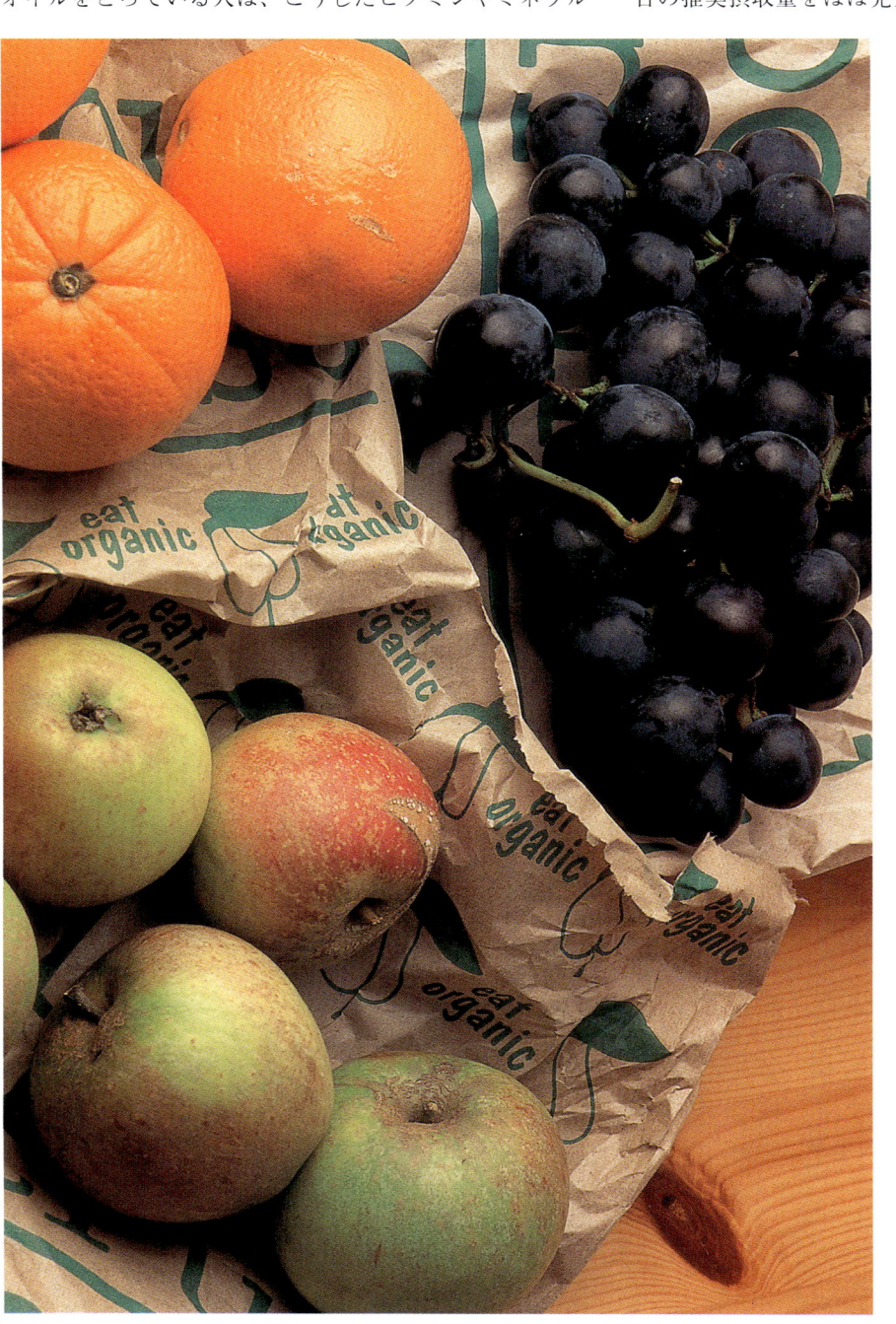

左：有機作物は、農薬栽培作物よりも毒素が少ないものです。

バランスを整えよう

ビタミン	1日の推奨摂取量	はたらき	多く含む食品
ビタミンA	800mcg	タンパク質を合成するための遺伝情報の解読法を管理する。体の成長や発達をコントロールする。皮膚や粘膜をすこやかに保つ。薄暗いところでものを見るのに必要である。	動物や魚のレバー、卵、脂ののった魚、牛乳、チーズ、バター。ベータカロチン（2つのビタミンA分子が結合したもの）は青菜、黄色やオレンジ色のくだものに含まれている。
ビタミンB1	1.4mg	ビタミンB群は、細胞内でエネルギーを生産したり、神経機能をすこやかに保ったり、細胞分裂や免疫力を維持するのに欠かせない。	ビール酵母、酵母エキス、玄米、小麦胚芽やふすま、木の実、全粒シリアル、肉類、魚介類、レバー、乳製品、青菜
ビタミンB2	1.6mg		
ビタミンB3	18mg		
ビタミンB5	6mg		
ビタミンB6	2mg		
ビタミンB12	1mcg		
ビオチン	0.15mg	腸内の善玉菌によって合成される。毛髪や皮膚、汗腺をすこやかに保つのに欠かせない。新陳代謝やエネルギーを貯蔵する分子の形成にかかわる。	レバー、腎臓、酵母エキス、木の実、全粒シリアル
葉酸	200mcg	細胞分裂や健全な神経の働きに必要不可欠。妊娠初期の発育異常（脊椎披裂など）から胎児を保護する。ホモシステイン（動脈硬化と関連のあるアミノ酸）の血中濃度を下げる。	青菜、酵母エキス、全粒穀物、木の実、レバー、乳製品、柑橘類、卵
ビタミンC	60mg	コラーゲンやタンパク質の合成にかかわる。体内組織をすこやかに保ち、体の成長や修復、再生に欠かせない。	柑橘類、クロフサスグリ、キーウィフルーツ、マンゴ、ピーマン、青菜、パセリなど
ビタミンD	5mcg	カルシウムとリンの吸収を助ける。骨や歯の健康に欠かせない。	脂ののった魚（イワシ、ニシン、サバ、サケ、マグロなど）、魚のレバーオイル、マーガリン、レバー、卵、強化牛乳
ビタミンE	10mg	体脂肪（細胞膜やコレステロール分子など）を活性酸素から守る強力な抗酸化物質である。筋肉繊維を強化して、免疫力を高め、肌のしなやかさや治癒力を向上させる。	小麦胚芽オイル、アボカド、木の実、種子、マーガリン、卵、バター、全粒穀物、脂ののった魚

〈注：mcgはマイクログラム、mgはミリグラム〉

ミネラル	1日の推奨摂取量	はたらき	多く含む食品
カルシウム	800mg	骨や歯の主成分。神経伝達や筋肉の収縮、エネルギーの生産に必要不可欠。血液の凝固作用や一部の酵素のはたらき、免疫機能にも必要である。	牛乳、乳製品、青菜、サケ、木の実、種子、豆類、卵
ヨウ素	150mcg	代謝速度をコントロールする2種類の甲状腺ホルモンをつくる。	魚介類(タラ、サケ、マグロ、エビ、貝類、ロブスターなど)、海草、ヨード塩、牛乳
鉄	14mg	酸素を体中に運ぶ赤血球中のヘモグロビンの成分。筋肉細胞中で酸素と結びつくミオグロビンの成分でもある。エネルギーを生産したり、感染症と戦うのにも欠かせない。	赤身の肉(牛肉など)、魚(とくにイワシ)、ビール酵母、ぬか、小麦胚芽、全粒小麦粉のパン、卵黄、青菜、パセリなどのハーブ類、プルーンなどのドライフルーツ
マグネシウム	300mg	細胞の電気的安定性を維持し、心臓の鼓動を調節する。多くの酵素の働きを助け、代謝反応の大半に必要とされる。	大豆、木の実、ビール酵母、全粒穀物、玄米、魚介類、肉類、卵、乳製品、バナナ、青菜、ハーブ、チョコレート
リン	800mg	骨や歯の主成分。高エネルギーのリン酸化合物になり、エネルギーを蓄える。	牛乳、乳製品、木の実、全粒シリアル、鶏肉、卵、肉類、魚類、豆類
亜鉛	15mg	100以上もの酵素が正常に機能するのに欠かせない。体の成長や性的な成熟、傷口の治癒力、免疫力に必要不可欠。	赤身の肉(牛肉など)、魚介類(とくにカキ)、ぬか、ビール酵母、全粒穀物、豆類、卵、チーズ

〈注:mcgはマイクログラム、mgはミリグラム〉

オメガ3脂肪酸を含むフィッシュオイル

これは脂ののった魚の魚肉からつくられ、必須脂肪酸であるEPA(エイコサペンタエン酸)を豊富に含んでいます。この必須脂肪酸は肝機能や血中脂質によい効果をもたらし、動脈硬化や心臓発作、高血圧、脳卒中の危険性を減らします。

糖尿病患者がフィッシュオイル(魚油)をとると血糖値が上がるという報告がありますが、オメガ3脂肪酸を含むフィッシュオイルは、糖尿病患者に起こりやすい冠状動脈性心臓病の危険性を減らします。糖尿病を患っている人は、フィッシュオイルのサプリメントをとる場合、血糖値を注意深く観察してください。

用量：通常は1日1〜4gを目安に。ビタミンEを一緒にとると、いやな臭いを消せます。

正しく食事をしよう

健康的でバランスのとれた食事をすれば、体が必要とするエネルギーやタンパク質、必須脂肪酸、ビタミン、ミネラルを適量、摂取することができます。でも残念ながら、食物の多くには殺虫剤や化学肥料、成長促進剤など、体に有害だと思われる農薬が使われています。ですから、長期にわたるデトックスプランの一環として、できるだ

け有機食品を食べるようにしましょう（P.33参照）。

抗酸化物質に富んだ食品（野菜、木の実、種子など）、豆類、全粒穀物、カロチノイド（緑黄色野菜やくだもの）、ビオフラボノイド（大半の野菜やくだものにビタミンCと一緒に含まれている）、アブラナ科の野菜（キャベツ、芽キャベツ、カリフラワー、ブロッコリ）などは、どれも体から毒素を排出する働きを強めます。

食べるものを改善することに加え、食べ方を変えることも大切です。

- 野菜やくだものは生で食べるか、ごく軽く蒸します。
- 1日に2〜3回大量に食べるのではなく、少量ずつ頻繁に食べましょう。
- よく噛んで食べましょう。消化を助ける酵素がよく産生されます。
- 加工食品や食品添加物、砂糖、塩、カフェイン、アルコールはできるだけとらないようにしましょう。

炭水化物

食物中の炭水化物は体のおもなエネルギー源ですから、毎日のエネルギー摂取量の少なくとも半分は炭水化物でとるのが理想的です。全粒シリアルや玄米、全粒小麦粉のパンやパスタ、皮つきの焼きジャガイモのような精製していない炭水化物食品は、ビタミンや微量元素、食物繊維などの有益な栄養素も含んでいます。

上：木の実にはビタミン、ミネラル、必須脂肪酸が含まれています。

炭水化物のなかには血糖値を急激に上昇させて、体の代謝や健康に悪い作用を与えかねないものもあります。その程度は、GI値（グリセミック・インデックス指数）で示されます。健康のために——とくにデトックスプランの実行中は——GI値が低〜中程度の食物を選びましょう。GI値の高い食物はGI値の低いものと組み合わせて、血糖値の上昇率を減らします。たとえば、インゲン豆は根菜類を一緒に食べましょう。一定の間隔をあけて1日に5、6回軽く食事をとれば、エネルギーレベルを最高にして脂肪がたまるのを最低限に抑え、血糖値を安定させることができます。

自然食品のGI値
（グルコースを100とする）

食品	GI値
ベークドポテト	98
サトウニンジン	97
ニンジン	92
ハチミツ	87
玄米	82
全粒小麦粉のパン	72
干しブドウ	64
バナナ	62
スイートコーン	59
サツマイモ	50
カラスムギ	49
ブドウ	44
全粒小麦粉パスタ	42
ベークドビーンズ（有機食品）	40
オレンジ	40
リンゴ	39
ライ豆	36
ヒヨコ豆	36
牛乳	32
インゲン豆	31
アンズ	30
レンズ豆	29
モモ	29
グレープフルーツ	26
オオムギ	22
大豆	15

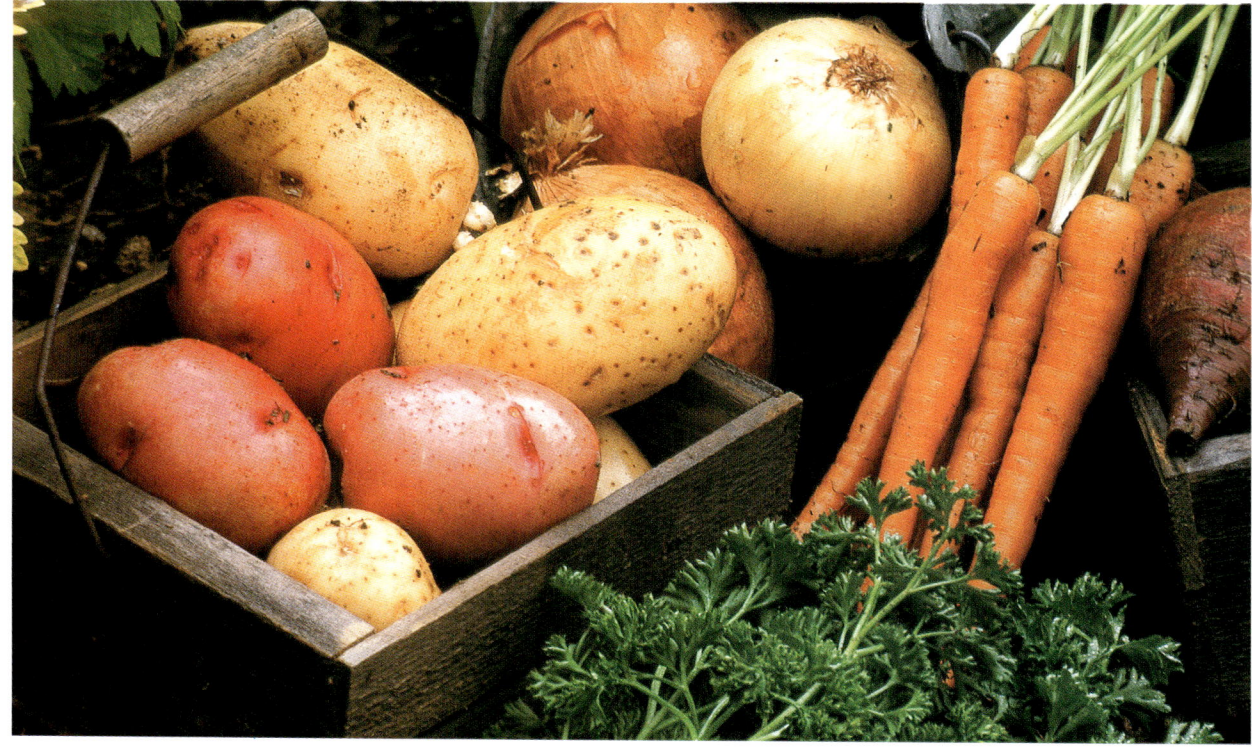

上：毎日、野菜やくだものを最低5回、できれば10回、食べましょう。

脂質

一定量の脂質は、細胞膜や神経機能、ホルモンのバランスをすこやかに保つために欠かせません。でも脂質が多すぎて、デンプン質や野菜、くだものが不足するような食事は健康上好ましくありません。何よりも大切なのはバランスです。脂質はいちばんの高エネルギー源ですが、1日のエネルギー摂取量の3割以下に抑えるのが理想的です。体に欠かせない必須脂肪酸は、体内では合成されないので、木の実や種子、青菜、脂ののった魚、全粒シリアルのような食品からとるか、イブニングプリムローズオイルやオメガ3脂肪酸を含むフィッシュオイルのようなサプリメントで補う必要があります（P.53,56参照）。

食事をバランスのとれたものにするには、サバやイワシ、サケのような脂ののった魚を食べる必要があります。こうした魚にはEPA（エイコサペンタエン酸）が豊富に含まれていて、EPAには血液を薄めたり、コレステロール値を下げたり、高血圧を抑えたり、冠状動脈性心臓病を予防する働きがあります。またEPAは炎症を抑えるので、慢性関節リウマチや潰瘍性大腸炎、乾癬、喘息など炎症性の病気の悪影響も減らします。フィッシュオイルには、ある種のがん細胞の成長を止め、腸内ポリープの危険性を減らし、がん患者の体重減少をもとに戻す作用があることもわかっています。イギリス栄養協会では、1週間に300gの脂ののった魚（2～3食分）をとるようすすめています。これは、現在の私たちの平均摂取量の10倍にあたります。ただし、土壌協会が「オーガニック」と認定したような水域で養殖された安全な魚を買うようにし、汚染された水域の魚の毒素を取り込まないよう気をつけましょう。

オリーブオイルは、オレイン酸という一価不飽和脂肪酸の宝庫です。オレイン酸は血中コレステロール値を適正に保ち、冠状動脈性心臓病の危険性を減らします。胆石を予防する作用もあります。

タンパク質

タンパク質はアミノ酸が集まって組み立てられたものです。アミノ酸は20種類ありますが、そのうち10種類の必須アミノ酸は体内では十分に合成されないので、食事で補う必要があります。

必須アミノ酸
- アルギニン
- ヒスチジン
- イソロイシン
- ロイシン
- リジン
- メチオニン
- フェニルアラニン
- スレオニン
- トリプトファン
- バリン
- チロシン（フェニルアラニンから合成される）
- システイン（メチオニンから合成される）

非必須アミノ酸
- アラニン
- アスパラギン
- アスパラギン酸
- グルタミン
- グルタミン酸
- グリシン
- プロリン
- セリン

　食物中のタンパク質には2種類あります。ひとつは、肉や魚、卵、乳製品の動物性タンパク質で必須アミノ酸を豊富に含んだもの。もうひとつは、野菜や米、豆類、木の実の植物性タンパク質で必須アミノ酸がそれほど多くないものです。デトックスプログラム中は、動物性タンパク質（赤身の肉など）の摂取をよく減らすことがあります。デトックス用のシンプルな食事では、玄米やさまざまな野菜、豆類を食べることで植物性タンパク質をバランスよく補えば十分でしょう。長期にわたるデトックスの食事計画では、米と豆類を5対1の割合で食べればタンパク質をバランスよくとることができます。

野菜とくだもの

　食事でとる野菜やくだもの、木の実、種子、豆類の重要性は今さらいうまでもありません。野菜やくだものは、ビタミンやミネラル、食物繊維、さらには少なくとも20種類の植物化学物質（フィトケミカル）を豊富に含んでいます。フィトケミカルには体の各機能や免疫力を保護する働きがあり、強力な抗酸化作用をもつものもあれば、ホルモンのような作用や抗炎症作用をもつものもあります。

　新鮮な生のくだもの（トマトを含む）をたくさん食べる人ほど、冠状動脈性心臓病やがんになりにくいようだという報告は数多くあります。その正確な理由はわかりませんが、おそらくはフラボノイドや水溶性食物繊維、微量栄養素、フィトケミカル、植物性エストロゲンなど、くだものに含まれるさまざまな有効成分のおかげでしょう。

【フラボノイド】は天然の抗酸化物質で、健康を維持して病気を予防する作用があります。細胞膜を保護し、動脈硬化を予防する効果もあります。フラボノイドは、ほぼどんな野菜やくだものにも含まれています。フラボノイドをたくさん摂取した人は、ほとんど摂取しなかった人にくらべ心臓発作で亡くなった人の数が半分以下だったという報告もあります。フラボノイドを多く含む食品はリンゴ、タマネギ、茶葉です。

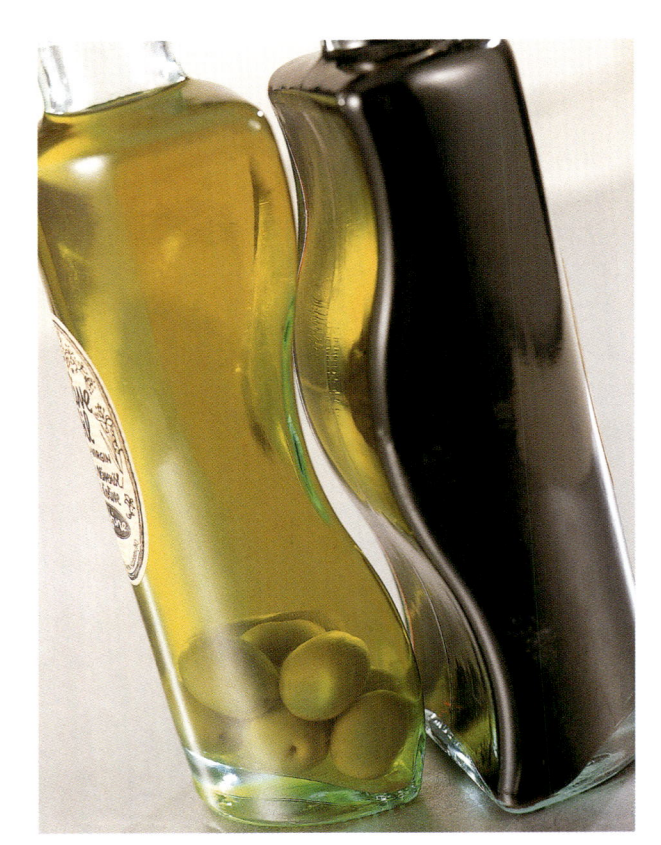

上：オリーブオイルは血液循環によい作用があります。

左：バナナにはフィトエストロゲンが豊富に含まれています。

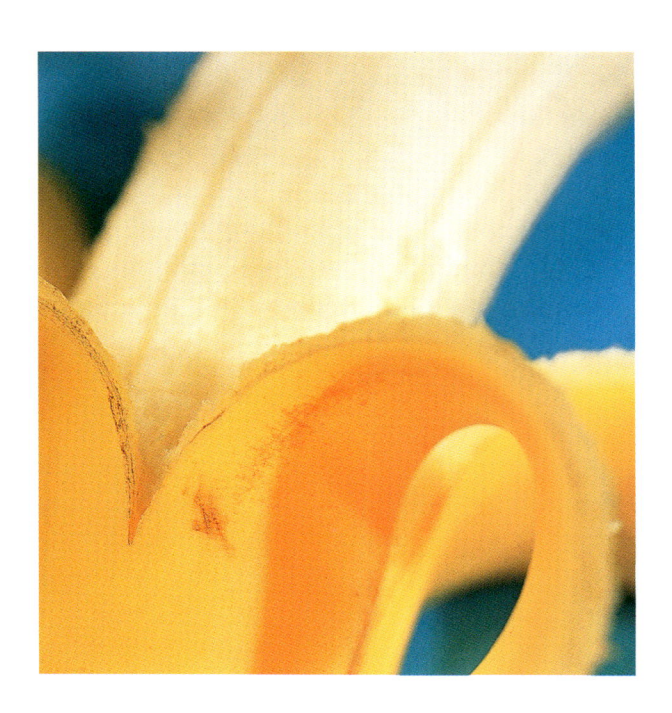

【水溶性食物繊維】は、腸のスムースな働きを助けます。くだものを多く食べる人ほど、腸がんになりにくいという報告が数多くあります。

【微量栄養素】には、重要なビタミンやミネラル、微量元素がすべて含まれ、とくにビタミンC、ビタミンE、ベータカロチン、セレンを豊富に含みます。くだものにはカリウムも含まれています。カリウムには過剰なナトリウムを腎臓経由で排出し、高血圧を下げる作用もあるものと思われます。黄色やオレンジ色、赤色のくだものはベータカロチンを豊富に含みます。ベータカロチンは体内でビタミンAになる天然色素で、がんを予防する働きがあるようです。1日に6mgのベータカロチンを（サプリメントではなく食事から）摂取するのが理想的ですが、大半の人は1日に2mgしかとっていません。

【植物化学物質（フィトケミカル）】には、がん細胞の成長に必要な酵素の働きを阻害し、がんを予防する作用があるようです。フィトケミカルをとりわけ多く含む食品は、アンズ、サクランボ、ブドウ、タマネギ、トマト、ニンニク、パセリです。

【植物性エストロゲン（フィト）】は植物性のホルモンで、人体にエストロゲン（女性ホルモン）のような弱い作用を及ぼします。フィトエストロゲンは、作用の強いエストロゲンをレセプターから引き離すことで過剰なエストロゲンを抑えますが、自力でエストロゲンの量を増やすこともできます。そのためフィトエストロゲンは、更年期障害や月経前症候群、子宮内膜症など、さまざまな婦人病の改善に役立ちます。乳がんのようなホルモン性の腫瘍を予防する働きもあるようです。フィトエストロゲンを含むくだものには、リンゴやアボカド、バナナ、マンゴ、パパイア、ナツメヤシの実、イチジク、プルーン、干しブドウがあります。

「1日に1個のリンゴで医者いらず」とは、まさにこのことです。

バランスのとれた食事に最適な食品

【アンズ】黄色、オレンジ色、赤色のすべての野菜やくだものと同じように、ビタミンC、鉄、カリウム、食物繊維、抗酸化作用のあるカロチノイドを豊富に含んでいます。

【ブロッコリ】ブロッコリやホウレンソウ、若いキャベツの葉のような青物野菜は、ビタミンC、葉酸、カルシウムの宝庫です。ブロッコリに含まれているフィトケミカルには、とくに消化管や肺、胸、前立腺の腫瘍に対して強力な抗がん作用があります。

【サクランボ】エラグ酸というフィトケミカルを含んでいます。エラグ酸はがん細胞の成長に必要な酵素の働きを阻害して、がんを予防します。サクランボには緩下剤の作用もあり、痛風も予防します。ビタミンCとカリウムを豊富に含んでいます。

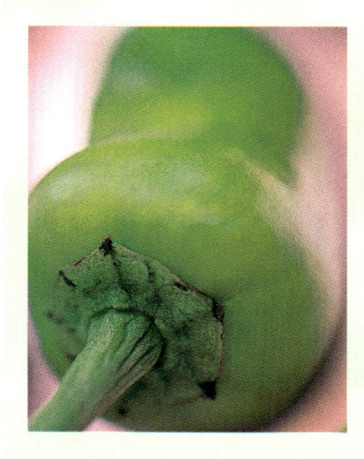

【トウガラシ】トウガラシを食べると胃液の産生が刺激され、胃潰瘍や十二指腸潰瘍の予防になるとともに毒素の排出も促されます。トウガラシに含まれる抗酸化物質には、冠状動脈性心臓病やがんを予防する働きがあ

ります。トウガラシのフィトケミカルは血液を薄めるので、血栓や高血圧、コレステロール値が上昇する危険を減らします。ベータカロチンとビタミンCを豊富に含んでいます。

【柑橘類(かんきつ)】ビタミンC（骨と肌の健康に大切）とビオフラボノイド（がんや心臓病、炎症を予防する強力な抗酸化物質）の宝庫です。柑橘類に含まれるペクチンは水溶性食物繊維で、コレステロール値を下げます。レモンに含まれるリモネンというフィトケミカルには、がんの予防作用があります。ライムの果汁を香りづけに使うと、塩の量を減らせます。

【クランベリージュース】1日にクランベリージュース300mlを飲むと膀胱炎になる危険が半減したという報告があります。クランベリーに含まれるフィトケミカルには、細菌や毒素が尿管の壁に付着するのを防ぎ、体外に排出しやすくする働きがあります。ビタミンCも豊富です。

【ニンニク】ニンニクに含まれるフィトケミカルはコレステロール値の上昇や高血圧を予防し、血行を促進して冠状動脈性心臓病や脳卒中の危険性を減らします。中国の研究で、毎日生ニンニク20gを食べる人がいちばん胃がんになりにくいという報告があります。ニンニクは天然の充血除去剤であり、その抗ウイルス作用・抗細菌作用でかぜや咳を寄せつけません。

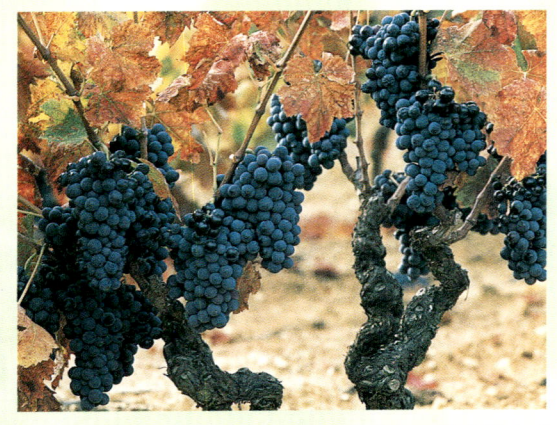

【ブドウ】サクランボと同様、強力な抗がん作用のあるエラグ酸を含んでいます。赤ブドウや黒ブドウには、ビタミンCやビタミンEよりも強力な抗酸化作用のある色素が含まれています。たとえばレスベラトールは動脈硬化を予防します。ブドウにはカリウムやホウ素、マグネシウム、銅も含まれています。

【パパイア】ベータカロチン、ビタミンC、食物繊維の宝庫です。パパインという酵素はタンパク質を分解して、消化を促進します。果肉はやわらかく消化されやすいので、病気が治りかけている人の食事にも最適です。種子はコショウのような味がし、乾燥させてすりつぶすとスパイシーな調味料になります。

【パセリ】ビタミンC、鉄、葉酸の宝庫。薬草療法では穏やかな利尿促進剤として使われたり、月経を刺激したり、消化を促進したり、せん痛やおならを和らげるのに用いられます。

【赤ピーマン】ビタミンC、ベータカロチン、ビオフラボノイドが豊富です。赤ピーマンには重量比で柑橘類の3倍ものビタミンCが含まれています（熟していない緑色のピーマンでさえ2倍以上もあります）。

【ルバーブ（ダイオウ）】フィトエストロゲンを豊富に含み、更年期障害の症状を和らげたり、ある種のがんを予防します。ルバーブはビタミンCやマンガン、カリウムの宝庫で、緩下剤作用もあります。葉には毒があるので食べないこと。ルバーブをアルミ鍋で煮てもいけません（P.114参照）。

【大豆】大豆、豆腐や味噌のような大豆製品はフィトエストロゲンを豊富に含み、冠状動脈性心臓病や更年期障害、子宮内膜症、線維腫瘍、乳がんや前立腺がんを大いに予防します。1日にたった50gで効果抜群です。大豆はタンパク質やカルシウム、食物繊維の宝庫でもあります。

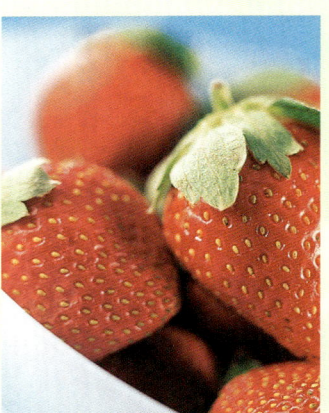

【イチゴ】イチゴにも発がん性物質の働きを抑えるエラグ酸が含まれています。重量比で柑橘類の1.5倍のビタミンCが含まれ、

鉄分も豊富です。

【サツマイモ】ベータカロチンとフィトエストロゲンが豊富で、更年期障害を和らげたり、ある種のがんを予防します。カリウム、ビタミンC、食物繊維が豊富です。

【トマト】強力な抗酸化物質であるカロチノイドの色素リコピンを含み、冠状動脈性心臓病やある種のがんを予防します。ベータカロチン、カリウム、ビタミンC、ビタミンEが豊富です。

【茶葉】緑茶は抗酸化物質を豊富に含み、ある種のがん、とくに胃がんや膀胱がんの危険性を減らすようです。発酵茶である紅茶でもこの特長は失われていないと考えられていて、現在その点が研究されています。1日にお茶を少なくとも4杯は飲むと、まったく飲んでいない人とくらべて心臓発作が半減し、高血圧にもなりにくいようです。フィトケミカルと微量元素のマンガンを豊富に含んでいます。天然のフッ化物も含んでいて、虫歯を予防します。デトックスプログラムを実行するときは、コーヒーをやめ、お茶を飲むようにしましょう。お茶にも若干のカフェインが含まれていますが、赤ワインの有効成分でもあるフラボノイドも豊富です。

食物繊維

食物繊維は食物の消化や吸収を助け、腸内菌の健全なバランスを促進し、消化物を塊にして腸壁を刺激し、腸の蠕動を活発にします。スポンジのような構造のおかげで、腸内の毒素を排出するのにも一役買っています。食物繊維を1g食べるごとに便の重さがおよそ5gずつ重くなるといいます。

植物性の食物繊維には実にさまざまな構造のものがあります。腸内細菌は体に入ってくる食物繊維に順応することが最近の研究でわかっています。食物繊維の豊富な食事を数週間も続けると、その食物繊維の分解に必要な酵素がより多く産生されるようになります。つまり、大腸に送られた食物繊維はすばやく分解されてしまうので、食物繊維の効果が十分には発揮されないのです。ですから、さまざまな野菜やくだものなどに含まれている幅広いタイプの食物繊維を食べて、食物繊維の種類に変化をつけるようにしましょう。摂取量を少しずつ増やせば、食物繊維のとりすぎによるおならや鼓腸の心配もありません。腸内の健康のためにプロバイオティクスのサプリメントをとるのもいいでしょう（P.45参照）。デトックスプログラムを実行するときは、オオバコの殻のような食物繊維のサプリメントで腸内を掃除することをおすすめします。でも食物繊維のサプリメントを長期間とりつづけるときは、その種類をときどき変えましょう。

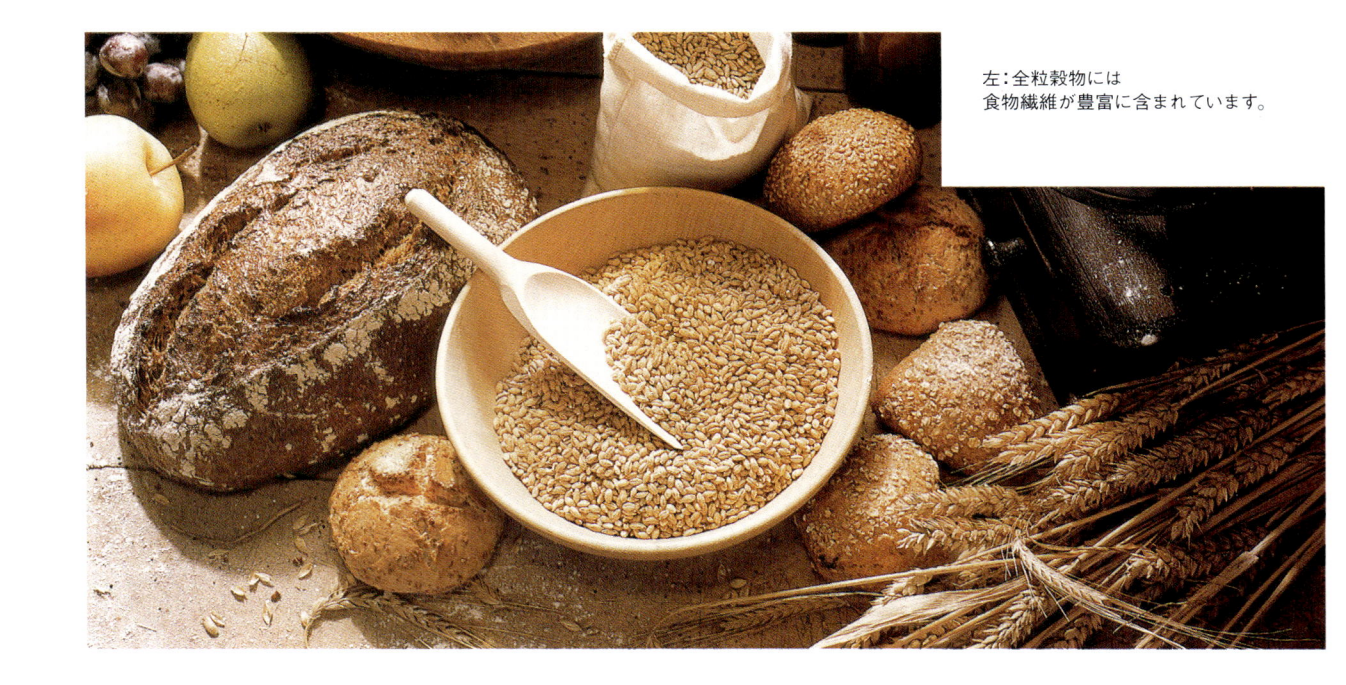

左：全粒穀物には
食物繊維が豊富に含まれています。

塩

塩はいちばん一般的な調味料ですが、栄養学的にはあまりおすすめできません。バランスのとれた食事をしようとするのなら、次の点に留意しましょう。

- しょっぱいものは食べないようにしましょう。
- できるだけ料理には塩を使わないでください。
- どうしても塩が必要なときは、食塩ではなくミネラルの豊富な岩塩か低ナトリウム塩を少しだけ使いましょう。
- 料理にライムのしぼり汁をかけると味覚器官の味蕾（みらい）が刺激され、塩の量が減らせます。

注意：食品の表示が、塩分ではなくナトリウムの量で記されているときは、その数字を2.5倍にすると正確な塩分含有量がわかります。たとえばナトリウム0.4gのインスタントスープなら、塩分は1gということです。

アダプトゲンのサプリメントでバランスを整えよう

「アダプトゲン（強壮剤）」とは、体中の機能を強化してバランスを整える物質のことをいいます。実にさまざまな有効作用があり、ストレスの多い状況にも順応できるよう、さまざまな手段で免疫力を強化します。アダプトゲンを摂取すると細胞内でのエネルギーの生産が増え、酸素の取り込みと細胞の老廃物の処理が効率よく行われることが研究で明らかになっています。これによって細胞の成長が促進され、細胞の寿命も延びます。アダプトゲンの多くには、血糖値、ホルモンのアンバランス、バイオリズムの乱れ、心身のストレスを正常にする作用のあることがわかっています。

疲労の原因が単なる体の消耗ではなく、栄養の偏った食事や不規則な食事、ホルモンのアンバランス、ストレス、カフェインやニコチン、アルコールの過剰摂取といった基本的な問題の場合でも、アダプトゲンは活力剤としてすばらしい威力を発揮するようです。体のバランスを回復できるよう、ライフスタイルを変えること（タバコをやめたり減らすこと）も、体を再活性化するうえで大切なことです。アダプトゲンと一緒にビタミンCやビタミンB複合体をとると、アダプトゲンの効果は増すことが多いようです。

デトックスプログラムを実施するときは、自分のニーズに応じてこれから紹介するハーブのサプリメントを1種類以上とることをおすすめします。

アシュワガンダ

この常緑の小低木はインドや地中海地方、中東に分布し、洋種ホオズキやインドニンジンともいわれます。アーユルヴェーダ医学ではバランスを整える健康回復剤や強壮剤として利用されていて、ストレスへの抵抗力を増します。不安が減り、落ち着いて熟睡できるようにもなります。筋肉や腱や骨を強くし、集中力や免疫力を高め、"オジャス"という体のエネルギーをつくりだすともいわれています。

アシュワガンダのアダプトゲンとしての特長はよく研究されています。健康な人の思考能力や身体能力を高める点ではチョウセンニンジンよりも優れているようです。また、ストレスを感じたときのビタミンCやコルチゾール（副腎皮質ホルモン）の減少を防いだり、ストレス性の胃腸の潰瘍（かいよう）を予防したりもします。ヘモグロビンの量を増やすほか、抗炎症作用があることもわかっています。媚薬としても有名です。

用量：1日に根の粉末のカプセル（有効成分ウィザノライドを1.5％前後含んでいることを保証するもの）1～2gを目安に。

人によってはアシュワガンダが消化されにくいこともあるので、ショウガや温めた牛乳、ハチミツ、白湯（さゆ）と一緒によくとられます。

レンゲソウ（アストラガラス）

このハーブには、チョウセンニンジン（P.82参照）と同じような作用があります。体をよく動かす人が——とくに冬場——スタミナや持久力を増すための強壮剤としてとるといいでしょう。体質を強化し、活力を高めて疲労を解消するともいわれています。血液浄化剤としても広く利用されていて、穏やかな利尿促進作用があり、発汗も促進します。血圧を下げ、体液のバランスも整えます。とくに免疫機能のバランスを整えて正常に回復させるのに適しています。

用量：1日2回250～500mgずつを目安に。

ブラックコホシュ

　北米原産の多年草で、ルイヨウボタンやアメリカショウマともいわれます。虫がこの植物をきらうことから、ラテン名（cimicifuga／cimex＝虫、fugere＝逃げる）がつけられました。根と根茎は秋に収穫されて乾燥され、薬として利用されます。

　ブラックコホシュはアダプトゲンで、変化の激しい状況に体が順応するのを助ける作用、ホルモンや気分のバランスを整える作用があります。エストロゲン（女性ホルモン）に似た植物性ホルモン（フィトエストロゲン）も豊富で、月経前症候群や生理、更年期障害などを抱える女性にはとくに有効です。気分のむらや憂うつな気持ち、不安感、緊張感を減らし、ホルモン補充療法にも代わりうる天然の薬草といえます。エストロゲンの作用が独特で、エストロゲンに敏感な腫瘍を刺激しない（腫瘍を抑える可能性さえある）ため、乳がんになったことのある女性にもブラックコホシュのエキスは安心してすすめられています。

用量：27デオキシアクテインの含有を保証するカプセルを1日2回1〜2mgずつを目安に。エキスなら1日に0.3〜2ml、チンキ液なら1日に2〜4mlを目安に。

　妊娠中、授乳中の人は服用しないこと。とりすぎると目の奥がズキズキしたり、吐き気や消化不良を起こします。

キャッツクロー

　南米産の蔓植物で「植物界の奇跡の薬」とも呼ばれています。根や皮には強力なアルカロイドが含まれ、その一部には抗がん作用、抗炎症作用、抗ウィルス作用があることもわかっています。キャッツクローは、白血球が細菌や異常細胞、異物の粒子を吸収・破壊（食菌）するのを助け、免疫機能のバランスを整えます。エキスには強力な抗酸化物質が含まれていて、紫外線やタバコの煙で遺伝子が傷つくといった環境汚染物質の害から体を守ります。

用量：1日に300mg（150mgのカプセルを2粒）を目安に。徐々に750mgにまで増やす（150mgのカプセルを5粒）。

　キャッツクローは、免疫系が異質な細胞を排除するのを促すため、妊娠中や授乳中の人、内臓移植や骨髄移植、皮膚移植を受けたばかりの人、または受ける予定の人、免疫抑制剤を服用している人はとらないでください。化学療法を受ける前後2日間はとらないほうがいいという研究者もいます。

チョウセンニンジン

　ウコギ科パナックス属のチョウセンニンジンは、東洋では7000年前から精力回復剤、バランス調整剤として利用されてきました（P.82参照）。

エキナセア

　昔から北米のネイティブ・アメリカンが、呼吸器系の感染症を治したり、熱を下げたり、アレルギー反応を和らげるために使っていました。免疫力を高め、感染症のウイルスや細菌を撃退する白血球を増やし活発化させることで治癒力を促進します。エキナセアを摂取していた人は、摂取していない人にくらべて感染症にかかる割合が半減し、かかったとしても軽くてすむことがわかっています。感染症の予防と改善に使えます。発汗を促進するので、体からの毒素の排出も促します。

用量：1〜2週間続けて1日3回ドライエキス（錠剤かカプセル）を300mgずつを目安に摂取。デトックス用にはふつうは長期間用いません。

下：エキナセアには免疫機能を高める作用があります。

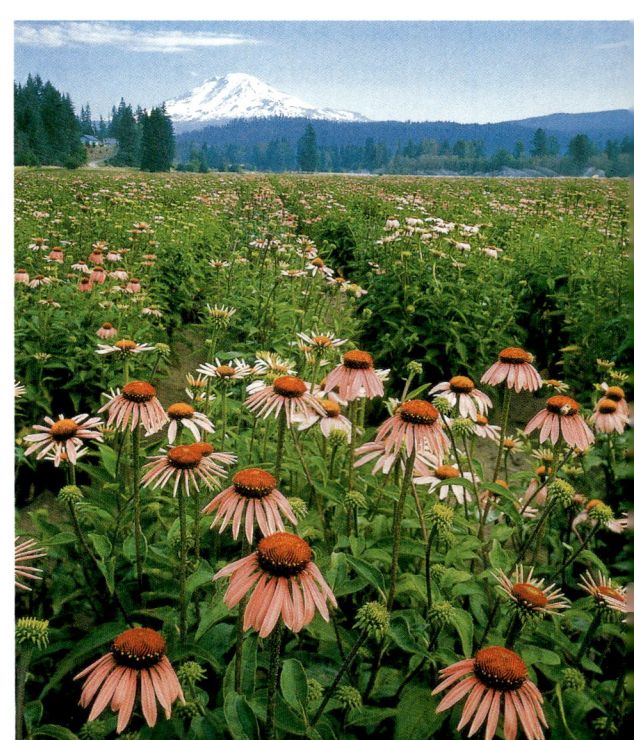

パフィア

　地をはうような蔓植物でブラジルに分布し、スマやブラジルニンジンとも呼ばれます。万病に効く万能薬であるほか、ビタミンやミネラル、アミノ酸を豊富に含む、体にいい食物でもあります。パフィアに豊富に含まれている植物性ホルモン（重量比で11％）にはエストロゲンのような作用があり、コレステロール値を下げる働きもあります。

　パフィアはチョウセンニンジンとは何の関係もない植物ですが、チョウセンニンジンと同じように体のバランスを整える作用やアダプトゲンとしての作用があり、過労や病気などのストレスに免疫系が順応するのを助けます。体力、気力、精力を高めるためにも用いられます。女性ホルモンのアンバランスを整える作用もあるので、天然のホルモン補充療法としても広く使われています。慢性疲労症候群や睡眠を改善するのにも有効です。

用量：5％のエクジステロンの含有を保証するエキス（カプセル）を1日1gを目安に。

　妊娠中や婦人科系のがんなど、ホルモンに敏感な状態の女性は、専門家の指示がないかぎりパフィアを服用しないでください。

　またパフィアは体内でのインスリンの産生を高め、血糖値を正常にし、必要とされるインスリンの量を減らすようなので、糖尿病患者は血糖値を十分に観察してください。

レッドクローバー

　ヨーロッパとアジアに分布する70種類のクローバーのひとつで、エストロゲンのような3種類の植物性ホルモンを含んでいます。体内のより強力なエストロゲンの作用を弱め、エストロゲンのバランスを整えるために使われたり、エストロゲンが少ないときはその量を増やすためにも使われます。そのため、月経前症候群や子宮内膜症、線維腫、更年期障害を改善するためにも広く用いられます。

用量：40mgのイソフラボンの含有を保証する錠剤を1日500mgを目安に。

　妊娠中や授乳中の人は摂取しないでください。

霊芝（れいし）

　文字どおり「スピリチュアルなキノコ」である霊芝は、サルノコシカケ科の7種のキノコの中でもいちばん優れたものとされています。中国では、チョウセンニンジンと同じくらい貴重なものです。

　霊芝は3000年以上も前から強力なアダプトゲンやバランス調整剤、抗酸化物質として中国医学で用いられてきました。昔から肝臓や肺、心臓、免疫系を強化したり、思考能力や記憶力、気力、体力、活力を高め、寿命を延ばすといわれています。いまでは病気の回復を早めたり、血糖値を調節したり、化学療法や放射線療法の副作用を最低限に抑えることもわかっています。また血液の凝固を減らし、血圧やコレステロール値を下げます。

　霊芝は体の機能を最大限に高めたり、体力を増進したり、より熟睡するのを助けます。ハラタケアレルギーの人でも安心してとることができます。ビタミンCが有効成分の吸収を促進するので、一緒にとると霊芝の効果を高めることができます。

用量：1日2～3回、カプセルで500mgずつを目安に。

　服用後、最初の1週間は軽い副作用として下痢（食事中にとると避けられることが多い）、イライラ、喉の渇き、皮膚の発疹、口内炎が出ることがあります。

シザンドラ

　香りのいい蔓（つる）植物で、中国東北部に分布しています。塩味、甘味、苦味、酸味、刺激的な味が同時にするため、五味子（5つの味のフルーツ）ともよばれます。

　チョウセンニンジンと同じようにシザンドラには強力なアダプトゲン作用があり、体がストレスを克服するのを助けます。細胞が酸素を取り込む量を増したり、思考力やイライラ、物忘れを改善したり、心身の疲労を予防することもわかっています。心を落ち着けるサプリメントであり、肝機能や免疫力、心臓の機能を高め、湿疹のような皮膚のアレルギー状態も改善します。シザンドラは体力や活力を高め、光り輝くような肌をつくるために昔から100日間つづけて服用されています。たぶん媚薬といわれる所以（ゆえん）もこのあたりにあるのでしょう。

用量：1日1～3回、カプセルで250～500mgずつを目安に。

シベリアニンジン（エゾウコギ）

ロシア東部、中国、朝鮮半島、日本に分布する耐寒性の落葉灌木です。チョウセンニンジンと同じウコギ科で似たような作用があります。

とても研究が進んでいるアダプトゲンで、とくに病中や病後、ストレスや疲労ぎみのときにスタミナや体力を向上させるために広く用いられています。ロシアの研究によれば、定期的にシベリアニンジンをとっている人は、とっていない人にくらべ40％もかぜやインフルエンザなどの感染症にかかりにくく、病気による欠勤も3分の1も少なかったといいます。2000万ものロシア人が、健康増進やストレス克服のために毎日シベリアニンジンをとっているのもうなずけます。

また時差ぼけの解消にも効果があり、高血圧や血糖値を正常にする作用があることもわかっています。運動能力を25％も向上させるので、運動選手にはとくに人気があります。

用量：1％以上のエルセロシドの含有を保証するカプセルを1日1～2gを目安に。ストレスがひどいときや免疫力が低下しているときは、1日6gにまで増やしても大丈夫です。若い人や健康な人なら2、3週間とっては2週間休むという方法を昔からとっていますが、お年寄りや体が弱っている人、病気がちな人はずっととりつづけてかまいません。空腹時にとりますが、気分が和みすぎるときは食事中にとりましょう。

高血圧、鼻血が出やすい、過多月経、不眠症、心拍急速、高熱、心不全の症状がある人、また妊娠中や授乳中の人は（専門家の指示がないかぎり）摂取しないでください。

左：心を落ち着ける色は自然界に豊富にあります。

補完療法でバランスを整えよう

デトックス中は、これから紹介するようなさまざまな補完療法で心身のバランスを整えることができます。

鍼療法

古来中国では、鍼療法で体内の"気"の流れを整えてきました。鍼療法はデトックス中に有効な補完療法です。

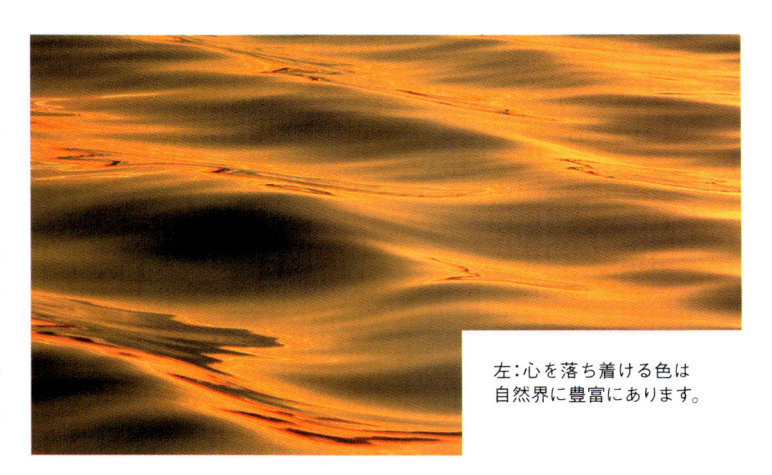

アレクサンダー・テクニーク

これは、姿勢や体の動かし方が悪いと健康にも悪影響が及ぶという考え方に基づき、体をやさしく動かしたりエクササイズをしながら、どうすれば無理なく立ったり体を動かしたりできるのかを教えるものです。アレクサンダー・テクニークは体の協調性をよくするだけなく、ホリスティックな手法で心の健康にも働きかけます。前向きな発想をして、どうやって難題に取り組めばいいのかに意識を集中できるようになれば、ストレスも減り、心身のエネルギーを蓄えることもできます。

アレクサンダー・テクニークを習えば、体にたまった毒素と関連する症状の多くを改善できるでしょう。緊張をほぐし、リラックスする方法も教えてくれるので、ストレス性の問題にはとくに効き目があります。

カイロプラクティック

カイロプラクティックは、体がゆがんで神経の働きに支障をきたすと、体の調子が悪くなるという考え方に基づいています。施術士は手を使って背中にすばやく、それでいてやさしく力をかけ、筋肉や腱、靭帯、関節のゆがみを直します。これによって体の神経の働きも強化されて整えられ、緊張がほぐれて、リラックスも促されます。この調整法がうまくいくかどうかは、施術士の腕次第です。

マックティモニー・カイロプラクティックはこれをアレンジしたもので、背骨以外の関節を手技で調整するものです。

カラーセラピー

あらゆる生物やその細胞が、それぞれ独自の周波数で振動しているように、すべての色もその色独自の周波数で波動しています。カラーセラピーではこの原理を応用し、体のバランスを整えて癒しをもたらすために光波のエネルギーを利用します。その結果、色で人間の感情や健康に影響を与えることができるといいます。

カラーセラピストは色の波動で細胞のエネルギー振動のアンバランスをなおし、デトックスプログラム中の健康を回復させます。

たとえば青い色調は心を静めるので、血圧を下げたり安眠を促すのに使われます。いっぽう"解放する"色であるマゼンタ（深紅色）は、不健全な思考からあなたを解放するのに少量が用いられます。緑は心やすまる自然の色で、新鮮さや再生、成長を意味しています。緑色はストレスや神経の緊張を中和し、抑圧された感情や恐怖心を解放するので、デトックス中に身につけるのに最適な色といえるでしょう。

> 太陽光には光のスペクトルのすべての色――赤、オレンジ、黄色、緑、青、藍色、紫――が含まれているので、私たちは七色の海のなかにいるようなものです。でもこれは、光がプリズムで分解されたり、大気中の水の作用で虹が出たときにしか実感できません。

左：太陽の光にはスペクトルのすべての光が含まれています。

私たちのオーラ

私たちのだれもがエネルギーのオーラに包まれていて、そのオーラは7つのチャクラ（影響力）から成り立っています。それぞれのチャクラにはスペクトルのすべての色が含まれていますが、とりわけひとつの色だけが支配的になります。さまざまな色の光やクリスタルを使うことで、その色が関連しているチャクラを鮮明にすることができます。

赤：	基底のチャクラ、脊椎の基部
オレンジ：	仙骨のチャクラ、骨盤
黄色：	太陽神経叢のチャクラ、胸骨の下
緑：	心臓のチャクラ
青／碧青：	のどのチャクラ
藍色：	眉のチャクラ
紫：	宝冠のチャクラ

たいていのセラピストは、ある色をその色の補色（その色と正反対の色で、その色の特質や影響のバランスを整える）とともに使います。たとえばセラピストから、8色のカードから3枚を選んでいまの心身の状態を示すように言われたら、その3色とそれらの補色があなたの波動を整えるために使われます。そして、セラピストは色のついた光をあなたの体に当てたり、ある色を視覚化するよう促したり、どの色を身につけ、どんな色の食物やジュースをとればいいのかをアドバイスします。治療のために色のついた服を着るときは、その下にかならず白いものを着て、好ましくない色の波動を取り除く必要があります。

補色の見つけ方

特定の色をしばらく見つめて、それから目を閉じると、補色がまぶたの裏に残像として現れます。

- 緑は中性
- 青の補色は赤
- 黄色の補色は紫
- オレンジの補色は藍色

頭蓋オステオパシーと副交感神経セラピー

　頭蓋オステオパシーでは、わずかに動く頭蓋骨の結合部を手技でととのえ、頭部の体液や血液、リンパ液の循環をよくします。リンパ液は体の細胞を満たしている組織液で、リンパ管を流れています。施術士は、脳や脊髄に栄養を運ぶ脳脊髄液は1分間に6〜15回の割合で脈打ち、この鼓動（頭蓋リズムインパルス）が体内のすべての細胞に影響を与えていると考えています。頭蓋オステオパシーは、体内の緊張や動きのバランスを整え、頭痛や不眠、ふさぎこみ、消化不良などの問題を解消します。

　頭蓋仙骨療法も似たような療法で、両手を使って頭蓋骨や脊椎をやさしく押します。

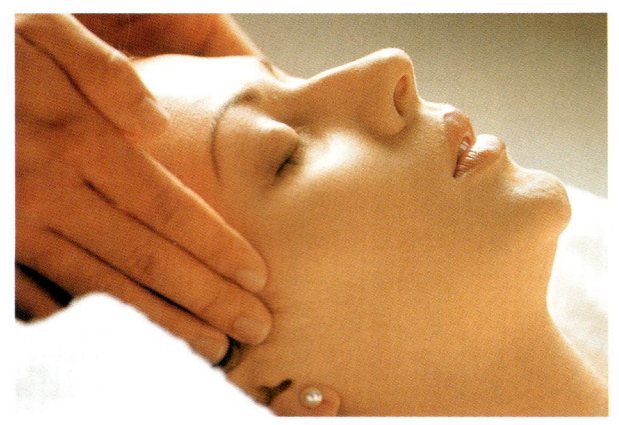

上：頭蓋オステオパシーで緊張をほぐすことができます。

クリスタルセラピー

　クリスタルセラピーとは、クリスタル（水晶）のエネルギーで体のバランスを整えるものです。たとえば透明な水晶は、光のスペクトルのすべての色を通過させますが、色のついた水晶は鉄（アメシスト）やマンガン／チタン（ローズクォーツ）のような微量の不純物を含んでいるため、ある波長の光を吸収したり反射したりします。クリスタルはその石独自の周波数で波動していて、エネルギーを受け取ったり蓄積したり受け渡したりできます。クリスタルに圧力をかけるとこのエネルギーは電流として放出されます。クリスタルはエネルギーのバランスを整え、回復させることであなたを大地につなぎとめ、癒すことができます。キルリアン写真（P.17参照）で見ると、どのクリスタルにもその石独特のエネルギーのオーラがあることがわかります。このオーラが人間のオーラと相互作用し、悪い波動を吸収してバランスを回復させ、再活性化を促すのだと考えられています。

　クリスタルセラピーでは、自分がとくに惹きつけられる石を選ぶことが大切です。その石は、いまの自分が抱えているアンバランスを整えるのに適した石だからです。特定の症状を癒すことがわかっているクリスタルを選んでもかまいません。カラーセラピー（P.67参照）と同様、クリスタルの色はそれぞれ、体の7つのエネルギーセンター（チャクラ）と結びついています。

サイマティックス（音響）療法

　これは、体内の細胞はすべて電磁場に囲まれ、独自の周波数で振動しているという事実にもとづく補完療法です。健康な状態では、細胞は調和を保ちながら振動していますが、この調和が乱れると体のアンバランスや不調が引き起こされます。サイマティックス療法では、癒しの作用のある音波を体に流して、細胞の周波数を正常な

色	チャクラ	クリスタル	効果
赤	基底	ルビー、ガーネット	心を落ち着ける、ストレスや緊張を和らげる
オレンジ	仙骨	カーネリアン（紅玉髄）	気持ちを活性化し、心を開いて寛大にする
黄色	神経太陽叢	シトリン（黄水晶）、タイガーアイ（虎目石）、トパーズ	活力を高め、抑圧された感情を解放する
緑	心臓	エメラルド、翡翠	心の平和や自己受容、愛を促す、ホルモンのバランスを整える
青	のど	アクアマリン、トルコ石	自己表現を促進する
藍色	眉	サファイア、ラピスラズリ	直感力を高め、気づきを増す
紫	宝冠	アメシスト	心を深く落ち着けてリラックスさせる、不眠症や頭痛、ストレス、不安、恐れを和らげる

状態に戻します。このセラピーでストレスや不安、うつ病、高血圧、筋肉や関節の痛みなどさまざまな問題を和らげることができます。

ホメオパシー

「似たものが似たものを癒す」という考え方に基づき、体のアンバランスをなおす療法です（P.47参照）。

自然療法

自然療法では、人の体は正常な状態ならば自力でバランスを整えて治るという考え方に基づき、単に症状を和らげるのではなく病気の根本的な原因を特定しようとします。体の生化学や構造、感情のバランスを維持することに努め、食事を変えたり、ビタミンやミネラルや組織塩を補給したり、薬草療法やハイドロセラピー、マッサージ、ホメオパシー、リフレクソロジー、リラックス法などさまざまな治療法をすすめることもあります。自然療法士の多くはホメオパシーや薬草療法、虹彩診断法、オステオパシー、カイロプラクティック、心理療法などの訓練も受けていて、患者に新鮮な空気をいっぱい吸い、リラックスしてよく眠り、ミネラルウォーターを十分に飲んで、あまり毒素を取り込まないようにし、前向きな発想を身につけるようアドバイスもします。肌の機能を刺激して血行を促進するために、スキンブラッシングや乾布摩擦をしたり、肌に水を吹きつけたりするようすすめることもよくあります。

食事面では、食物繊維を豊富に含んだ新鮮な自然食品、できれば有機食品をできるだけ生で食べることで体の中をきれいにし、バランスを整えようとします。自然療法の食事は塩分と脂質が少なく、食物繊維や抗酸化物質に富んでいます。専門家の指示に従ってデトックスプログラムを実施したいのなら、自然療法士が最適でしょう。

オステオパシー

オステオパシーでは体の構造に基づいて、関節や軟組織をやさしく手技で整えて体のゆがみを治し、筋肉をほぐして体の機能を高め、健康を回復します。こうした部分を治すことで、体本来の自然治癒力を回復させようとします。手技のテクニックは、やさしくマッサージしたり、関節をすばやく動かしたりとさまざまです。体各部の痛みや頭痛、めまい、便秘、腸の不調などさまざまな問題に対処できます。

レイキ療法

レイキ療法では心と体と魂のバランスを整えます。療法士は、患者の服の上から体のさまざまな場所に手を置き、宇宙の生命エネルギーとチャンネルして、患者の体にエネルギーを送りこみます。レイキ療法ではエネルギーの波動を加速させるので、エネルギーが健康な状態で共鳴するようになります。こうして波動の状態を整えることで、心身のバランスを整えることができます。

スピリチュアルヒーリング

これは「手かざし療法」などともいわれ、癒しの力をもつエネルギーをあなたの中に送り込むものです。ヒーラーとよばれる施術士はエネルギーの源ではなく、エネルギーをチャンネルする役割を果たします。エネルギーとは自然界の聖なる力だと信じられていますが、スピリチュアルヒーリングそのものを信じなくても、その効果は実感できます。ヒーラーから伝達されたエネルギーが、乱れていた体本来の回復力を整えてくれます。

上：ヒーリングテクニックの多くでは、患者の体に手を触れます。

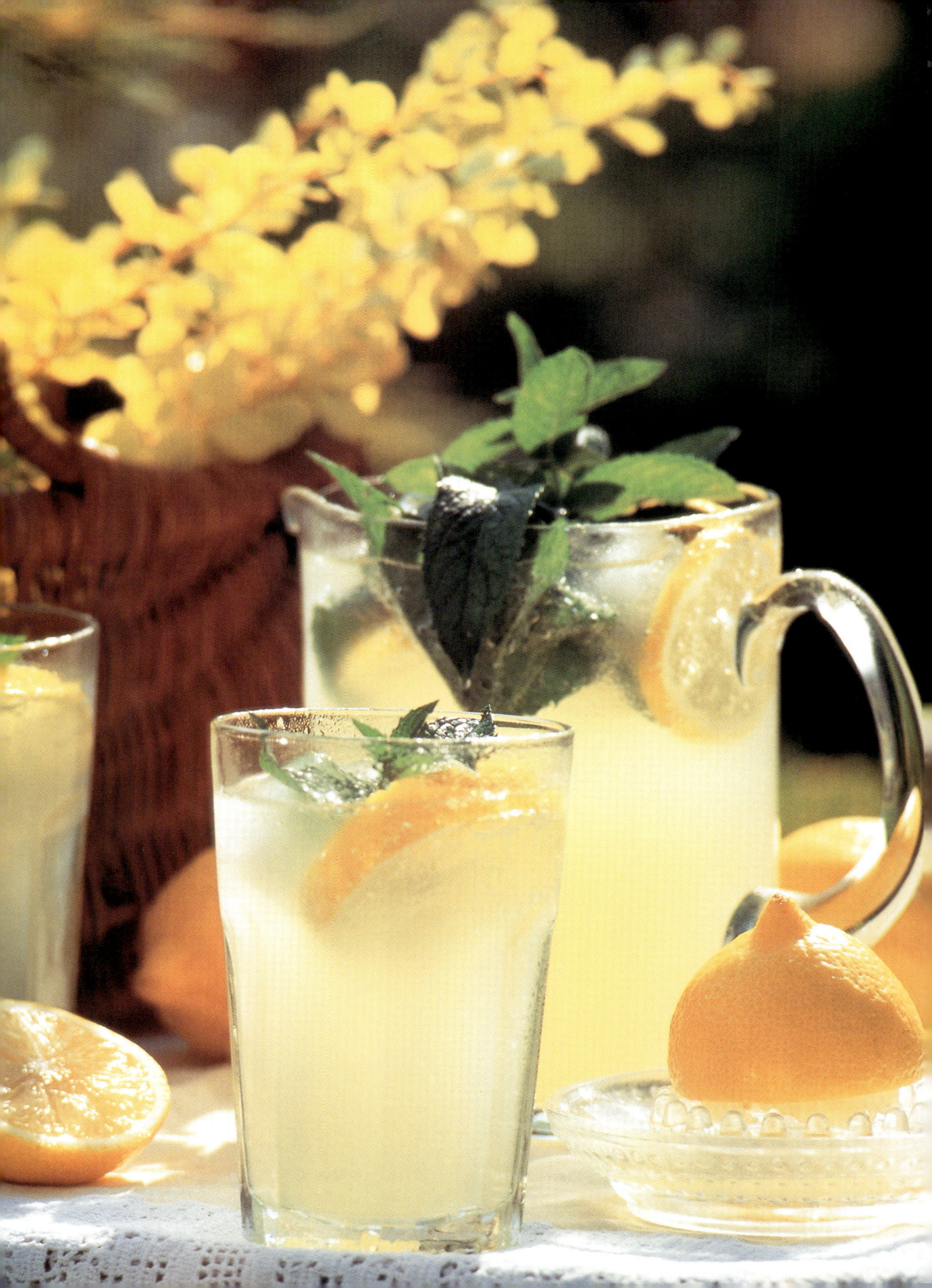

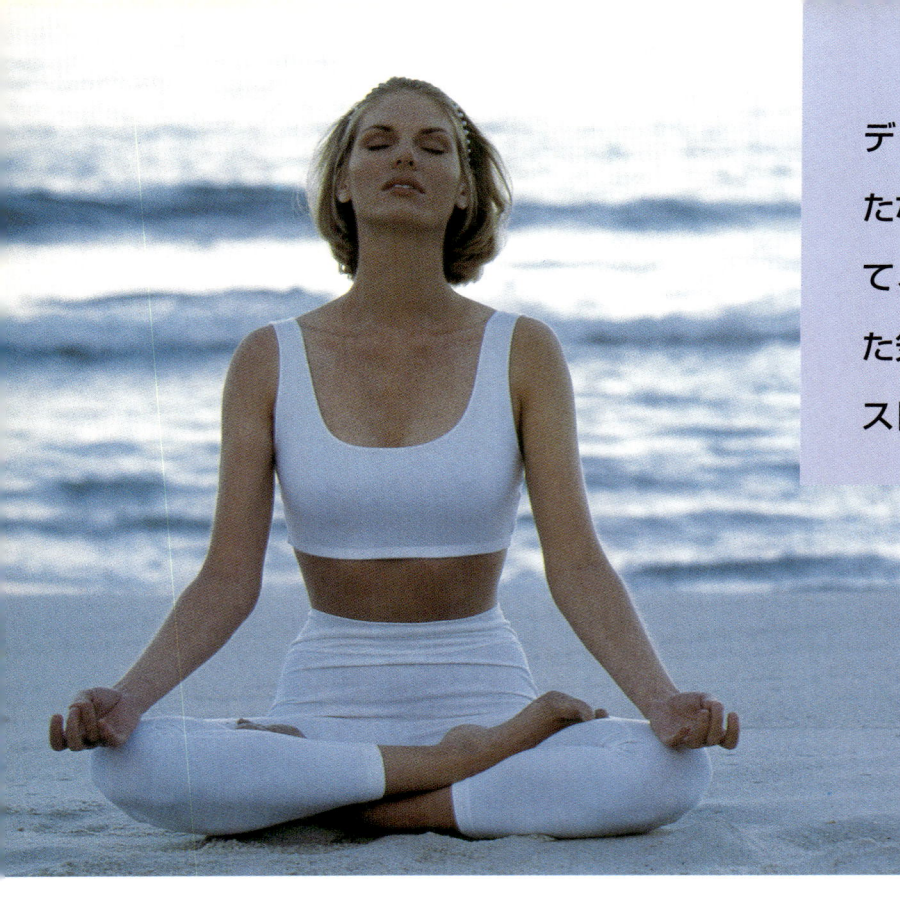

デトックスをしていると新たなエネルギーが解放されて、一段とリフレッシュした気分になります。ストレスの原因をなくして、このプロセスを促進させましょう。

CHAPTER FIVE

リフレッシュしよう

体から毒素を取り除けば、体がリフレッシュされて、新たな活力がわいてきます。毎日のストレスを減らし、アロマセラピーやリフレッシュ作用のあるサプリメントも取り入れながら、このプロセスを促進させましょう。

ストレスを減らす

ストレスは私たちを衰弱させる大きな要因です。私たちは根本的な原因を解決しないかぎり、心からすっきりとした気分にはなれないものです。ストレスとは、過度のプレッシャーを受けたときに生じるさまざまな症状のことを指します。いろいろなことに挑戦するためにある程度のストレスは必要ですが、ストレスが多くなると体に支障をきたし、いつも疲労やイライラを感じたり、緊張するようになります。ストレスの症状は、アドレナリンのようなストレスホルモンが大量に血液を循環するために起こり、体はまさに"非常警報"が鳴り響いている状態になります。そして、エネルギーを供給しようと血糖値を上げ、走るときに体を軽くしようとおなかをからっぽにし、酸素をたくさん血液に送ろうと呼吸を激しくして、大切な器官や組織に酸素や栄養素を届けようと心拍数や血圧を上げ、筋肉に優先的に血液を送ろうと体の一部（腸など）の血流を下げるのです。

こうした働きはどれも、原始時代の人間が危険な動物と戦ったり逃げたりできるよう、体をスタンバイさせておくためには欠かせないものでした。ところが今の私たちにはそんな必要はめったにないですから、体を思いっきり動かしてストレスを発散させるかわりに、体の中にためこんでしまいます。そのため体にはいつも非常警報が鳴り響き、ストレスの症状が心身にも現れてしまうのです。

上：ストレスのせいで、疲労や不眠、頭痛、胃の痛みのような体の不調が起こりかねません。

〈こころ編〉
- 注意力散漫
- 優柔不断
- 物忘れ
- 過剰防衛
- 不安やパニックに押しつぶされそうな気持ち
- 拒絶されることを恐れる
- 失敗することを恐れる
- 後ろめたい気持ちや恥ずかしい気持ち
- 否定的な発想
- ふさぎ込み
- 極端な怒り
- 性的衝動の欠如と性生活上の問題
- 強迫行動や他人への強制的な行動
- 孤独感
- いまにも悪いことが起こりそうな不安

ストレスからくる行動
ストレスのせいで、日ごろの行動にも好ましくない変化が起こります。
たとえば……
- 衝動的なやけ食い
- お酒の飲みすぎ、タバコの吸いすぎ
- 薬の乱用
- 現実から逃避する、問題を避ける
- 攻撃的になる
- 睡眠パターンが変化する、とくに朝早く目が覚める

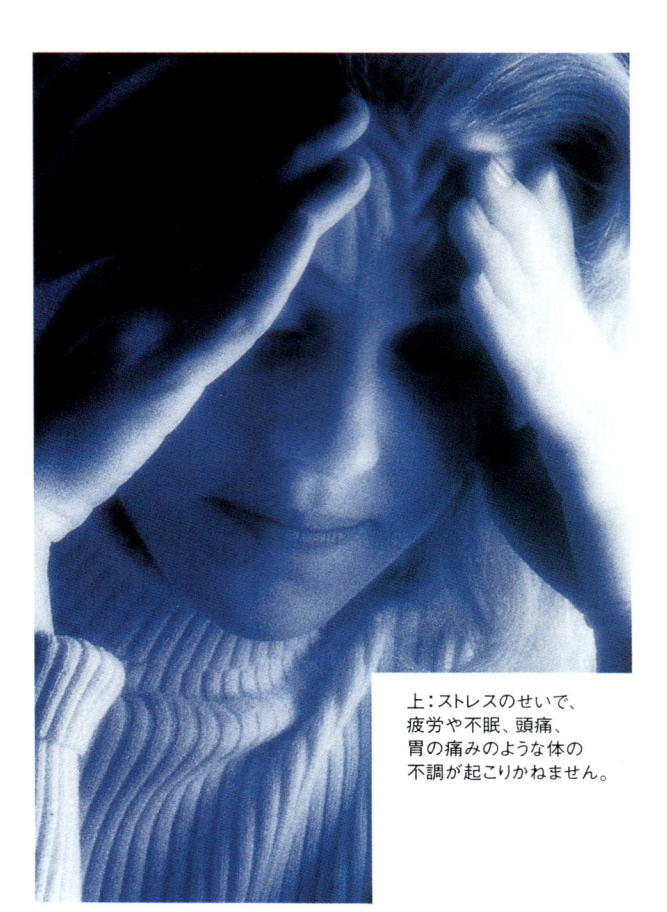

ストレスの症状
〈からだ編〉
- 疲労
- 発汗
- ほてり
- 吐き気
- 不眠
- 動悸（どうき）
- めまい
- 失神
- 震え
- 手足がしびれてピリピリする
- しびれ
- 頭痛
- 胸の痛み
- 胃の痛み
- 下痢
- 生理痛

ストレスはとても体によくない状態で、免疫力が低下し、感染症（かんせん）や湿疹、乾癬、うつ病、高血圧、心臓発作、脳卒中、さらにはがんなどにもなりやすくなります。デトックスプログラム中に気をつけなければならないストレスの原因は、体の内側と外側の双方にあります。

体の内部で起こるストレスの原因は、その人の体質や性格に左右されます。疲労や体調不良、交代勤務や時差ぼけによるバイオリズムの乱れなどが原因のこともありますが、自分の人生の目標を見失い、いまの状況に対処できない気持ちになり、自分の否定的なイメージをつくりあげてしまうことも、ストレスの大きな原因となります。

体の外側で起こるストレスの原因はおもに環境の変化

と関係していて、とくにその変化が強いられたものだと大きくなります。変化のために不測の事態が起こりやすくなり、それが不安、さらにはストレスにもつながります。外部の変化は家族や友人との人間関係、ライフスタイル、仕事など人生のあらゆる側面で起こります。

毎日のストレスの原因を特定するために「ストレス日記」をつけてみましょう。ストレスだを感じたことをすべて書きとめ、そのとき自分がどんな反応をしたか、今後はストレスを感じないよう、どんな対策をしたかも書き添えましょう。

ストレスを感じたらすぐに日記に書きとめます。後から書こうと思っていると、そのときの気持ちを正しく思い出せなくなります。

日にち：6月10日（金）			
時間　できごと	気分	対応	これからの対策
8:30　寝過ごした	すごく焦った	朝ご飯を抜いた	目覚し時計をもう1つ増やそう
9:30　仕事に遅刻した	ビクビクした	車を飛ばした	フレックスタイムにできないかしら？時間に余裕をもって出発しよう
15:00　大切な打合せに行く途中で渋滞に巻き込まれた	イライラした、神経がビリビリした、頭痛がした、頭がかっとなって、混乱した	クラッシック音楽を聞いた	
18:00　スーパーが混んでいた		急いで店を出たからいくつか買い忘れた	空いている時間帯に買い物をしよう、ワインを飲みながらつくろいで、アロマセラピーのお風呂に入ろう

週末になったら日記を読み返して自分のストレスのおもな原因を明らかにし、自分がどれくらいストレスをコントロールできたか、ストレスを減らすためにどんなことができるのかを考えてみましょう。自分の癖や習慣が事態を悪化させていないかも、考えてみます。たとえば、スーパーが混んでいる金曜の夜に買い物するのではなく、もっと空いている時間帯にしたり、基本的な食材はなるべく地元産の有機食品を購入し、自宅に届けてもらうようにするという方法があります。

ストレスのコントロール法

1. ストレスのもとを明らかにして、変えられるものなら変えましょう。
2. 現実的な目標を掲げ、大きな問題に一歩ずつ取り組みましょう。
3. ものごとを決めるときは、締め切りを設定してプレッシャーをかけたりせず、冷静に決めましょう。
4. 忍耐強くなりましょう。ゆっくりと話し、人の話も最後まで聞くこと。
5. ストレスの多い状況に対する見方を変え、状況を全体的にとらえてみましょう。
6. 自己主張をしましょう。必要に応じて「ノー」といえる勇気をもち、仕事を抱え込みすぎて無理をしないでください。
7. 前向きな発想をして、自尊心や自信を育みましょう。
8. 体の抵抗力をつけましょう。デトックスが大いに役立ちます。
9. 行動パターンを変えましょう。
10. 毎日リラックスタイムをつくりましょう。静かに読書したり、キャンドルを灯しながらアロマセラピーのお風呂に入ったり、ただ目を閉じて休むだけでもかまいません。

ストレスをその場で解消するコツ

- 仕事の手を休め、心の中で自分に「落ち着け」と呼びかけます。
- ゆっくりと深呼吸しましょう。
- 手や腕をブルブルと揺すり、肩を上下させましょう。
- はや足で散歩し、脳内の血行を促進させましょう。
- 一人っきりになれる場所に行き、大声で叫びましょう。
- バッチのファイブフラワー・レメディ（レスキューレメディ）を数滴舌の下に垂らしましょう。
- 静かなBGMをかけて、くつろぎましょう。
- 中国の瞑想「内なるほほ笑み」をやりましょう（P.74参照）。

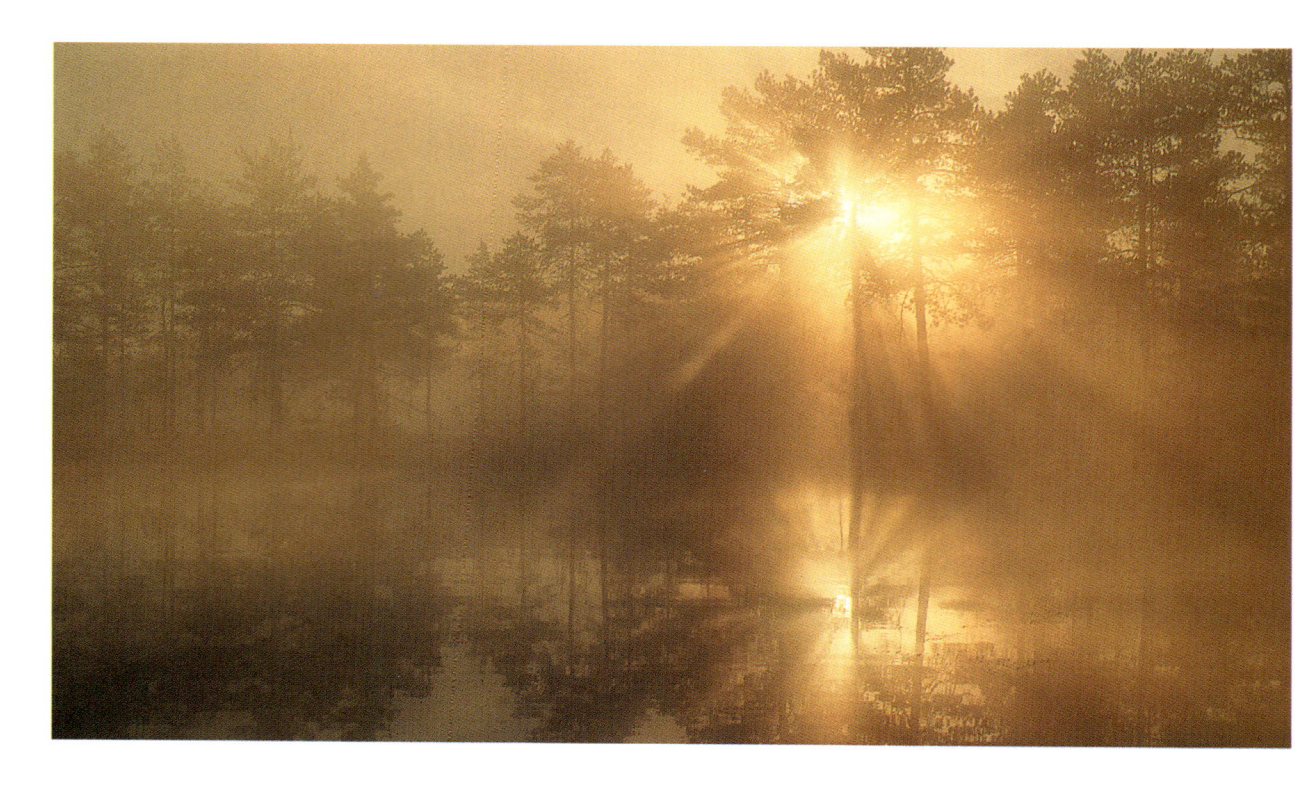

「内なるほほ笑み」

「内なるほほ笑み」とよばれる中国の瞑想で、手軽に気分をリフレッシュできます。ほんの数分間行うだけですぐにリラックスでき、緊張がほぐれます。

1. 楽な姿勢で背中をまっすぐに伸ばして座り、腕を体のわきに垂らします。
2. ほほ笑ましい場面を想像します。
3. 自分だけにわかるように心の中でほほ笑んでみましょう。他人にもわかるような笑顔をつくる必要はありません。
4. ほほ笑みを目から輝かせ、自分の内に意識を向けて体のすみずみにまでほほ笑みを行き渡らせます。それから「丹田(たんでん)」というヘソの下の場所に意識を集中させましょう。
5. 体の中でほほ笑みが輝いてきたら、リラックスして心が落ち着き、リフレッシュした気分を味わいましょう。
6. 気分がリラックスして元気が出てきたら、温かく調和のとれた、力強い気持ちでそれまでやっていた仕事に戻ることができます。

この瞑想をして仕事に戻ったら、1時間に数分は休憩をとり、歩き回るか、体をストレッチしましょう。

呼吸法でリフレッシュしよう

ストレスのために呼吸のパターンが変わり、浅くて不規則な過呼吸になることがあります。酸素を吸いすぎて、二酸化炭素を吐き出しすぎると、血液が著しいアルカリ性になります。そのためにめまいや失神を起こしたり、しびれてピリピリとしたりして(口のまわりに感じやすい)、パニック発作も誘発しかねません。ストレスを感じたら、次の方法で呼吸を整えましょう。

1. 椅子に深く腰かけます。
2. 腕を動かしながら肩を落として胸を広げます。
3. 思いっきり息を吸い込みます。
4. 大きく深呼吸します。胸ではなく腹部が上下するよう意識しましょう。呼吸をとめずに、深呼吸を5回繰り返します。
5. 息を吸うときに3つ数え、吐き出すときは4つ数えながら、規則正しく呼吸をします。

パニックになりそうなときは

パニックになりそうなときは、次のエクササイズで気持ちをコントロールしましょう。

上:「内なるほほ笑み」をすれば、リラックスして心が落ち着き、リフレッシュした気分になれます。

1. パニックになりそうになったら、「とまれ」と静かに自分に言いきかせます。
2. 息を大きく吐き、それからゆっくりと息を吸います。
3. 3秒間息をとめて、ゆっくりと息を吐き出しながら緊張をほぐします。
4. 顔の前にロウソクが灯っているのをイメージしながら、規則正しく呼吸をします。息をするたびに炎は揺らめきますが、消えたりはしません。
5. ゆっくりと息をしながら、意識的にリラックスしてみてください。緊張した筋肉をほぐし、もっとゆっくり人と話したり体を動かしたりしましょう。

エクササイズでストレスを発散させよう

これから紹介するエクササイズを1日に何度か行い、活力を取り戻しましょう。1日の終わりにまとめてやってもかまいません。

腕をぶらぶらさせよう

1. 立ち上がり、深呼吸を数回します。
2. 両手を肩の高さで体の前に伸ばします。
3. 腕の力を抜いて体のわきにだらりと垂らし、自然に止まるまでぶらぶらさせます。数回繰り返します。
4. 最後に両手を肩よりも高く上げて、思いっきりぶらぶらさせましょう。

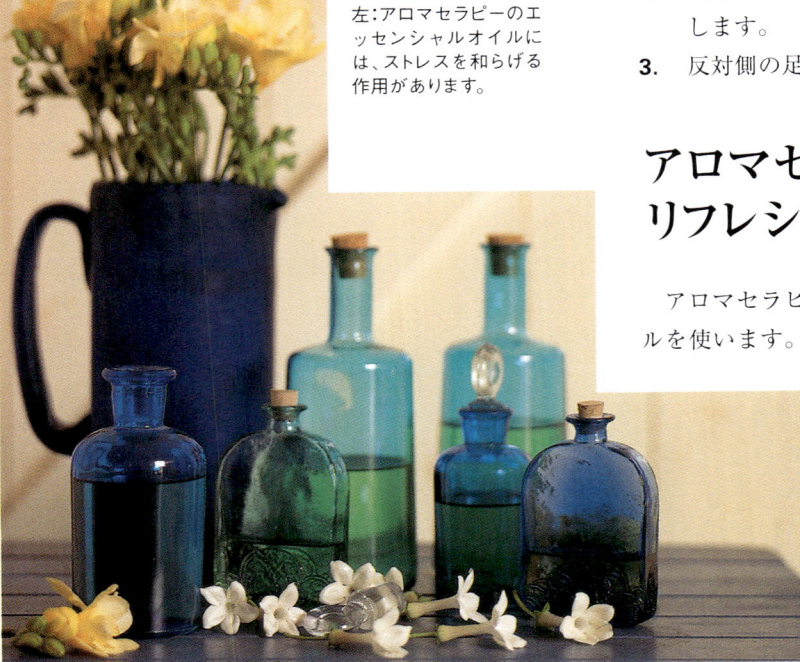

左:アロマセラピーのエッセンシャルオイルには、ストレスを和らげる作用があります。

手をぶるぶると揺り動かそう

1. 腕から指先までを左右交互に1〜2分間、ぶるぶると揺り動かします。
2. 手をとめると、筋肉が柔らかくほぐれてきたことがわかります。
3. 同じように足を揺り動かしてもいいでしょう。

首のコリをほぐそう

1. 自分が両腕に重い荷物をもち、肩が床に引っ張られている姿をイメージしましょう。
2. その荷物を落として肩の力が抜けるのを感じましょう。数回すると首のコリがほぐれてくるのがわかります。

肩をまわそう

1. 左肩を5回、後ろに回します。右肩も同じように後ろに回します。
2. つぎに左肩を5回、前に回します。右肩も同じように前に回します。
3. 最後に両肩を5回、前に回し、それから後ろにも5回、回します。

足を揺り動かそう

1. 片足で立ち、バランスをとります。壁や椅子につかまってもかまいません。
2. 上げた足を空中で数回揺り動かし、足首も何回か回します。
3. 反対側の足も同じようにします。

アロマセラピーでリフレシュ

アロマセラピーでは、香りのよいエッセンシャルオイルを使います。このオイルは、特定の植物の葉や茎、樹皮、花、根、種子の分泌組織でつくられるものです。こうしたオイルには多くの有効成分が凝縮されています。揮発性なのですぐに蒸発して強い芳香を発します。

エッセンシャルオイルはとても濃縮されているので、肌に直接つけるときは、ほとんどの場合、キャリア

オイル（下記参照）で薄める必要があります。

> **自分用のエッセンシャルオイルをつくろう**
> エッセンシャルオイルはかならず薄めて使ってください。5ml（小さじ1）のキャリアオイル（アボカド、カレンドゥラ、グレープシード、ホホバ、サンフラワー、小麦胚芽オイル）にエッセンシャルオイルを1滴落とすと1%の溶液ができます。大量に作るときは下記を参考にしてください。
>
> 100mlのキャリアオイルにエッセンシャルオイル10滴
> ＝0.5%の溶液
> 100mlのキャリアオイルにエッセンシャルオイル20滴
> ＝1%の溶液
> 100mlのキャリアオイルにエッセンシャルオイル40滴
> ＝2%の溶液

デトックス中は、エッセンシャルオイルの香りをかいで気持ちをリフレッシュし、思考力を高めましょう。合成オイルではなく天然もの、それも有機栽培で育てられた植物を原料とするものを選んでください。天然のオイルのほうがまろやかで甘い香りがし、作用も強くなります。アルコールや添加物の混じっていない純粋なオイルのほうが値段は高くても、望ましいでしょう。

気分にあわせてオイルを選ぼう

気分をリフレッシュしたいときは、ブラックペッパー、ゼラニウム、ジンジャー、グレープフルーツ、レモンバーム、ペパーミント、サンダルウッド。

思考力を高めたいときは、バジルかカルダモン。

集中力を高めたいときは、レモン。

サプリメントでリフレッシュ

心身をリフレッシュさせる作用のあるサプリメントを紹介しましょう。

フォティ（何首烏）

中国中部から南部にかけて分布する蔓性の多年草で、中国古来の薬草です。若返り作用や活力回復作用にすぐれ、東洋では何百万もの人たちが健康増進剤や媚薬として使っています。若白髪を減らすのにも使われています。

用量：1日に錠剤で5gを目安に。（チョウセンニンジンと一緒にとることも多い）

ショウガ

ショウガの効用は46ページを参照してください。

イチョウ

イチョウは地上最古の植物の子孫にあたり、生きた化石ともいわれています。ヨーロッパでとても人気のあるサプリメントで、末梢血管の血行を促進し、記憶力や集中力を高めます。ストレスからくる不安や憂うつ感、片頭痛にも効果があります。

用量：ギンコライドを少なくとも24%含有していることを保証するカプセルを1日120mgを目安に。効果は3〜6時間持続しますが、10日間ほど飲みつづけてからはじめて効果を実感できます。

セントジョンズワート（セイヨウオトギリソウ）

セントジョンズワートは、2000年以上も前から精神面の健康のために利用されてきました。穏やかな抗うつ作用があり、軽度から中程度のうつ病患者の67%に症状の改善がみられたとの報告もあります。5000人以上を対象とした研究では、セントジョンズワートを摂取しだしてから2週間以内に効果が現れはじめ、6週間以内に効果が最高潮に達したといいます。この研究では82%の患者で、イライラや不安、ほてり、発汗、睡眠の中断が軽減したそうです。ストレスやうつ病には性的衝動の減少もつきものですが、この問題も60%の人で3か月以内に改善されました。

用量：ヒペリシン0.3%の含有を保証するエキスを1日3回300mgずつを目安に。食事中にとるのが望ましい。

医者から処方される抗うつ薬にくらべ、副作用は格段に少ないようです。しかし1%の患者で、消化不良、アレルギー反応、気分が落ち着かない、疲れるなどの症状がみられました。妊娠中や授乳中の人、ほかの抗うつ薬を服用中の人は専門家の指示がないかぎりとらないこと。お酒は飲まず、とくに色白の人は直射日光に当たらないでください。何らかの処方薬を飲んでいる人は、まずは主

治医に相談してください。

ホスファチジル・セリン

これは、脳細胞が情報を伝達するうえで重要な役割を果たす物質です。サプリメントとして摂取すると脳の機能や記憶力を向上させ、とくに50歳以上の人に効果があります。

用量：フォスフォリピド配合のカプセルか錠剤を毎日500〜1500mgを目安に。

チアミン

チアミンはビタミンB1ともいわれる水溶性の物質で、新陳代謝や神経細胞の働きに重要な役割を果たします。グルコースをエネルギーに変えるときや脳細胞の健康を維持するうえでも欠かせない物質です。チアミンには気分をリフレッシュさせる効果があり、心を静めて、やる気を出し、頭を冴えさせ、はつらつとした気分にさせます。またチアミンが不足しがちな人は(55歳以上の人に多い)自分に自信が持てず、うつ病になりやすいようです。このサプリメントをとることで満たされた気分になり、疲労を改善したり、食欲を増進したりすることができます。

チアミンが不足するおもな原因は、コーヒーや紅茶の飲みすぎ(チアミンを破壊する)、ストレス(体内のチアミンをすぐに使い果たす)、お酒の飲みすぎ(チアミンの代謝を妨げる)です。

用量：1日1.4mgを目安に。とりすぎると尿から排出されます。

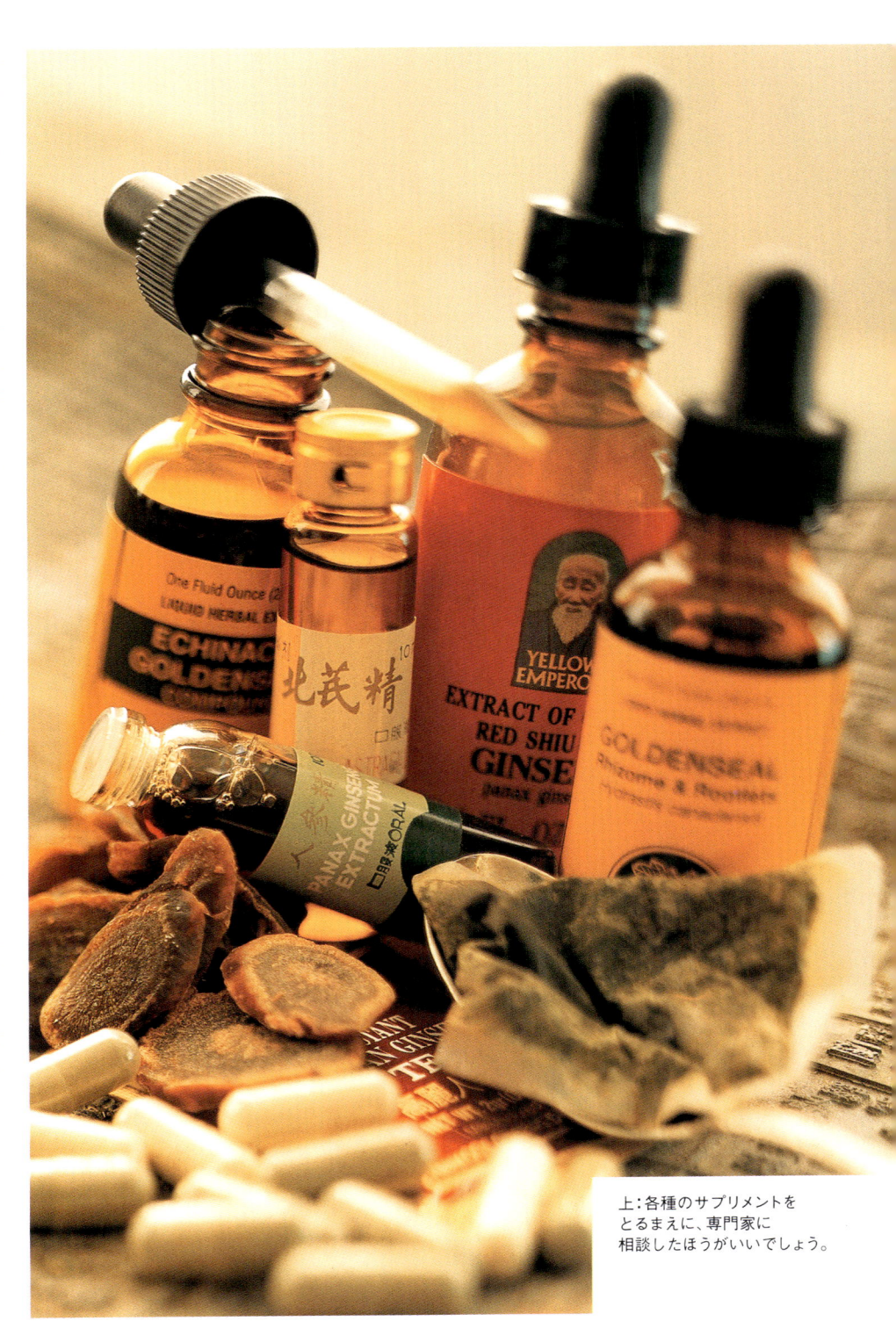

上：各種のサプリメントをとるまえに、専門家に相談したほうがいいでしょう。

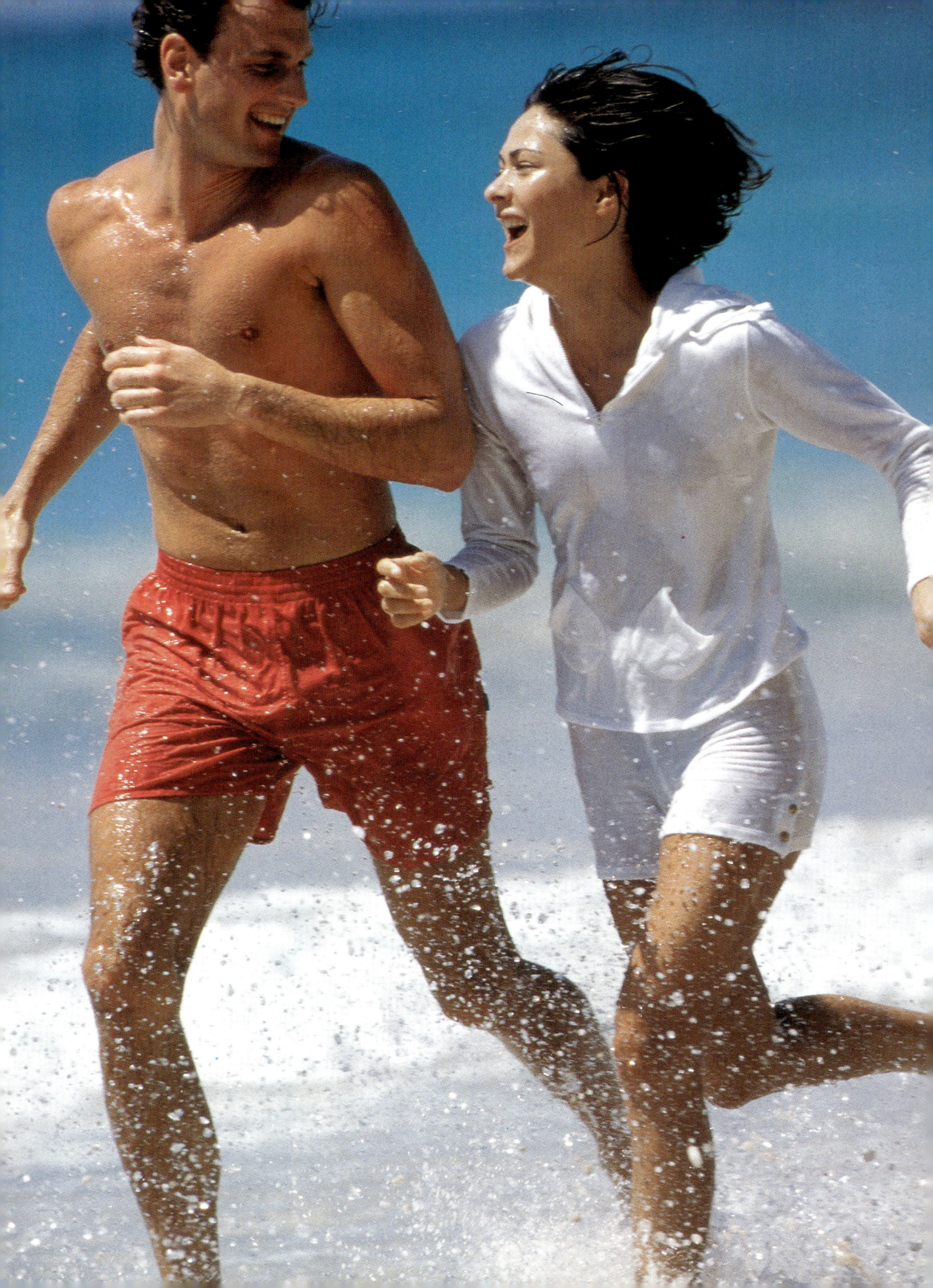

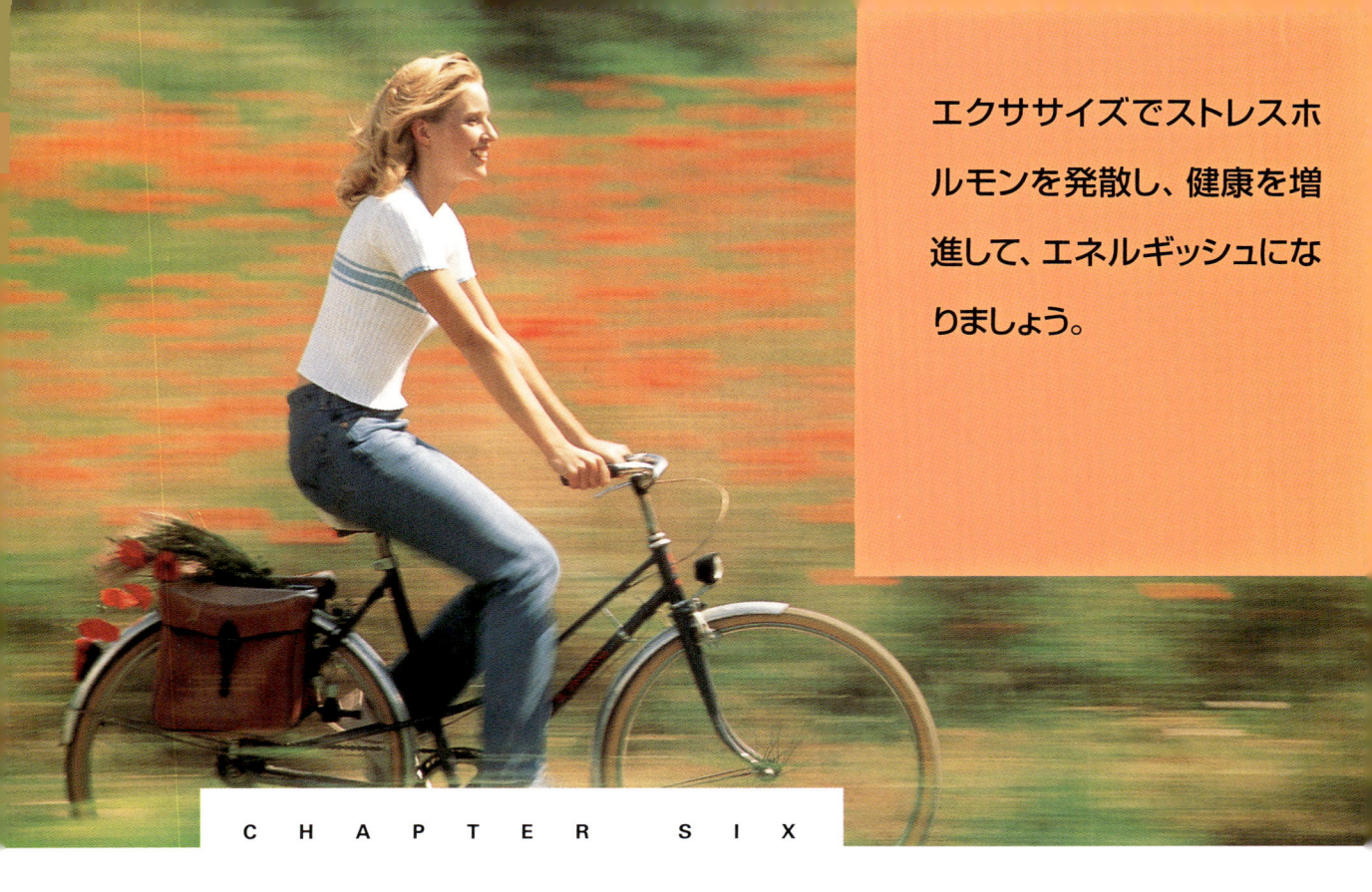

エクササイズでストレスホルモンを発散し、健康を増進して、エネルギッシュになりましょう。

CHAPTER SIX

エネルギッシュになろう

デトックスのプロセスでは、エクササイズも大事な要因となります。体を活発に動かせば、脂肪細胞に蓄えられた毒素を放出し、皮膚の汗腺から体外に排出するのを促進できるからです。反対に運動不足だと代謝が不活発になり、静脈がうっ血して、静脈瘤になったり、組織に漏出して足首が腫れたりして、毒素がたまっていきます。

ジュースとくだものだけの食事をとっているときは、ウォーキングやサイクリングのような軽い運動だけをしてください。そして健康的でバランスのとれた食事をしはじめたら、十分に汗をかくまで運動し、少なくとも1週間に5回15〜30分間は体を動かしましょう。健康づくりには、スポーツジムの会員になるのが一番です。資格のあるインストラクターが、あなたに合ったオリジナルの運動メニューを考えてくれます。

自宅でできるマシンエクササイズ

デトックスに真剣に取り組もうとは思っているけれど、スポーツジムに通う気にはなれない人は、自宅用のエクササイズマシンを買うといいでしょう。高いと思うかもしれませんが、ジムの毎月の会費を考えれば、それほど高いわけでもありません。どんなマシンを選んだにしろ、自分でお金を払ったのですから毎日運動する気にもなるはずです。

自宅でできるデトックス用のマシンエクササイズの効果を筋力、スタミナ、柔軟性の面で比較しながら紹介しましょう。

* やや効果がある　　*** とても効果がある
** 効果がある　　　**** きわめて効果がある

上：サイクリングは万能のエクササイズです。

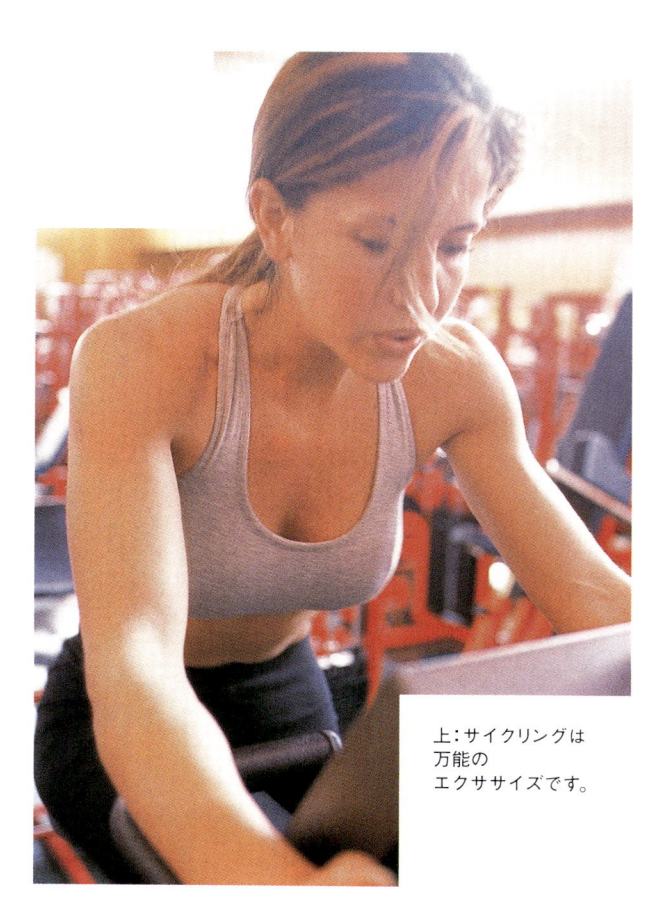

スピードロープ

運動選手がトレーニングの一環としてよく使うもので、特別に考案された縄跳びで昔ながらの有酸素運動のトレーニングを行い、カロリーを消費するものです。とても楽しいトレーニングですが、自分の不健康さをすぐに実感します。持ち運びが自在で手軽なエクササイズです。

筋　力 ✴︎✴︎　　スタミナ ✴︎✴︎✴︎　　柔軟性 ✴︎✴︎

ステップシステム（踏み台トレーニング）

これは体に優しい有酸素運動で、低い踏み台を昇ったり降りたりするものです。高ささを自由に調節できる踏み台が一番ですが、高くしすぎると下肢、とくにアキレス腱を痛める危険性が高くなります。ある研究によれば、踏み台トレーニングに最適な高さは15cmだそうです。

筋　力 ✴︎✴︎　　スタミナ ✴︎✴︎✴︎　　柔軟性 ✴︎✴︎✴︎

トランポリン

デトックスプログラムが終わったら、ミニトランポリン、あるいはリバウンダーで健康づくりをするのも楽しいでしょう。とくにリバウンダーの上でできるエクササイズを紹介した本を見ながら、自分に合ったトレーニング法を考えるといいでしょう。

筋　力 ✴︎✴︎　　スタミナ ✴︎✴︎✴︎　　柔軟性 ✴︎✴︎✴︎

ABトリマー

これは、スポーツジムにあるふつうの「アブドミナル・クランチ」よりも効果があります。金属パイプを環のように曲げたもので、パイプについたクッションに頭をのせ、起き上がり運動を繰り返すものです。ABトリマーは頭部と首を支えて下背部への圧力を減らし、腹筋だけを鍛えます。おなかにぜい肉のついた中高年の方に最適です。

筋　力 ✴︎✴︎✴︎✴︎（腹筋のみ）
スタミナ ✴︎✴︎　　柔軟性 ✴︎

リカンベント式エクササイズバイク

ふつうのエクササイズバイクでは脚の重さや重力の助けを借りてペダルをこぎますが、このマシンではペダルが上に持ち上がり、椅子に寝そべった格好でこぐので脚力を使います。クッションのきいたシートに座ってこぐため、下背部に負担がかかりませんし、股が痛くなることもありません。マシンについてくるビデオでさまざまなトレーニング法が紹介されています。

筋　力 ✴︎✴︎✴︎　　スタミナ ✴︎✴︎✴︎✴︎　　柔軟性 ✴︎✴︎

ローリングマシン

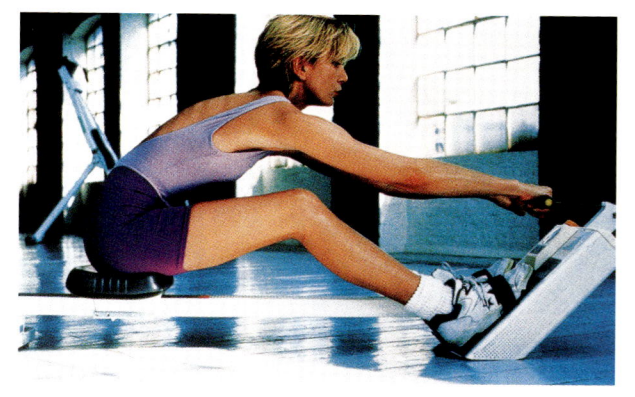

上：ローリングは全身の筋肉を鍛えるのに最適です。

ローリングは、体にやさしく、さまざまな効果のある有酸素運動で、ホームエクササイズとしても人気があります。全身とくに腹部と脚部の筋肉を鍛えます。ローリング運動を激しく行うと、時速11キロの速度で走ったのと同じだけのカロリーを消費します。

筋　力 ✴︎✴︎　　スタミナ ✴︎✴︎✴︎　　柔軟性 ✴︎

ヘルスライダー

エクササイズバイクとローリングマシンを兼ね備えたようなマシンです。ヘルスライダーでは自分の体重で負荷をかけるので、足の位置を変えたり、マシンの傾斜角度を急にしたりすれば負荷を重くできます。全身の筋肉を使いますが、筋肉や関節にはほとんど負担がかかりませんから、翌日体が痛くなることはありません。

筋　力 ✼✼✼✼　　**スタミナ** ✼✼✼✼　　**柔軟性** ✼✼✼✼

クロスカントリースキー・マシン

これはクロスカントリースキーの動きをまねたマシンで、有酸素運動としてもっとも効率がいいといわれています。手足を同時に動かすため、踏み台トレーニングより35％も多くカロリーを消費します。平らにしたり傾斜をつけたりして負荷を変えながらトレーニングができます。足への衝撃も少ないので、関節を痛める心配もありません。

筋　力 ✼✼✼✼　　**スタミナ** ✼✼✼✼
柔軟性 ✼✼✼✼

トレッドミル

これは冬場にジョギングしたり、はや歩きをしたい人に最適のマシンです。あなた専用の屋内ランニングコースとなり、はや歩きから徐々にスピードを上げられます。音楽を聞いたりテレビを見ながら楽しめ、天気や夜の治安のことを心配する必要もありません。

筋　力 ✼✼（はや歩き）✼✼（ジョギング）
スタミナ ✼✼✼✼（はや歩き）✼✼✼✼（ジョギング）
柔軟性 ✼（はや歩き）✼✼（ジョギング）

エリプティカル式クロストレーナー

このマシンでのトレーニングは、トレッドミルでの25分間、バイクでの15分間に匹敵すると謳（うた）われています。このマシンはスポーツジムでとても人気がありますが、最近では家庭用タイプも売られています。足裏がマシンに密着するので、走っても激しく床を踏みつけず、関節に負担がかかりません。楕円運動をするアームポールのおかげで上半身にも負荷がかかり、カロリー消費とデトックスが最大限に行えます。エリプティカルタイプのマシンでは、臀部の筋肉をふつうのトレッドミルよりも40％、ステッパーよりも30％多く動かします。

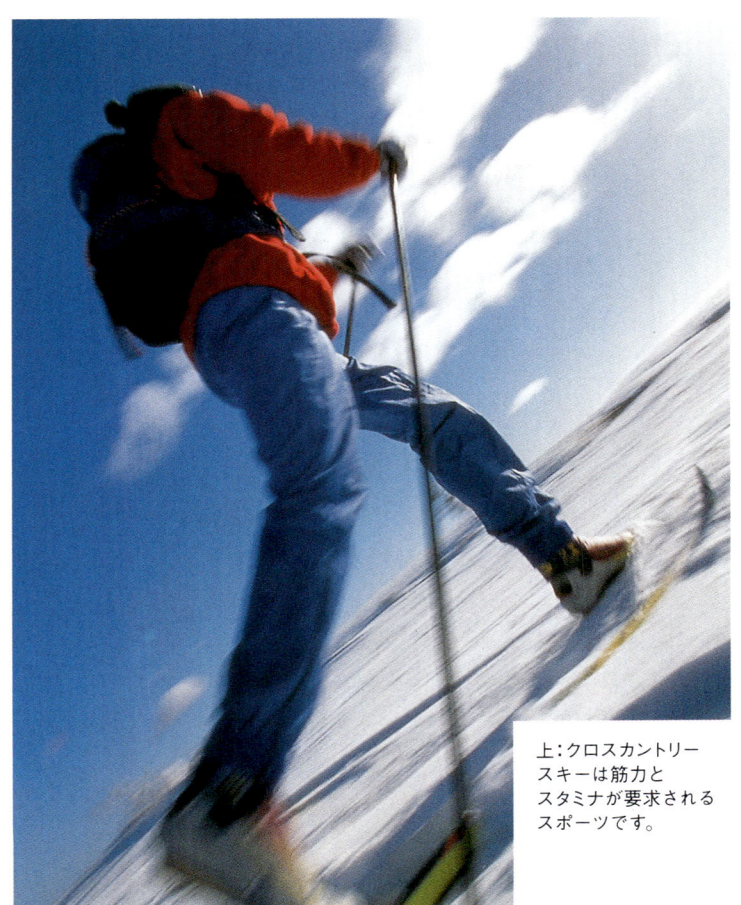

負荷はいろいろと調節できます。

筋　力 ✼✼✼✼　　**スタミナ** ✼✼✼✼　　**柔軟性** ✼✼✼✼

上：クロスカントリースキーは筋力とスタミナが要求されるスポーツです。

元気のでるサプリメント

体から毒素を取り除くだけでも体は活気づきますが、ときにはもっと喝（かつ）を入れたいと思うこともあります。これから、そうしたサプリメントを紹介しましょう。

チョウセンニンジン

チョウセンニンジンはウコギ科パナックス属の多年草でアジアに分布し、アジアニンジン、中国ニンジンとよばれることもありますが、今では天然ものは珍しくなりました。高品質のニンジンの場合、栽培された5、6年ものを秋に収穫します。「白参」はニンジンの根を風乾させたもので、「紅参」(より強力で精がつく)は根を蒸してから乾燥させたものです。

近種のアメリカニンジンは北米の東部と中部に分布し、チョウセンニンジンと似たような作用をもちます。チョウセンニンジンよりも甘みがあり作用が穏やかなので、こちらを好む人もいて、チョウセンニンジンよりも"陰(熱を下げる力)"の要素が強いと考えられています。アメリカニンジンはイライラや不安、不眠からくる疲労を和らげるのに最適ですが、チョウセンニンジンは体全体の衰弱や活力不足を伴うような疲労によく効くといわれています。

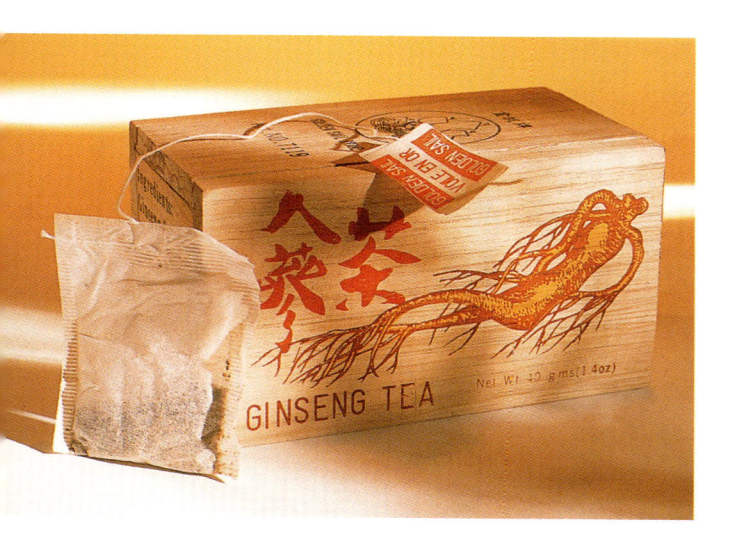

チョウセンニンジンは東洋では7000年以上も前から強壮剤やバランス調整剤として用いられてきました。臨床試験でも、チョウセンニンジンには体が心身のストレスや疲労に順応するのを助ける作用があることがわかっています。精力、気力、体力、スタミナ、集中力を高めます。ホルモンのアンバランスを正常にする作用もあり、代謝速度を上げるほか、媚薬としても使われます。

用量：1日200mgを目安にとりはじめ、最適量の600mgにまで増やしていきます。アメリカニンジンは最低でも5%のジンセノサイドを、チョウセンニンジンは15%のジンセノサイドを含むものを選ぶこと。東洋ではニンジンは2週間とったら2週間休むという周期で摂取されます。6週間以上連続してとらないでください。

安いニンジンには有効成分がほとんど含まれていないことがあるので、信頼できる会社の品質のいいものを買ってください。ニンジンにはエストロゲン化合物が含まれているので、高血圧の人や、妊娠中の人、乳がん、卵巣がん、子宮がんのある人などエストロゲン(女性ホルモン)に影響されやすい人は摂取しないでください。

ガラナ

ガラナはブラジルに生える低木で、熱帯雨林産の薬用植物のなかで一番有名なものです。乾燥された種子には(カフェインによく似た)ガラミンや(チョウセンニンジンやアメリカニンジンに含まれているものと似た)サポニンなど、天然の興奮剤の複合体が含まれています。ブラジルの原住民はガラナを「神の食物」とよび、天日乾燥した種子でコーラのような甘い強壮剤をつくります。

ガラナは体力、気力、精力を高め、疲労を回復させます。ガラニンの作用が持続性の作用をもつ油性のサポニンに和らげられるため、カフェインをとりすぎたときのようなイライラや睡眠不足、震えは起こりにくいようです。また活力を高める作用がありながら、心身を落ち着ける作用もあるので、睡眠を妨げたりストレス性の症状を悪化させることはあまりありません。

デンマークの調査では、ボランティアの被験者がガラナエキスを3か月間飲みつづけた結果、体力、気力が大きく増し、ストレスにもうまく対応できるようになったといいます。

日本では、医師たちが長距離トラックの運転手に居眠り運転防止のためにガラナのガムを噛むようすすめています。その結果、居眠り運転による交通事故の件数が激減したそうです。ガラナには免疫力を高め、血液を薄め、体液のうっ滞を減らし、食欲を減退させ、代謝速度を高める作用もあるようです。緊張性頭痛や月経前症候群、生理痛も和らげます。

デトックスプログラム中は、カフェインの摂取をどうしても減らせない人がその代用品として使うといいでしょう。

用量：カプセル、ワインベースのエリキシル剤、栄養補助食品、栄養ドリンク、チューインガムなどの形で1日1gを目安に。1回の摂取で6時間ほど効果が持続します。炒ったガラナの種子ではガラニンがカフェインに変化しているので、天日乾燥後すりつぶされた製品を選ぶこと。

カフェインの作用に敏感な人はガラナでも同じような

反応が起こるので、最初は少量使ってみて、反応の出方を確かめましょう。
注意：ガラナの摂取を制限しているスポーツもあります。

マカ

マカはジャガイモと関係のある根菜で、ペルー・アンデス山脈の標高4000メートル以上の高地で育ちます。炭水化物、アミノ酸、脂肪酸、ビタミンB1、B2、B12、ビタミンC、ビタミンE、カルシウム、リン、亜鉛、マグネシウム、銅、鉄を豊富に含み、インカ帝国よりも古い時代から原住民に必需食品として重宝されてきたのもうなずけます。根茎には、エネルギーとスタミナを増すさまざまな植物性ホルモンが含まれています。マカはチョウセンニンジンの赤参よりもすぐれているという研究者もいて、ペルーニンジンとよばれることもあります。
用量：1日2、3回、カプセルか錠剤で1gずつを目安に。

イエルバ・マテ

パアラグアイの熱帯雨林に自生する木で、その葉から各種の栄養素、とくにビタミンCに富んだマテ茶が作られます。コーヒーやガラナに含まれているものと似たキサンチン・アルカロイドも葉に含まれています。この物質はカフェインの副作用であるイライラや睡眠問題を起こすことなく精神を研ぎ澄まします。また、浅いレム睡眠とデルタ波が出る深い睡眠の時間の量を正常にして睡眠のパターンを改善し、より深く休息してリフレッシュできるようにします。マテ茶を飲むとふだんより睡眠時間が短くてすむという人も実際にいるのです。

マテは活力を高め、とくにストレス時に心身の疲労を克服するための強壮剤としても使われます。アダプトゲンとして副腎を刺激しコルチコステロイドの産生を促進するので、体がストレスの多い状態に順応するのも助けます。消化不良を改善するためにもよく使われ、穏やかな利尿促進作用もあり、かたい便を柔らかくして排便を刺激し便秘も改善します。腸と腎臓の双方から老廃物や毒素を排泄するのを助けるので、デトックスにも有効です。

マテには心を落ち着ける作用もあるので、不安やイライラ、集中力の低下を和らげます。アルコールの代用品にもなり、とくにアルコールの摂取を減らそうとしている人の肝臓の再生を助けます。デトックスプログラム中、カフェインやアルコールの摂取量をなかなか減らせない人が飲むのに最適です。
用量：1日にマテ茶2～3杯を目安に。
注意：イエルバ・マテにはタンニンが多く含まれるので食事中には飲まないほうがいいでしょう。栄養素が吸収されにくくなります。

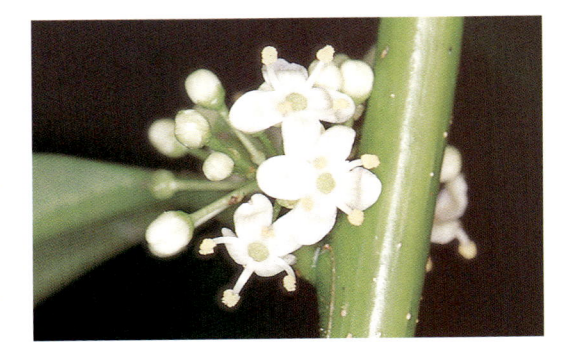

上：イエルバ・マテは眠りの質を改善します。

ロイヤルゼリー

ロイヤルゼリーは働きバチの唾液腺から分泌される白い物質で、ミツバチのミルクともいわれます。ミツバチの幼虫は生後3日間、栄養たっぷりのこのエサを与えられ、それからハチミツや花粉、水で育てられます。ただし、将来女王バチになる幼虫だけはずっとロイヤルゼリーで育てられ、成長が促進されつづけます。その結果、女王バチは遺伝子的には同じほかのメスたちにくらべて体が1.5倍も大きくなり、寿命も40倍近く長くなります。

ロイヤルゼリーは必須アミノ酸、必須脂肪酸、糖、ステロール、リン化合物、アセチルコリン（神経細胞間の情報伝達に必要な神経伝達物質）、ビタミンB5（パントテン酸）を豊富に含んでいます。

ロイヤルゼリーは昔から強壮剤として用いられ、若さを保ち、顔の色つやをよくするといわれていますが、不安や不眠、物忘れを和らげ、免疫力も高めるようです。媚薬としても有名です。保存するときは、有効成分を保護するためにハチミツとブレンドする必要があります（または粉末にしてカプセルに入れます）。
用量：1日50～100mgを目安に、空腹時に摂取。
注意：ハチ関連物質にアレルギーのある人は摂取しないこと。

ハチの花粉

花粉は、雄花の葯(やく)で作られる生殖細胞からなる微粉状の物質です。ミツバチは花のミツを探し回りながら花粉を集め、幼虫のエサとして巣の中に蓄えます。花粉はアミノ酸、炭水化物、脂肪酸、ビタミン、ミネラル、微量元素に富んでいます。古代のローマ人やギリシャ人はミツバチの花粉を食べれば元気になると考えてい

ました。ギリシャ神話で不老不死をもたらす神々の秘密の食べものといわれたアンブロシアにはきっと花粉が入っていたのでしょう。滋養強壮に用いられるほかの食物と同じように、花粉にも媚薬の作用があります。

用量：1日250mg〜2gを目安に最低でも1か月間とりつづけること。

注意：ハチ関連物質や花粉にアレルギーのある人は摂取しないでください。

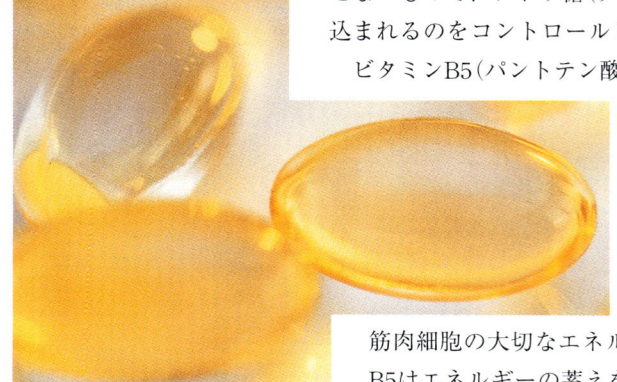

プロポリス

これはミツバチが巣の中を清潔に保つために分泌する消毒液のような物質です。抗酸化物質やビタミンB群に富み、これがエネルギーを活性化するサプリメントといわれる所以(ゆえん)です。とりわけ冬場に免疫力を高めるために摂取されます。およそ1%ほどの人は肌に軽いアレルギー症状が出るので、まずは少量を試してみて自分の体質にあうかどうかを確かめましょう。

用量：錠剤かカプセルで1日250〜500mgを目安に。

ビタミンB群

ビタミンB群のビタミンB1、B2、B3、B5、B6、B12、葉酸は、体内でエネルギーを合成するのに欠かせないさまざまな代謝反応にかかわっています。

ビタミンB1（チアミン）は、血糖（グルコース）をエネルギーに変えたり、アミノ酸を合成するのに必要不可欠です。

ビタミンB2（リボフラビン）は、タンパク質や脂質、炭水化物を代謝してエネルギーをつくるときに重要な役割を果たします。体内にためておけないので毎日食物からとりましょう。

ビタミンB3（ナイアシン）は代謝や酵素の機能に大切な役割を果たし、筋肉中のグリコーゲン（糖質）からエネルギーを取り出したり、細胞内で酸素を受け取ったり消費するのに欠かせません。ナイアシンは、体脂肪の脂肪酸を代謝するのに必要なビタミンで、きわめて高いコレステロール値やトリグリセリド値を下げるために治療でも使われています。また、クロムと結合してブドウ糖耐性因子（GTF）になります。これはインスリンの働きに欠かせないもので、ブドウ糖（グルコース）が体細胞に取り込まれるのをコントロールしています。

ビタミンB5（パントテン酸）は、炭水化物や脂質、タンパク質などエネルギーを生み出す多くの代謝反応に必要不可欠なものです。グルコースや肝臓内で脂肪酸をつくるためにも必要とされ、これらは筋肉細胞の大切なエネルギー源なので、ビタミンB5はエネルギーの蓄えを促進し、運動能力を向上させるとも考えられています。ストレス時の副腎皮質ホルモンの産出や神経系の健康維持にも重要な役割を果たします。ビタミンB5のサプリメントはデトックス中も有効だろうといわれています。体細胞から放出された脂肪酸を完全に分解する働きがあるので、ケトンの生成を減らし（P.24参照）、空腹に悩まされたり体を衰弱させることも少なくなるからです。

ビタミンB6（ピリドキシン）は、60以上もの酵素が正しく機能するのに欠かせません。遺伝物質やアミノ酸、タンパク質の合成、グリコーゲンや必須脂肪酸の代謝にも必要です。

最近の調査で、慢性疲労症候群を抱えている人にはビタミンB群が不足しているという証拠の一端が明らかになりました。ですからビタミンB複合体のサプリメントをとっていれば、長期にわたる疲労を克服する助けになるでしょう。

用量：1日50〜100mgを目安にビタミンB複合体を何回かに分けて。

上：ロイヤルゼリーはみごとな強壮剤です。

鉄

鉄は人間に欠かせないミネラルで、おもに第一鉄と第二鉄の形があります。体に吸収されるのは第一鉄で、体中をめぐりながら細胞に酸素を運び、二酸化炭素を受け取る赤血球の色素ヘモグロビンの生成に欠かせません。鉄はミオグロビンというタンパク質にも含まれています。体を動かすときにいつでも利用できるよう、ミオグロビンは筋肉細胞の中で酸素と結合しています。鉄不足は貧血や疲労につながります。

エネルギーを生成したり、炭水化物や脂質、タンパク質などに関連した多くの酵素が機能を最大限に発揮するためにも鉄は欠かせません。

鉄だけをとると、亜鉛やマンガン、クロム、セレンなどが吸収されにくくなることがあるので、サプリメントにはふつう、ほかのミネラルや微量元素も含まれています。

鉄を多く含む食品や鉄のサプリメントと一緒にビタミンCをとると、鉄が第一鉄のまま保たれ、吸収されやすくなります。

用量：鉄が欠乏していないかぎり、多くても1日15mgを目安に。とりすぎると便秘や消化不良になり、体によくありません。

マグネシウム

マグネシウムは300以上もの酵素の働きを助け、タンパク質や必須脂肪酸、遺伝物質を合成したり、グルコースをエネルギーに変えたりといった体内のあらゆる代謝反応に欠かせないものです。ほとんどの酵素の働きに必要とされ、マグネシウムが不足すると細胞はエネルギーを使い果たして死んでしまいます。年をとるにつれて体内のマグネシウムの量は減ってきます。マグネシウム不足だと酵素の効力や代謝反応が落ちこみ、老化が進行しかねません。

用量：1日300mgを目安に。ビタミンやミネラルのサプリメントに含まれている。

補酵素Q10 (コエンザイム)

補酵素Q10はビタミンのような化合物で、コビキノンやCoQ10ともいわれ、活力や持久力を高めたり、心臓が血液を送り出す力を強めたり、抗酸化物質としても作用します。細胞が酸素を消費して高エネルギーの分子をつくりだすうえで補酵素Q10は欠かせません。これは肝臓で(アミノ酸のフェニルアラニンから)つくられるほか、肉や魚、全粒穀物、木の実、青菜などほとんどの食物に含まれています。しかし20歳をすぎたころから食物中の補酵素Q10は腸で効率よく吸収されなくなり、肝臓でつくられる補酵素Q10の量も少なくなるため、体内の補酵素Q10の量が徐々に減りはじめます。補酵素Q10の量が少ないと細胞に必要なエネルギーが行き渡らないため、細胞の機能が十分に発揮されず、乱れやすくなったり死んでしまうこともあります。補酵素Q10は歯肉の感染症や炎症の危険性も減らすので、デトックス中にも有効です。また疲労に悩まされている40歳以上の人にはとくにいいでしょう。適量のビタミンBとビタミンCを一緒にとると効果が最大限に発揮されます。

用量：1日30〜90mgを目安に。健康維持のために180mgはとったほうがいいという研究者もいます。体が活気づくのを自覚するまでにはふつう3週間、ときには3か月かかることもあります。

補酵素NADH

細胞内でのエネルギーの生産にかかわる物質です。疲労や集中力の回復に効果があるという報告もありますが、今のところ、この物質を用いた研究はほとんどありません。

エッセンシャルオイルでエネルギッシュになろう

活力を高める作用のあるエッセンシャルオイルを紹介します。バーナーで部屋中に香らせたり、ハンカチに数滴たらしてときどき香りをかぎましょう。

- バジル
- ブラックペッパー
- ユーカリプタス
- ゼラニウム
- ペパーミント
- ローズマリー

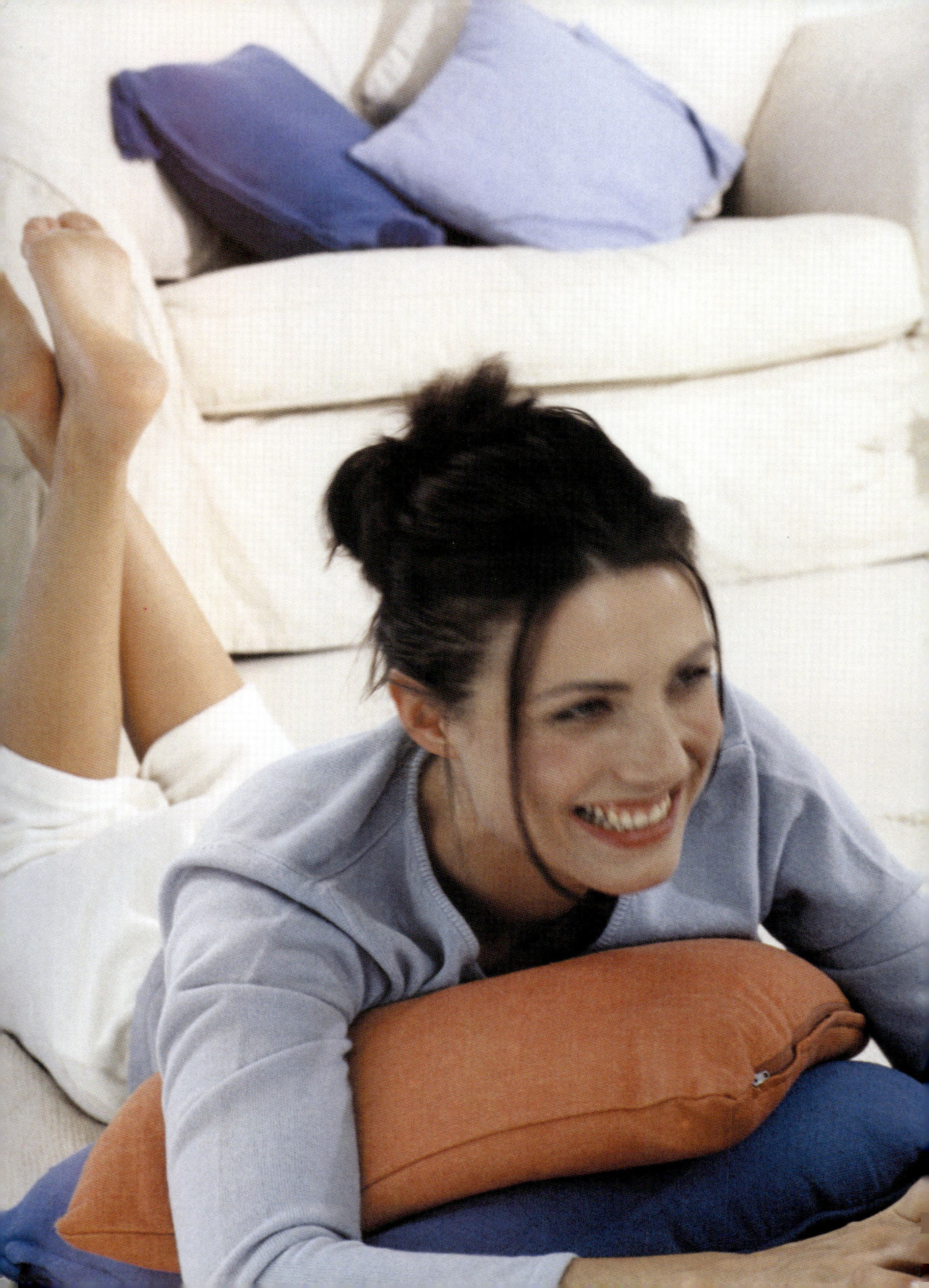

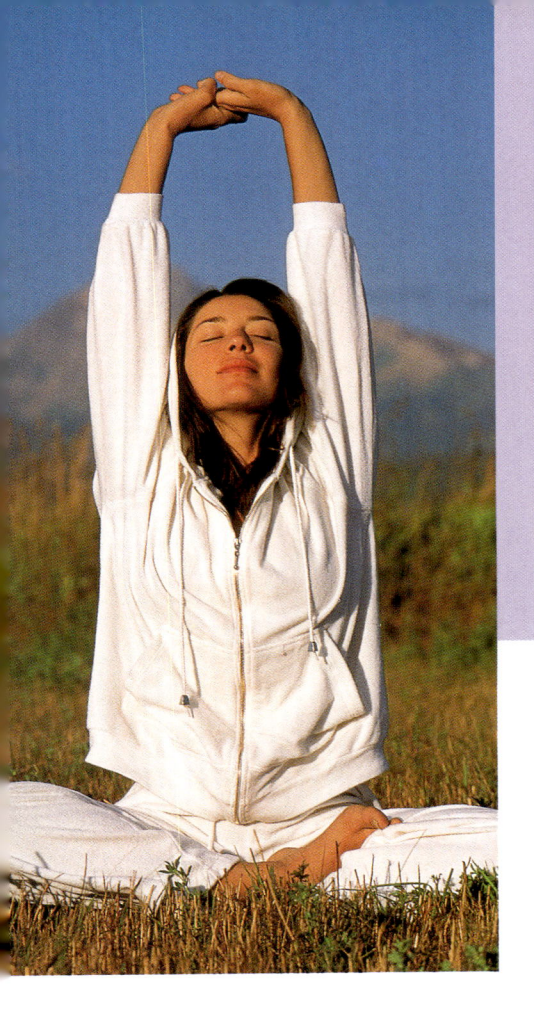

エクササイズをするときは、適度に休んでリラックスすることも大切です。
でもストレスの多い、慌しい生活を送っていると、くつろぐ方法もなかなか身につかないものです。

CHAPTER SEVEN

リラックスしよう

リラクゼーションはデトックス中の大切なプロセスで、体だけでなく心や魂にもよい作用をもたらします。キャンドルを灯したアロマセラピーのお風呂に入り、リラクゼーションエクササイズをすれば、気持ちが鎮まり、穏やかな眠りへと誘われます。補完療法の多くもリラクゼーションや瞑想の大切さに注目しています。穏やかなハーブの力を借りて心と体をリラックスさせてもいいでしょう。

リラクゼーションエクササイズ

このリラクゼーションエクササイズで体のさまざまな筋肉の緊張をほぐすために、少なくとも30分間は確保しましょう。ぬるめのアロマセラピーのお風呂にゆっくり入ってからこのエクササイズをすると効果抜群です。

1. 体を冷やさず静かに横になれる場所を探します。くつを脱ぎ、ゆったりとした薄手の服を着ましょう。セッションが終わるまで、ずっと目を閉じたままでいます。

2. 両腕を空中に上げ、ひじを曲げます。こぶしを思いっきり握りしめ、筋肉が緊張する様子に意識を集中します。

3. ゆっくりと深呼吸します。息を吐きながら腕の緊張をゆるめはじめ、力を抜いていきます。握りしめたこぶしの力も抜き、両腕をゆっくりと下げて体のわきにつけます。手の力が抜けていき、指がうずうずしてくるのを感じましょう。腕がまるで自分のものではないような感覚になるはずです。ゆっくりと静かに呼吸します。

4. 次に肩と首を緊張させます。肩をすくめてできるだけ上に持ち上げます。頭や肩、首、胸に力が入っているのを感じるはずです。しばらくそのままでいて、それから自然に呼吸をしながらゆっくりと力を抜いていきます。

5. 今度は頭を持ち上げて前に突き出します。首に力が入るはずです。顔じゅうの筋肉を硬くしましょう。歯を食いしばり、眉間を寄せて目をぎゅっとつむります。顔がこわばって肌がつっぱり、あごも硬くなり、眉間にシワができているのを感じましょう。数秒間そのままにして、それから筋肉の一つひとつを意識しながら、少しずつ力

を抜いていきます。緊張がほぐれるにつれて、温かい感覚が頭の中に広がるはずです。頭がずっしりとして、とてもくつろいだ気分になるでしょう。

6．次は背中の筋肉に移ります（背中に問題のない人に限ります）。肩を張り、頭を後ろに反らして、背中を弓なりに曲げます。数秒間このままにしてから、力を抜きゆっくりと重心を落としていきます。腕や頭部、首に力が入っていないことを確かめましょう。

7．おなかをできるだけひっこめます。そして息を吐きながらゆっくりと力を抜いていきます。次にみぞおちにパンチを食らうのに備えるかのように胃のあたりを押し出して、緊張させます。しばらく力を入れたままにし、それからゆっくりと力を抜きます。

8．緊張をほぐしてリラックスさせた体の各部分にふたたび力が入っていないか、確かめましょう。上半身は重たく穏やかで、リラックスしている感じがするはずです。

9．今度は脚に集中しましょう。つま先をすねに引きつけ、すねの部分を緊張させます。今度はつま先を思い切り伸ばし、緊張が脚の上のほうにまで広がるのを感じましょう。しばらくこのままの姿勢を保ち、それから脚を両方一緒でも片方ずつでもいいので、空中に持ち上げます。しばらくそのままにして、それからゆっくりと脚を下ろします。

10．太もも、おしり、ふくらはぎ、足を投げ出して、力を抜きます。緊張が足の先へと移動していき、つま先から抜けるのを感じましょう。脚が重くなりリラックスするはずです。つま先がうずうずするでしょう。

11．全身がずっしりと重くなり、リラックスした気分になるはずです。静かにゆっくりと呼吸して、すべての緊張がほぐれているのを感じましょう。

12．最後に、自分が温かい南国の浜辺に横になり、波が岸に打ち寄せているところをイメージしましょう。体に力が入っていないことをときどき確かめながら、最低でも20分間はリラックスします。頃合いをみて、セッションを終わりにします。

ぐっすりと眠ろう

夜の安眠は健康に欠かせません。朝、爽快な気分で目覚めたら、その日はどんなことにでも取り組めるはず。でも起きたときにすっきりしない気分だと、その日1日が台無しになってしまいます。安眠の秘訣を紹介しましょう。

- 日中、定期的にエクササイズをしましょう。でも夜遅くにはしないこと。目が冴えてしまいます。
- デトックスプログラム中は、いつもよりも早めに寝て、体をゆっくり休めましょう。
- 寝る前にその日のストレスを解消する時間をつくりましょう。読書する、穏やかな音楽を聴く、キャンドルを灯してアロマセラピーのお風呂にはいる、など。
- 毎晩同じ時間に寝て、毎朝同じ時間に起きる習慣をつくりましょう。
- 温かくて暗くて静かな部屋で、快適なベッドに寝ましょう。

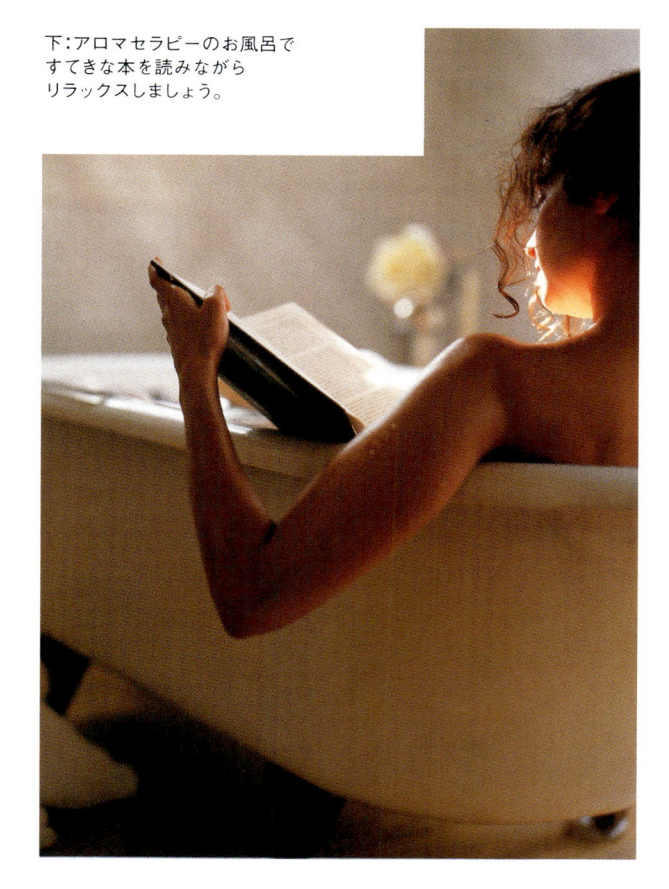

下：アロマセラピーのお風呂ですてきな本を読みながらリラックスしましょう。

- 眠気を誘うエッセンシャルオイルを数滴ハンカチにたらし、まくらの下にいれましょう。
- 眠れないときは87ページで紹介した一連のエクササイズをやり、全身がベッドに溶け込んでいくような感覚を味わいましょう。

カヴァカヴァ

　カヴァはポリネシアに分布する多年草の植物で、葉はハート型、大きな根株は10kgにもなります。植物学上の名前は"酔わせるコショウ"という意味で、新鮮なカヴァの根を発酵させて強い酒をつくる原住民の3000年来の慣習に由来します。このカヴァ酒は、人びとをリラックスさせて高揚感をもたらし、夢心地にさせるためにさまざまな儀式で飲まれています。乾燥させた根からつくるサプリメントには酔わせる作用はありませんが、それでも夢心地の楽しい状態になるという人もいます。

　カヴァには中毒性がなく、リラックス感と落ち着きを促す作用があるので、軽い不安に対処するためによく使われます。穏やかな鎮静作用もあり、筋肉の緊張を和らげ、記憶力や反応時間を向上させます。ふつうは1週間以内にはっきりとした効果が現れ、翌月まで効果がつづきます。

　精神安定剤とは違い、ふつうの量ならカヴァを飲んでも運転能力や体の動き、視力、判断力は衰えません。でも適量を越すと問題が生じます。

用量：70%のカヴァ・ラクトンの含有を保証する製品を1日3回100mgずつを目安に。

リラックス作用のあるエッセンシャルオイル

- ベルガモット
- カモミール
- クラリセージ
- ジュニパーベリー
- マンダリン
- ネロリ
- オレンジ
- ローズ
- バニラ
- イランイラン
- ベンゾイン
- シダーウッド
- ジャスミン
- ラベンダー
- マージョラム
- ナツメグ
- ペティグレイン
- サンダルウッド
- ベチバー

リラックス効果のあるハーブ

　ハーブのサプリメントには、天然の鎮静効果があって、安眠を誘い、副作用がないものがいろいろとあります。
注意：処方された睡眠薬を飲んでいる人、重いうつ病の人、妊娠中や授乳中の人はこうしたサプリメントをとらないでください。また軽い眠気を催すことがあるので、車の運転や機械の操作には十分に注意してください。

ホップ

　ホップには中枢神経系を弛緩させる強力な作用があり、緊張や不安を和らげたり、不眠を解消するために広く使われています。情動不安や頭痛、消化不良などは体がデトックスを必要としているサインですが、こうした症状も和らげます。ホップは夜の安眠を促すためにバレリアンやレモンバームとミックスされることもあります。
用量：ハーズエキス（錠剤かカプセルで）300～400mgを目安に。

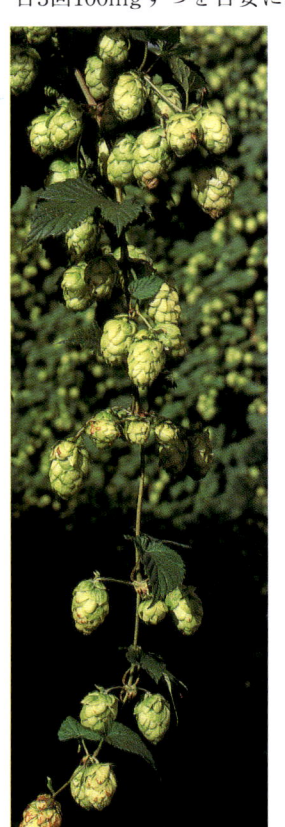

注意：カヴァ茶のなかには、カップ1杯に200mg以上のカヴァ・ラクトンが含まれているものもあるので、とりすぎに注意すること。

　適量を越えるといろいろな副作用が現れ、肝機能にも悪い影響が及びかねません。カヴァをアルコールや精神安定剤、麻薬と一緒にとらないこと。妊娠中や授乳中の人、パーキンソン病の人は摂取しないでください。

左：ホップには安眠を促す作用があります。

レモンバーム

古来、傷や病気を治し、痛みを和らげ、心を静める薬草として用いられてきました。ストレスを減らして眠気を促すためによくバレリアンと一緒に用いられます。

用量：1日300～600mgを目安に。
注意：処方された睡眠薬を飲んでいる人、妊娠中や授乳中の人はとらないこと。副作用で軽い眠気が起こることがあるので、車の運転や機械の操作には気をつけてください。

カラスムギ（オートムギ）

カラスムギの若い草全体または熟していない穀粒から抽出されたエキスは、神経を回復させるサプリメントとして広く使われています。心を落ち着ける作用があり、禁煙中のタバコを吸いたい気持ちを減らす働きもあります。

用量：1日2、3回スポイト1杯分のエキスかチンキ液を。小児脂肪便病に苦しむ（グルテン過敏症の）人はチンキ液のビンを揺すらずに、透明な上澄みだけを使ってください。

トケイソウ（パッションフラワー）

トケイソウには鎮静作用、鎮痛作用があり、ストレスを減らして安眠を促します。不眠や不安、ストレス、神経質な症状に対処するために使われ、おやすみ前のハーブティーにもよくブレンドされています。

用量：1日150～300mgを目安に。

バレリアン

もっとも鎮静作用のあるハーブで、ストレスや不安、緊張を減らし、リラックスや睡眠を促します。軽いうつ病にも有効です。処方された睡眠薬を飲んでいる人はとらないでください。

用量：1日200～300mgを目安に。バレリアンの葉はふつう、ほかのハーブとブレンドされ用いられています。

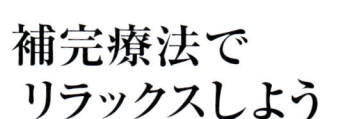

補完療法でリラックスしよう

さまざまな補完療法でリラックスを促進できます。

自律訓練法

自律訓練法は、心を"無"にした状態でメンタル・エクササイズを行い、ストレスを減らして体のバランスを回復させるリラクゼーション法です。いったんテクニックを覚えれば、ほぼ瞬時にして心を落ち着けたり、リラックスしたりできるようになります。エクササイズでは、体の各部分に重量感や温感を感じる暗示をかけ、それから心臓の鼓動や呼吸のリズムに意識を集中させます。

フローテーションセラピー（浮力療法）

フローテーションセラピーでは文字どおり、光や音を通さないタンク内で体温程度の温かさの浅い塩水プールに横になります。フローテーションタンクが光や音を遮るので、外界の刺激はいっさい取り除かれます。タンクに横たわった人は深いリラックス状態になり、脳からはシータ波が出ます。シータ波とは、瞑想や創造的な発想をしているときや心が穏やかなときに出る脳波です。一度体験すると、その後3週間にわたって大量のシータ波が出つづけることが研究でわかっています。

フローテーションセラピーのさらにいい点は、デトックス中に抗利尿ホルモンの分泌を減らせることです。フローテーションセラピーの後すぐに大量の尿が排泄され、体液のうっ滞が解消できます。

死海のミネラル塩（薬局や大手の健康食品店で入手できます）を使えば、自宅のお風呂でも同じような深いリラックス感を味わえます。

マッサージ

指圧やアロマセラピーなど、マッサージは多くの補完療法の基礎をなしています。体の軟組織を刺激して毒素の排出を促すので、デトックス中にも有効です。リラックス効果もあり、不安や緊張、痛みを和らげ、軽いうつ病を回復させたり、睡眠を改善する効果もあります。

瞑想

瞑想とは、心を"無"にして体を鎮め、精神的、霊的な覚醒の状態に達することです。特定の物体に意識を集中させて心の雑念を取り払い、深いリラックス感と心の静けさを促します。瞑想にはさまざまな種類があり、それぞれ違ったテクニックを使います。心を集中させる対象も呼吸のリズム、"オーム"のような宇宙の音、その人にとって意味のある言葉やフレーズ（マントラ）、ロウソクの炎のような物理的な対象やイメージなどさまざま。太極拳のように同じ動きを繰り返すものもあれば、小石や数珠などに触れながら行うものもあります。

超越瞑想（TM）は現代の慌しいライフスタイルにあうように開発されたもので、1日2回15～20分間ずつ行います。いろいろなサンスクリット語のマントラを心の中で静かに唱えながら雑念を消し、意識の深層に到達しようとします。意識が完全に研ぎ澄まされ、深いリラックス感も得られます。心身ともにリフレッシュして、心が穏やかになり思考力も冴えるでしょう。

気功

気功は瞑想と体の姿勢を組み合わせてリラックスし、呼吸をコントロールするものです。気功をすれば体内の気の流れがよくなり、心も落ち着きます。基本的な姿勢は覚えやすく、太極拳のように順序にこだわらずに行うことができます。

太極拳

太極拳は"動きをともなう瞑想"といわれることもあります。瞑想と呼吸法を組み合わせながら体をゆっくりと優雅に動かし、心を静めて気の流れをよくする修練法です。

短めの簡化太極拳は24のゆったりとした型を流れるように行い、一通りするのに5～10分間かかります。型が108もある長いものでは一通りするのに20～40分もかかります。

ヨガ

ヨガにはさまざまな種類がありますが、どのヨガでもいろいろな体位（ポーズ）をとりながら呼吸法や瞑想を実践します。とくに呼吸法は"プラーナ"といわれる生命エネルギーを取り込んで精神と感情の調和を図るため、いちばん重要なものだとされています。こうした調和を保つことはデトックス中とくに大切なことです。

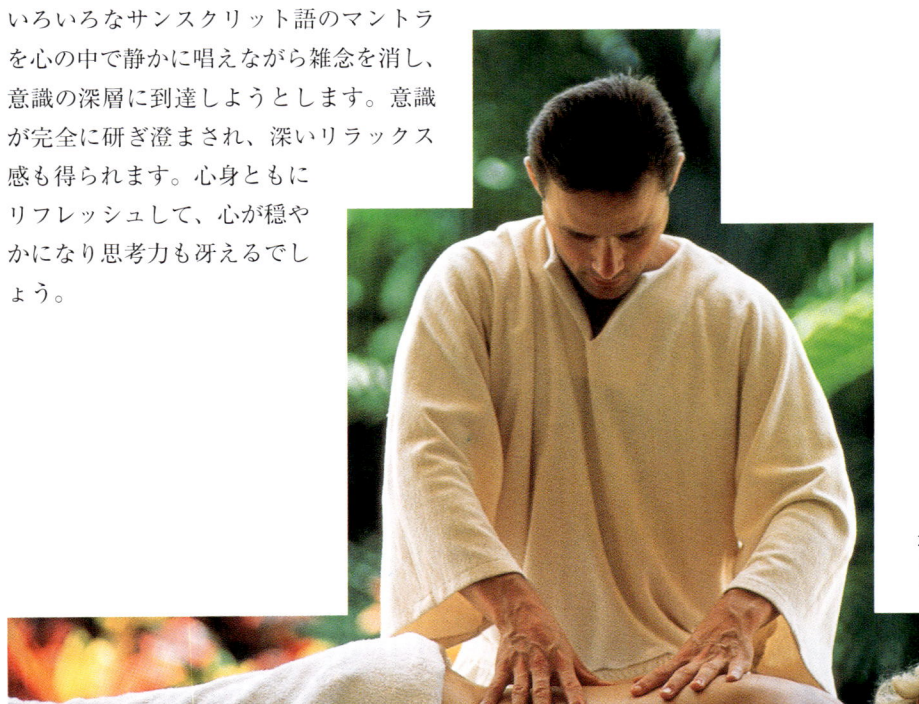

左：マッサージは、さまざまな補完療法に広く取り入れられています。

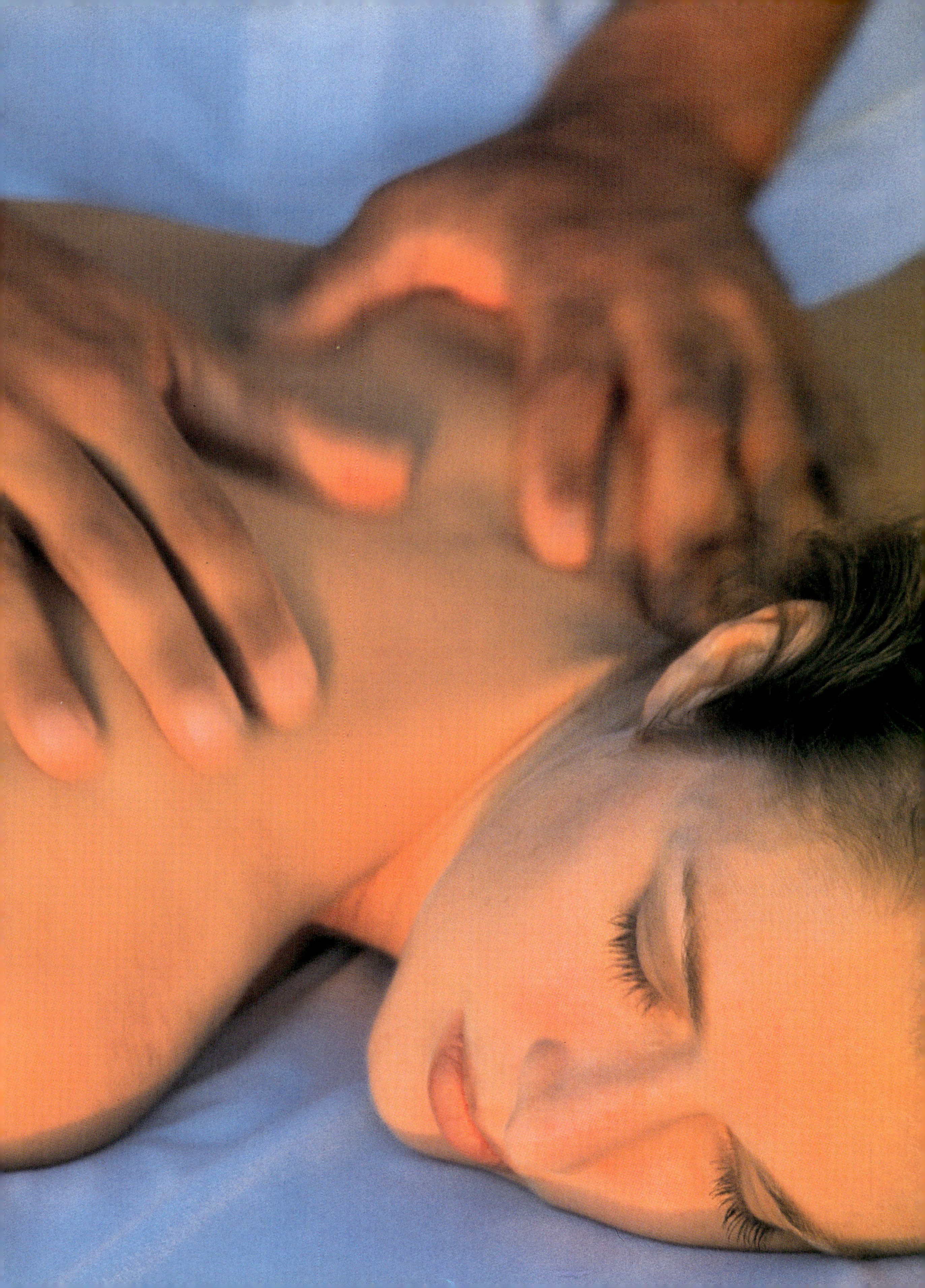

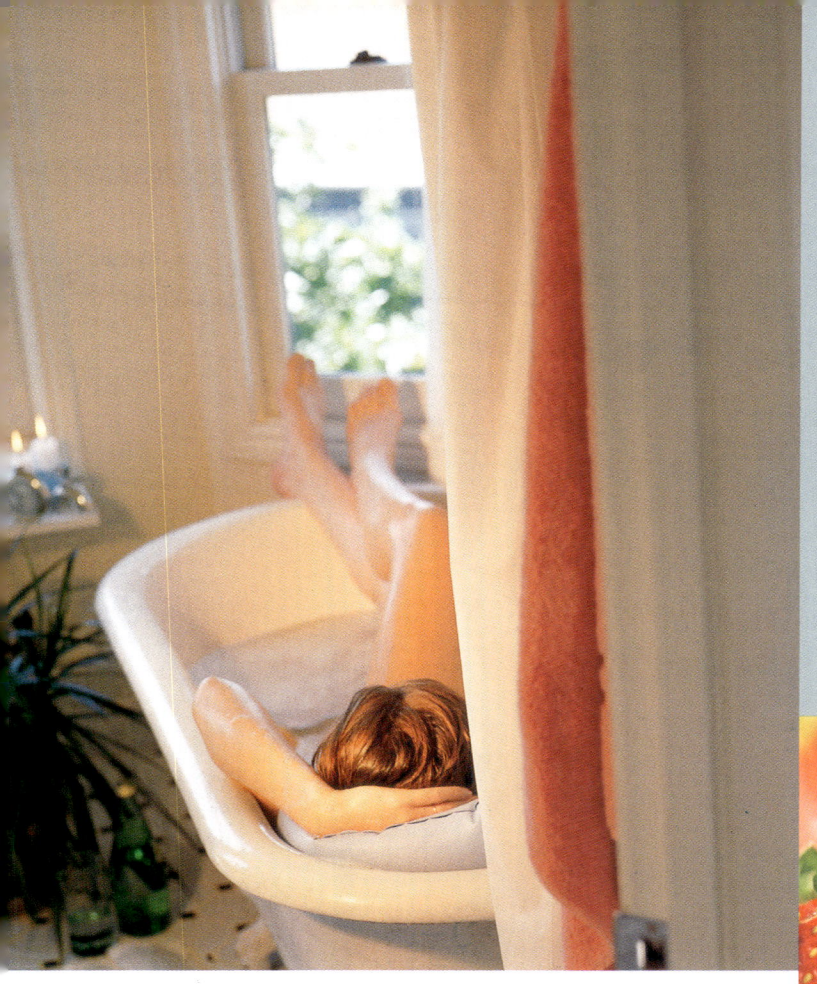

デトックスは楽しくなければ始まりません。
さあ、自分の心と体に思いっきりぜいたくをさせてあげましょう。

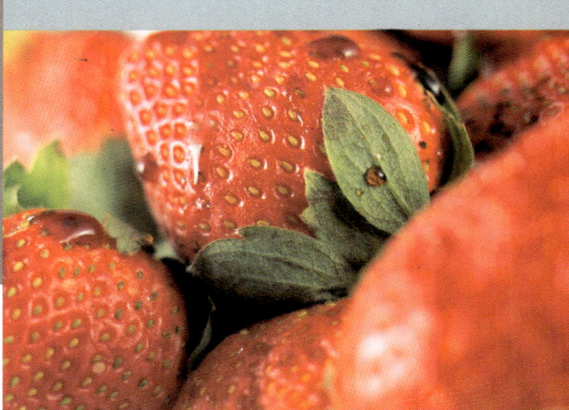

CHAPTER EIGHT

ぜいたくな時間をすごそう

デトックスは大いに楽しみながらやりたいものです。体や顔のマッサージをしたり、静かに読書をしたり、キャンドルの灯りでアロマセラピーのお風呂を楽しんだりしながら、日々自分に磨きをかけましょう。ゆったりとお風呂にはいって糊(のり)のきいたシーツの上に寝るだけでも、ちょっとしたぜいたくを味わえます。

デトックスプログラムが終わった後、2、3日の休暇が取れればさらに理想的です。パートナーとロマンチックな週末をすごしたり、スパなどでデトックスのトリートメントを受けながら、体にいいものを食べましょう。

汗をかこう

発汗を促進するトリートメントには深いクレンジング効果と刺激を与える作用があり、体から毒素を排出しやすくします。デトックス中は1週間に2、3回15～30分間は汗をかくようにしましょう。エクササイズをしたり、お風呂やサウナにはいったりして、できれば毎日汗を流したいものです。デトックスの効果があり、ちょっとぜいたくな気分も味わえるトリートメントをこれから紹介しましょう。

手軽にぜいたくを味わうには

- ぬるめのお湯を入れた洗面器に死海(デッド・シー)のミネラル塩1握りとお気に入りのエッセンシャルオイルか香水を数滴たらして足を浸します。
- 浸透性のいいトリートメントを髪にぬり、サランラップを巻いて、お風呂にはいりながら髪にしみこませます。
- 小鳥の声のCDを買い、ベッドに横になりながら自然の音に耳を傾けましょう。
- いつもより1時間早めにベッドにはいり、睡眠不足を解消しましょう。
- 古い角質を取り除きます。お風呂にはいり、1握りのカラスムギ(オートムギ)や死海のミネラル塩、エプソム塩、ヘチマスポンジ、植物繊維の浴用タオルなどで肌をこすりましょう。
- お風呂で肌を磨いたら、ぜいたくなボディーローションをつけましょう。できるだけ化学物質のはいっていない自然なものを使ってください。

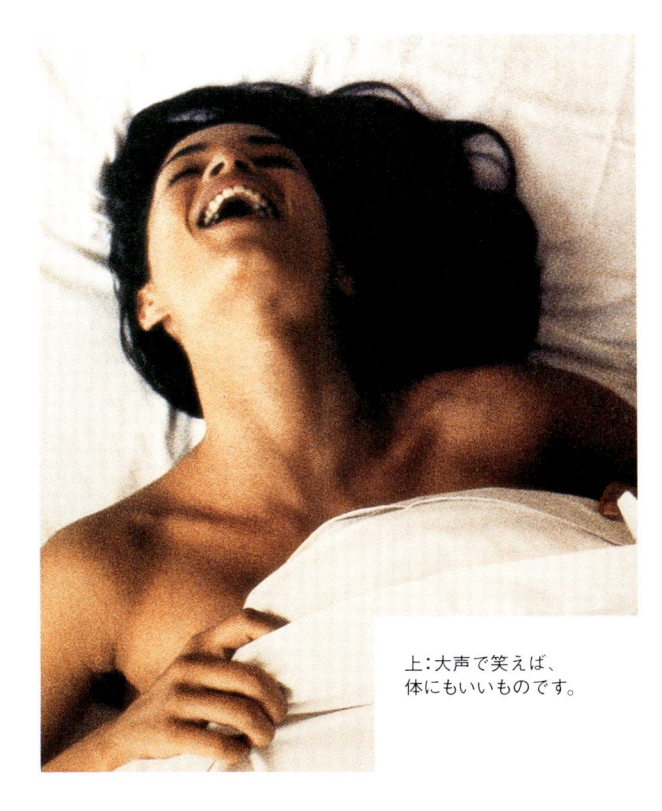

上:大声で笑えば、
体にもいいものです。

上:マッサージで
体をほぐしましょう。

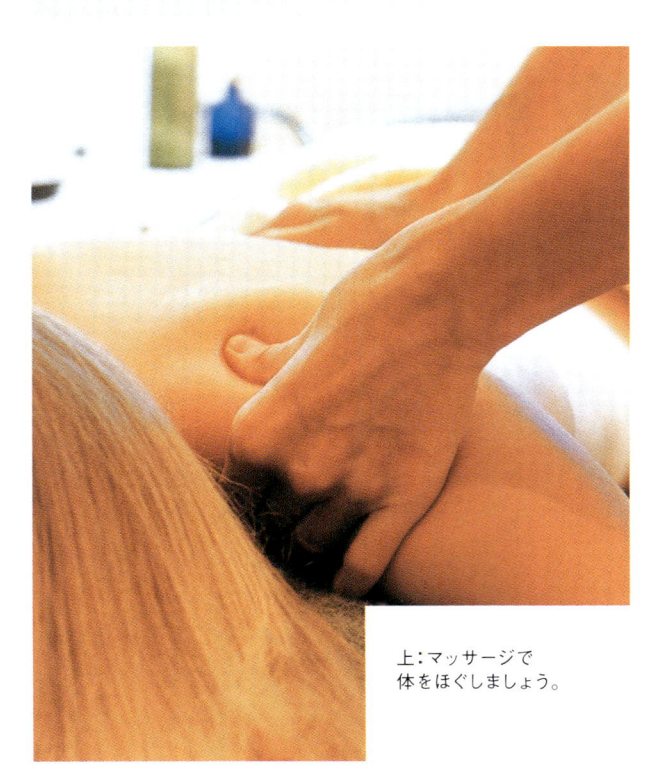

アロマセラピー・マッサージをしよう

マッサージは、皮膚の下の脂肪組織から毒素を取り除き、筋肉のコリをほぐしてストレスを和らげます。パートナーと互いにマッサージする方法を覚えて、デトックスを楽しみましょう。

パートナーと30分間ずつ交代でマッサージしましょう。マッサージのコツを紹介します。

1. 部屋を暖かくして、灯りをやわらげ、ゆったりとしたBGMを流します。

2. 表面が硬い場所を選びます。床でもかまいませんが、タオルを何枚か敷きましょう。

3. マッサージオイルやローションをビンごと湯せんで温めましょう。またはオイルを手に取り、こすって温めてから使います。

4. パートナーに横になってもらい、大きなバスタオルを体にかけます。マッサージする場所だけを出してマッサージが終わったらまたタオルをかけ、次の箇所に移ります。

5. まずは背中のラインに沿って上から下まで流れるように手でなでて、肌を温めます。次に力加減やなでる長さを変えながら、手をリズミカルに動かします。片手はいつも体に触れているようにして、軽いタッチでなでたり、しっかりともんだりします。コリがたまっている場所はとくに念入りにもみほぐしましょう。

　背中のマッサージが終わったら、パートナーにあお向けになってもらいます。

6. ほかの部分をタオルで覆ったまま、手足をマッサージします。

　ふつうは心臓のほうに向かってマッサージします。最後に両足を数秒間握りしめ、体が"大地とつながる"ようにします。

用途別エッセンシャルオイル

オイル名	体を浄化する	バランスを整える	リフレッシュする	エネルギッシュになる	リラックスする
アンゼリカ		❋	❋		
バジル	❋	❋		❋	
ベルガモット	❋	❋			❋
ベンゾイン	❋	❋			❋
ベルガモット	❋	❋			❋
ブラックペッパー			❋	❋	
カルダモン			❋		
カモミール	❋	❋			❋
シダーウッド	❋				❋
クラリセージ		❋			❋
コリアンダー		❋	❋		
ユーカリプタス	❋	❋		❋	
フェンネル	❋				
ゼラニウム	❋	❋		❋	
ジンジャー		❋			
グレープフルーツ		❋	❋		
ジャスミン		❋			❋
ジュニパーベリー	❋				❋
ラベンダー		❋			❋
レモン	❋	❋	❋		
マージョラム	❋				❋
ネロリ	❋	❋			❋
ナツメグ					❋
オレンジ		❋	❋		
パチュリー		❋			
プチグレイン		❋			❋
ペパーミント	❋		❋	❋	
パイン		❋	❋		
ローズ	❋	❋			❋
ローズマリー	❋		❋	❋	
ローズウッド		❋	❋		
サンダルウッド	❋		❋		❋
ティーツリー	❋	❋			❋
バニラ		❋			❋
ベチバー		❋			❋
イランイラン		❋			❋

上：ミネラルが豊富な顔用の泥パックは最高です。

かならず顔のトリートメント専用に作られた泥パックを選び、加工していない泥は直接肌につけないでください。

また、ミネラルに富んだ泥を温めて全身をトリートメントすれば血行がよくなり、体液のうっ滞を減らすことができます。泥が軽い発汗を促して血管を広げ、腎臓に働きかけて利尿を促進します。泥の浸透効果のおかげで、体の組織からも過剰な体液が排出されるようです。

美顔術

自分で顔をトリートメントすれば、さっぱりとしてリラックスした気分になります。でも、プロの美顔術に勝るものはありません。エステでは、吹き出物やにきびを治すために肌の分析をしたり、スチームをあててディープクレンジングをしたり、マッサージをしたり、パックやピーリングをしてお肌に水分を補ってくれます。金銭的に余裕があるのなら、デトックス中は週に1回エステに行き、いろいろなテクニックや製品を試しましょう。その後は、いちばん気に入った方法で月に1度お肌のお手入れを続けます。リンパマッサージの美顔術はデトックス中とくに効果があります。

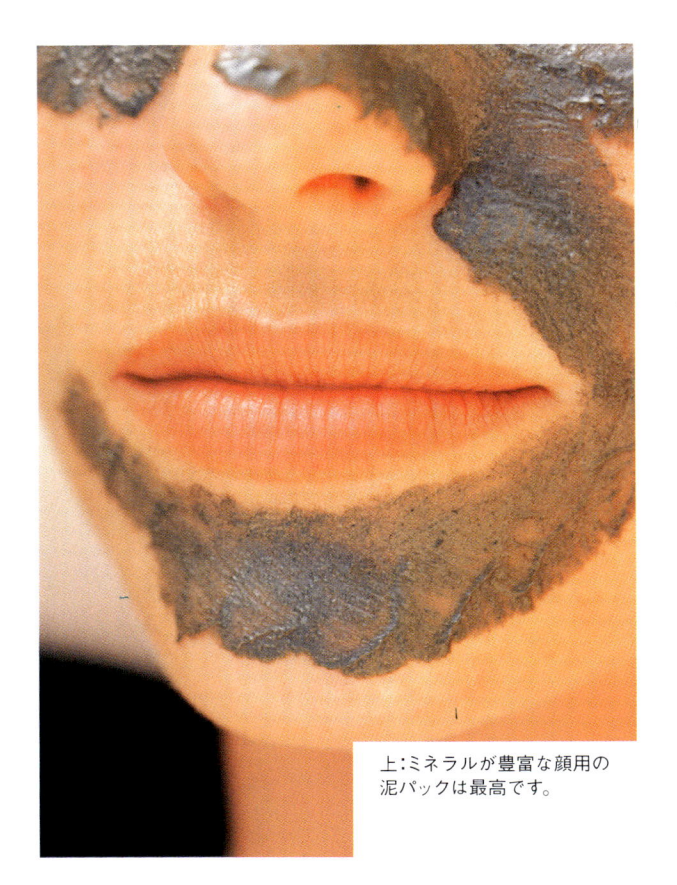

死海のミネラル塩でのトリートメント

イスラエルとヨルダンの間にある塩水湖のミネラルを豊富に含んだ塩や泥に美容効果や癒しの作用、デトックスの作用があることは、クレオパトラの時代から知られていました。死海は海面より400メートルも低く、地上でいちばん低い場所です。雨水が何千年にもわたってヨルダンのリフト谷の岩や土をしみて流れた結果、塩素や臭化物、硫酸塩、炭酸水素塩、マグネシウム、ナトリウム、カルシウム、ヨウ素、カリウムなどのミネラルに富んだ堆積物が湖にたまりました。この死海の泥を濾過、洗浄して、殺菌消毒します。泥は黒くてツヤツヤとしていてビロードのような質感があり、かすかに硫黄の臭いがして、いろいろなものを治す作用があります。

死海のミネラル塩や泥には細胞の代謝を正常にして、毒素の排出を促しながら皮膚細胞のバランスを整える作用があります。湿疹や乾癬のような皮膚のトラブルにはすばらしいトリートメント効果を発揮します。この塩や泥でトリートメントをすると皮膚が刺激されてぴんと張り、生き生きとするのを感じるでしょう。皮脂や汚れや汗が毛穴からにじみ出るので、肌が柔らかくスベスベになり、輝きやハリも出てきます。

ハイドロセラピー

これは、水の癒しの力を利用したトリートメントです。要はお風呂に入るわけですが、エッセンシャルオイルや鉱泉水、海草や海藻のエキス、ミネラル泥、ハーブ、泥炭、海水など、さまざまなものを用います。ハイドロセラピーのポイントは水の温度です。水風呂にはリフレッシュや刺激の作用があり、温かいお風呂にはリラックスの作用があります。熱いお風呂なら毛穴が開き、汗で毒素の排出が促されます。でも熱いお風呂は皮膚の血管を広げてめまいを起こしかねないので、デトックス中は控えてください。

いつものお風呂やシャワーにひと工夫すれば、ハイドロセラピーは自宅でも気軽に楽しめます。バスルームにキャンドルを灯したり、官能的なエッセンシャルオイルを香らせただけで、バスタイムががらりと変わるはずです。

死海のミネラル塩250gを温かいお風呂に入れて、20分間ゆっくりと浸かりましょう。（コンタクトレンズははずし、切り傷やすり傷にはしみないようワセリンを塗ります）。タオルで体を包んで、暖かい部屋でベッドに横になり、深いリラックス感を味わってください。

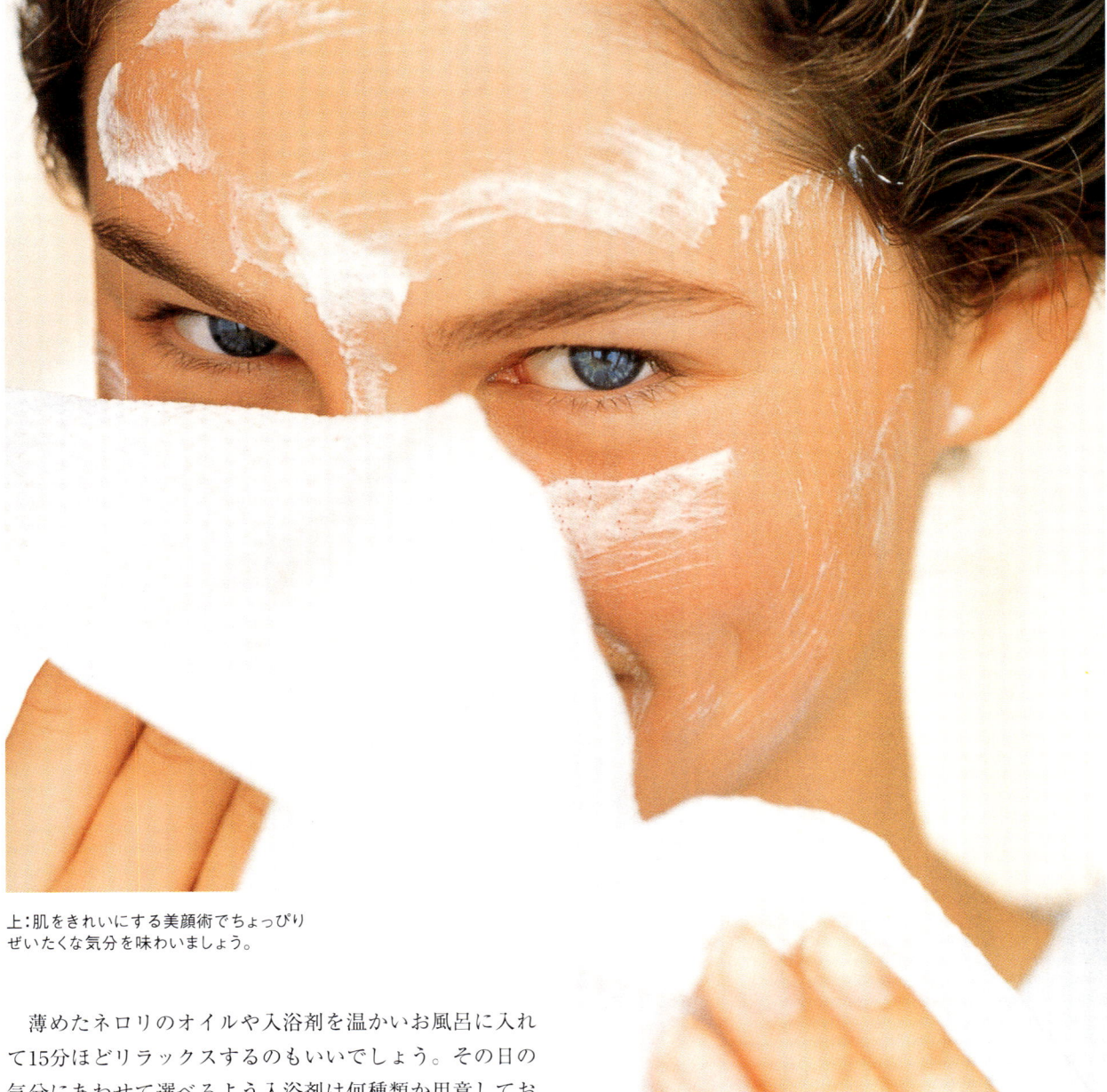

上：肌をきれいにする美顔術でちょっぴり
ぜいたくな気分を味わいましょう。

　薄めたネロリのオイルや入浴剤を温かいお風呂に入れて15分ほどリラックスするのもいいでしょう。その日の気分にあわせて選べるよう入浴剤は何種類か用意しておきます。

サウナ

　熱いサウナは皮膚の血管を広げてめまいを引き起こすので、本格的なデトックス中はおすすめできません。できれば、デトックスプログラムがひと通り終わり、ヘルシーな食事をとりながら健康的なライフスタイルをおくる段階になってから楽しみましょう。サウナに入るときはかならず水をたくさん飲んでください。

スチームトリートメント

　スチームトリートメントは顔だけでも全身にしてもかまいません。リラックス系のエッセンシャルオイルを香らせたスポーツジムやエステサロンのスチームルームを利用するのがいちばんです。毒素の多くは皮膚下の脂肪細胞に蓄えられていますが、スチームルームに入ると汗とともに皮膚からこの毒素が放出されます。暖かい部屋に座り、目を閉じて瞑想しながら、すべての毒素が毛穴からしみ出して流れていくのをイメージしましょう。

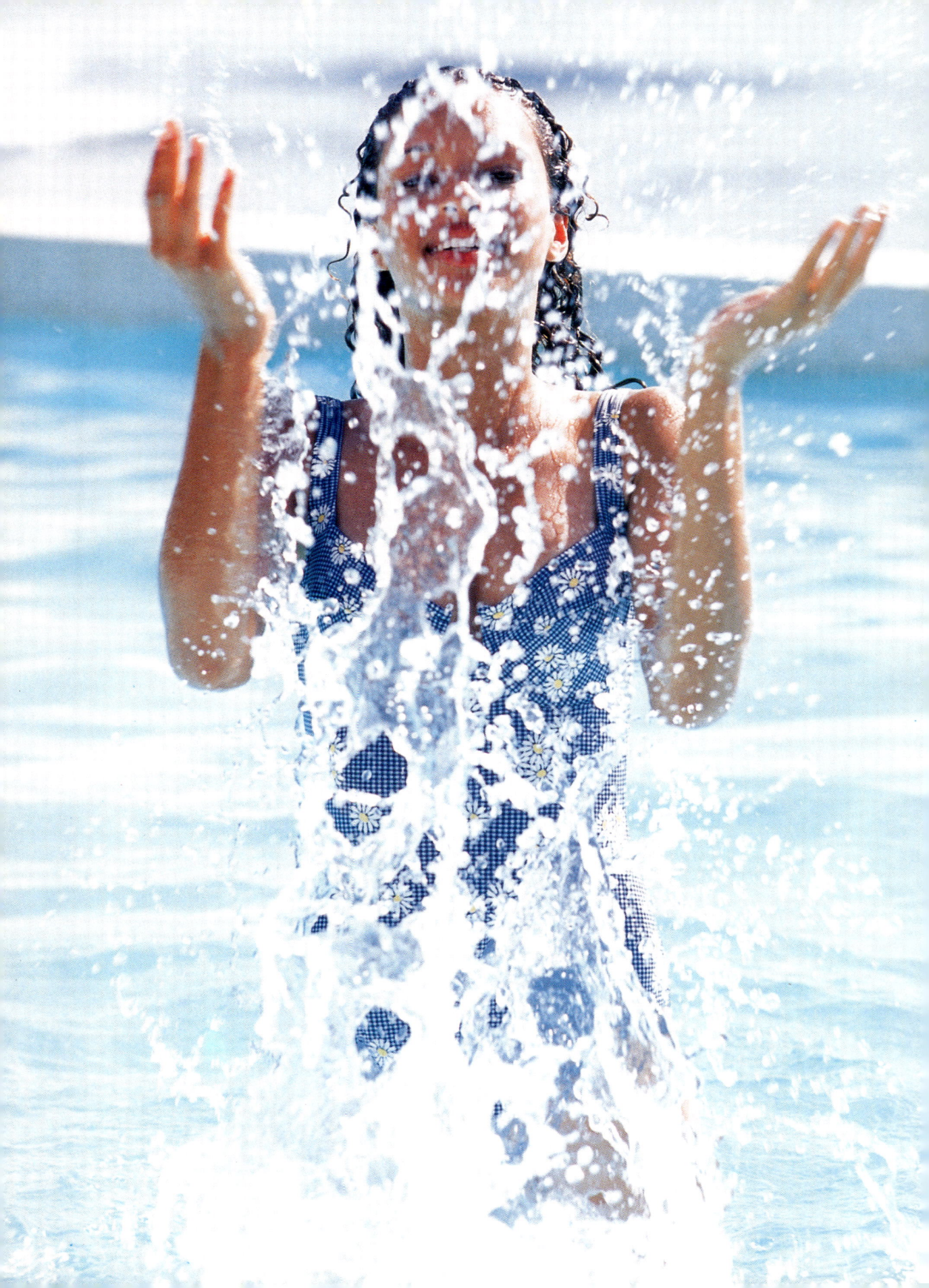

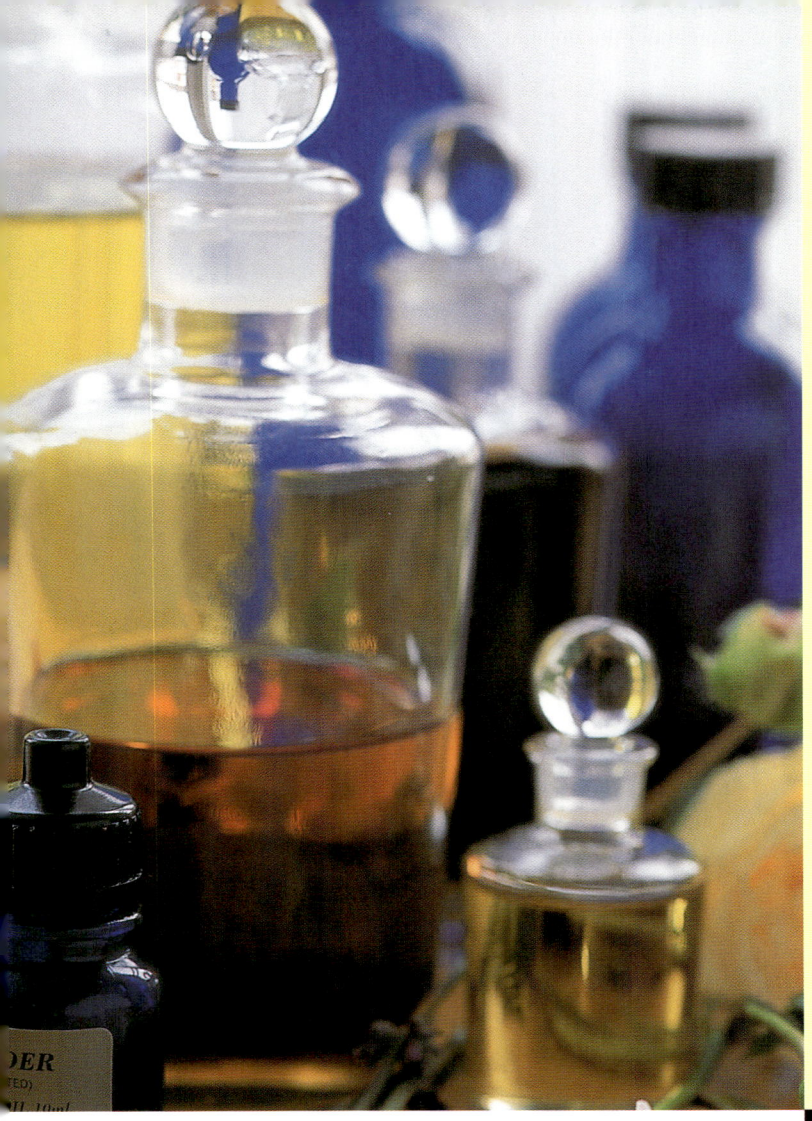

パートナーとともに人生を大いに楽しみましょう。人を愛して、笑って、なんでも楽しみ、すてきな人間関係を築いて、幸せな気分になりましょう。

CHAPTER NINE

パートナーと人生を楽しむ

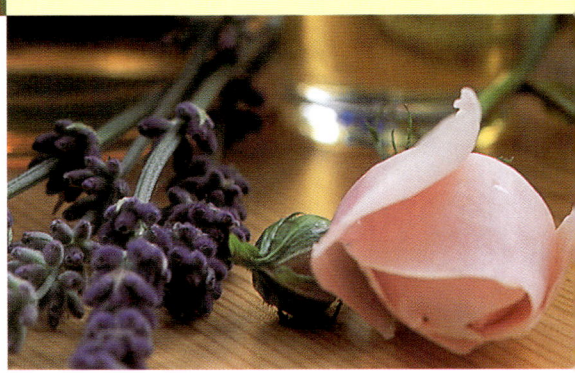

体に毒素がたまるようなライフスタイルをおくった結果、性欲がなくなることがあります。これには、ストレスや偏った食事、睡眠不足、体調不良、お酒の飲みすぎなど、さまざまな原因が考えられます。妊娠や更年期、子宮摘出、前立腺や睾丸の疾患などのために、性欲がなくなることもあります。

デトックスプログラムをした後は性欲が向上するかもしれません。チョウセンニンジンやゴツコラ、パフィア（P.40, 64, 82参照）のような催淫作用のあるハーブのサプリメントも役に立つでしょう。それでももうひと押ししたければ、これから紹介するエッセンシャルオイルやハーブを試してみましょう。

アロマセラピーで媚薬をつくろう

下のエッセンシャルオイルのうち3種類を使って、あなたオリジナルの官能的なブレンドをつくりましょう。

エッセンシャルオイル*	体の疲れや精神的な疲労に伴う性欲減退に	ストレスや働きすぎ、不眠に伴う性欲減退に
アンゼリカ	✺	
ベンゾイン	✺	✺
ベルガモット		✺
ブラックペッパー	✺	
クラリセージ		✺
コリアンダー		✺
フェンネル		✺
ゼラニウム		✺
グレープフルーツ		✺
ジャスミン		✺
ジュニパーベリー		✺
ラベンダー		✺
レモン	✺	
ネロリ		✺
オレンジ	✺	✺
パチュリー		✺
ペパーミント	✺	
パイン	✺	
ローズ		✺
ローズマリー	✺	
ローズウッド	✺	✺
サンダルウッド	✺	✺
バニラ		✺
ベチバー		✺
イランイラン		✺

次のようなブレンドが人気の高いものですが、それぞれのオイルの配合はあなたの好みで決めましょう。

◇ ブラックペッパー、イランイラン
◇ ベンゾイン、ローズ、バニラ
◇ ラベンダー、ゼラニウム、イランイラン
◇ ローズ、レモン、バニラ
◇ ブラックペッパー、ゼラニウム、サンダルウッド、イランイラン
◇ ジャスミン、ネロリ、オレンジ

下：バラの花びらには官能的なアロマオイルが含まれています。

＊ エッセンシャルオイルは、かならずアーモンドやホホバ、小麦胚芽オイルなどのキャリアオイルで薄めてから、肌のマッサージやお風呂に使ってください。キャリアオイル5ml（60滴分）ごとに2滴のエッセンシャルオイルを混ぜます。

　オイルをブレンドするときは、自分が好きで、できればパートナーも好きな香りを選びましょう。あなたの気分にぴったりの香りになるまで試してみます。合計で何滴混ぜたかメモをつけ、キャリアオイルで正しく薄められていることを確かめてください。エッセンシャルオイルを5滴いれるごとに10ml（120滴分）のキャリアオイルで薄めましょう。

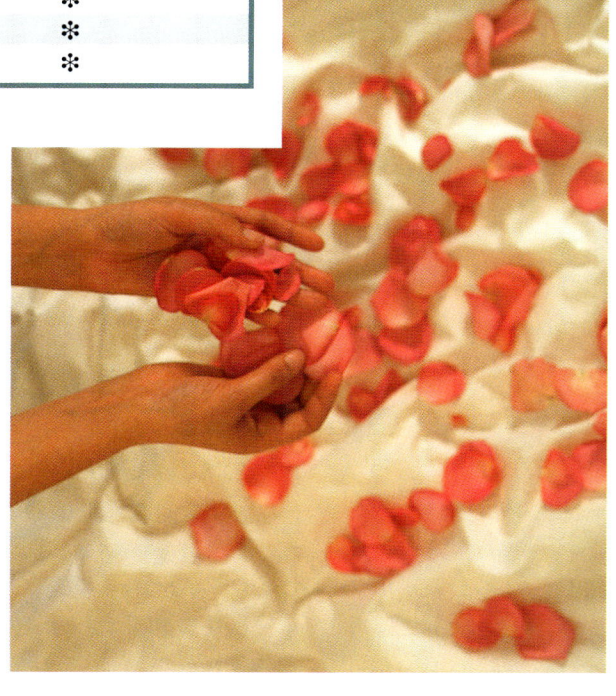

ハーブのサプリメントで
セクシャルな気分になろう

催淫作用のあるハーブのサプリメントをいくつか紹介しましょう。

カツアバ

カツアバ（"愛の木"ともいわれる）の樹皮から抽出したエキスは、とくに年配の男性の性欲を高めるために中央アメリカ一帯で広く利用されています。でも実は、カツアバの芳香物質は男性にも女性にも官能的な夢を見させ、その性的なエネルギーを高めます。毎日このエキスを飲めば5～21日以内に官能的な夢を見るようになり、性欲も増してきます。カツアバは末梢血管の血流もよくするので、勃起性の機能障害も改善させます。

用量：起床時と就寝前に1gずつ（カプセルか錠剤で）を目安に。

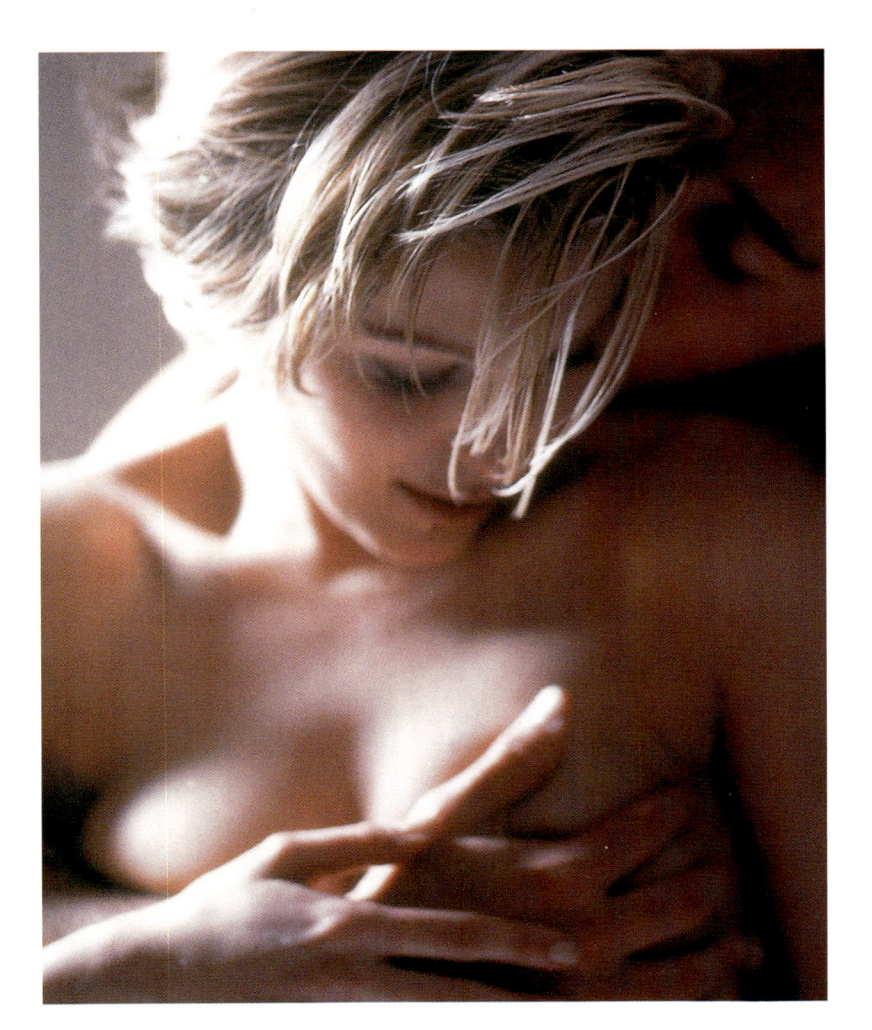

ダミアナ

小さな低木で香りのいい葉が生え、マヤ文明の時代から媚薬として用いられてきました。葉に含まれるエッセンシャルオイルには生殖器を穏やかに刺激する作用があり、局部的にうずうずしたり、ドキドキする感覚を生じさせます。性欲減退が不安や軽いうつ病と関連している場合、とくに効きます。毎日とるのではなく、必要なときにその都度摂取するのが一般的です。ダミアナをとると腸から鉄分が吸収されにくくなることがわかっているので、長期間は服用しないでください。

用量：1日にカプセルで200～800mgを目安に。

ムイラ・プアマ

ブラジルの熱帯雨林に自生する低木です。根と樹皮は性欲を高め、インポテンツを克服するために用いられますが、ムイラ・プアマが作用を及ぼすメカニズムはまだ解明されていません。脳内物質に直接働きかけ、生殖器の神経終末を刺激してテストステロン（男性ホルモンの1種）の働きを高め、性欲を喚起するのだろうといわれています。神経系の強壮剤としても使われています。

用量：10～14日間だけ1日1～1.5g（カプセルか錠剤で）を目安に。

トリビュラス

インドの植物で、アーユルヴェーダ医学で用いられます。健康な男性が5日間服用したところ、一部の人でテストステロンの量が増え、無気力や疲労、いわゆる"男性の更年期"と関連する性欲の欠如も改善されることが明らかになりました。利尿促進作用もあり、昔から男性用の強壮剤や肝臓の刺激剤としても利用されています。

用量：フロスタノール型サポニン40％の含有を保証するカプセルを1日250mg（1日3回に分けてもよい）を目安に。

左：エッセンシャルオイルのマッサージで、セックスライフが一変します。

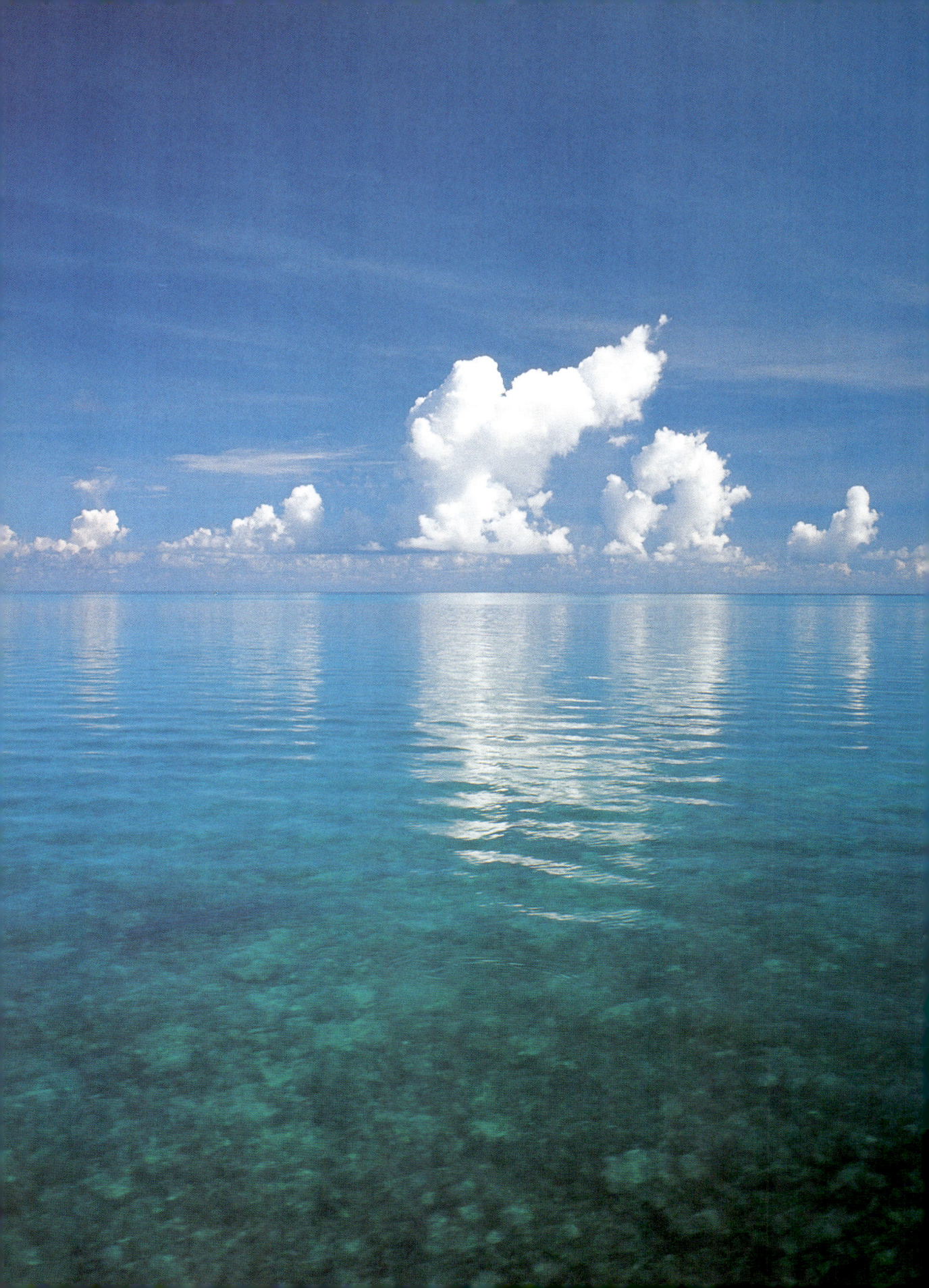

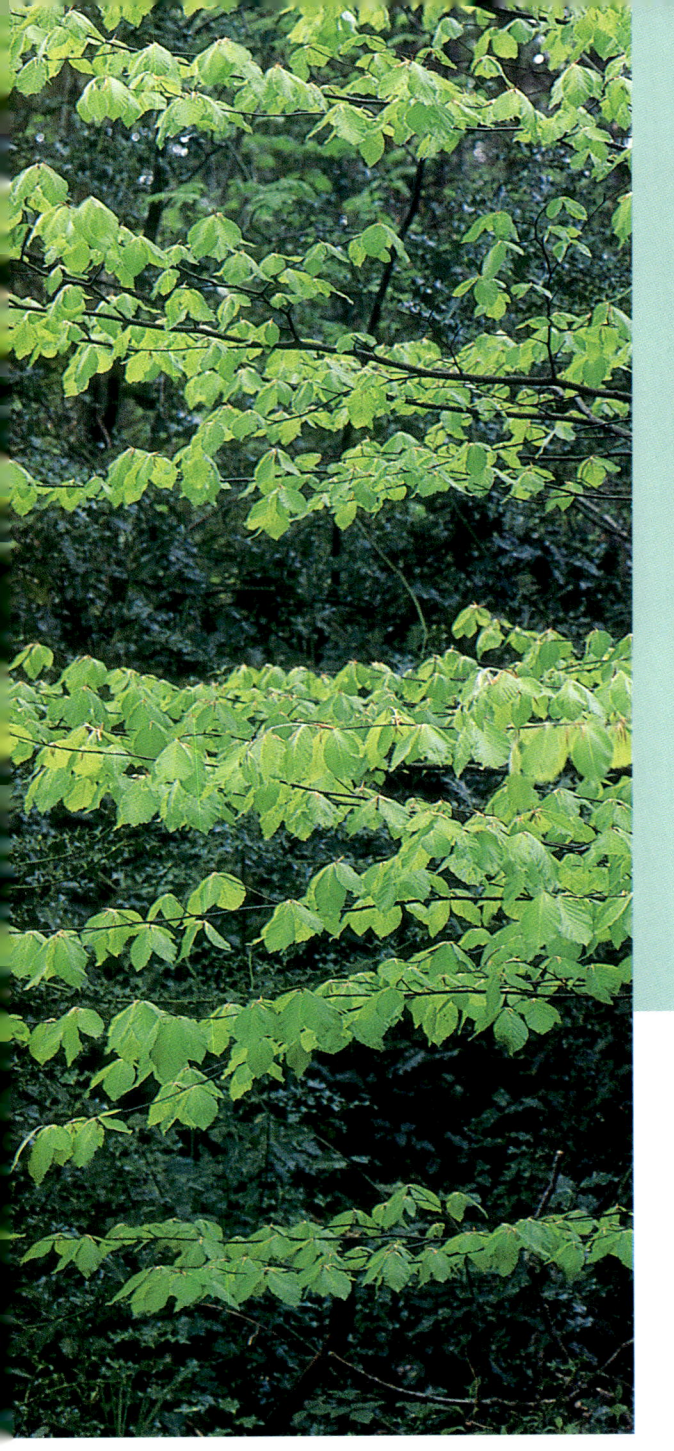

風水は中国古来の占いで、部屋の中をできるだけ片づけ、ものの配置を変えれば、部屋の中の"気"の流れをよくできるといいます。

CHAPTER TEN
風水で快適に暮らす

体の中から毒素を取り除きながら、身のまわりの整理整頓もしてみましょう。いらない新聞や本などが山積みになった部屋を見れば、うんざりした気分になりますが、きれいですっきりと片づいた部屋ならリラックスした気分になり、心も落ち着きます。風水は中国古来の占いで、部屋の中をできるだけ片づけ、ものの配置を変えれば、部屋の中の"気"の流れをよくできるといいます。デトックスプログラムの一環として、自宅に風水の原理を取り入れれば、健康や財産など人生の多くの側面でもよい効果が期待できます。風水はいろいろな本でも勉強できますし、プロの風水師に自宅の模様替えを頼むこともできます。

風水

風水は中国古来の占いで、大いなる自然の法則に従い、私たちの暮らしをアレンジするものです。その思想は、自然界の3つの調和に基づいています。

- その人とそのまわりの環境とに存在する調和
- そのまわりの環境とそれを取り巻くより大きな外界とに存在する調和
- ある空間の特定の人に集中する"気"のなかに存在する、より大きな調和

こうした"気"のパターンは私たちの家にも作用を及ぼし、リラクゼーションや健康、幸運にとても大きな影響を与えると考えられています。玄関に八角形の鏡を置くなどのちょっとした工夫ひとつで、家を守護する大きな効果が得られるそうです。

風水の思想では、クリームやオフホワイト、ベージュの色はどの部屋にもマッチします。淡いグリーンは浴室や居間に、黄色や鮮やかなアースカラーはキッチンに、柔らかいピーチやピンクの色は寝室に使うと縁起がいいといわれています。いっぽう、鮮やかな赤やオレンジ色は強烈すぎるので家の中では避けたほうがよく、青色——とくに紺色——は水の色で"気"を吸収し、予測のつかない厄介な形でためてしまうので、縁起が悪いとされています。

照明や採光は、快適な暮らしをおくるうえで大切な役目を果たしています。柔らかな陽光が薄手のモスリンやボイル地のカーテンを通して差し込めば、部屋の雰囲気はがらりと変わります。夜は天井に明るい照明をひとつ点けるかわりに、ほの暗い照明を部屋のあちこちに置けば、柔らかいムードを演出できます。間接照明や調光器があれば、安らいだムードを作り出すのにとくに効果的です。

家の中では色も大切な役割を果たします。観葉植物には癒しの力があるので、リラックスに最適です。大地の自然な色——柔らかな緑色、クリーム色、ベージュ色——に黄土色やシナモンのような深くて微妙な色でアクセントをつければ、心が安らぎます。スレートや木材、小石、亜麻布、綿布などの自然な素材も落ち着いた雰囲気を演出します。

下：光や色や植物は、あなたの生活空間をバランスよく整えてくれます。

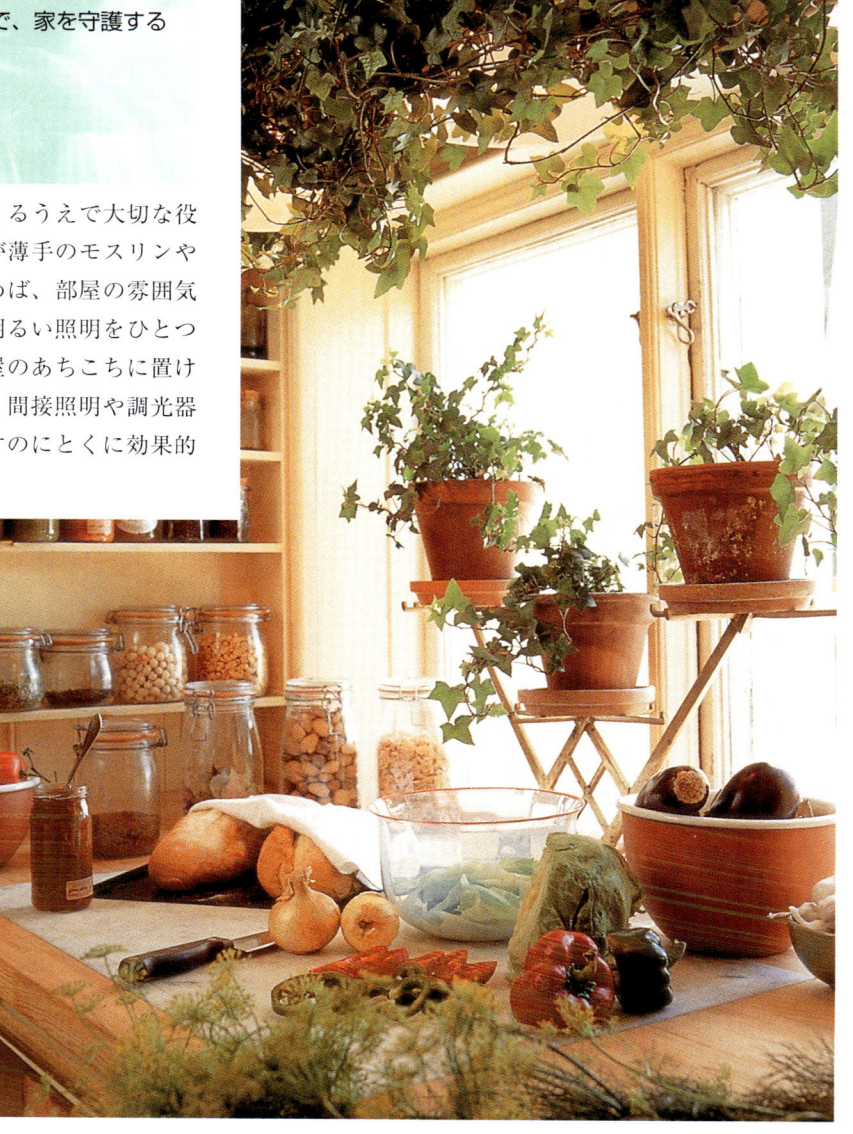

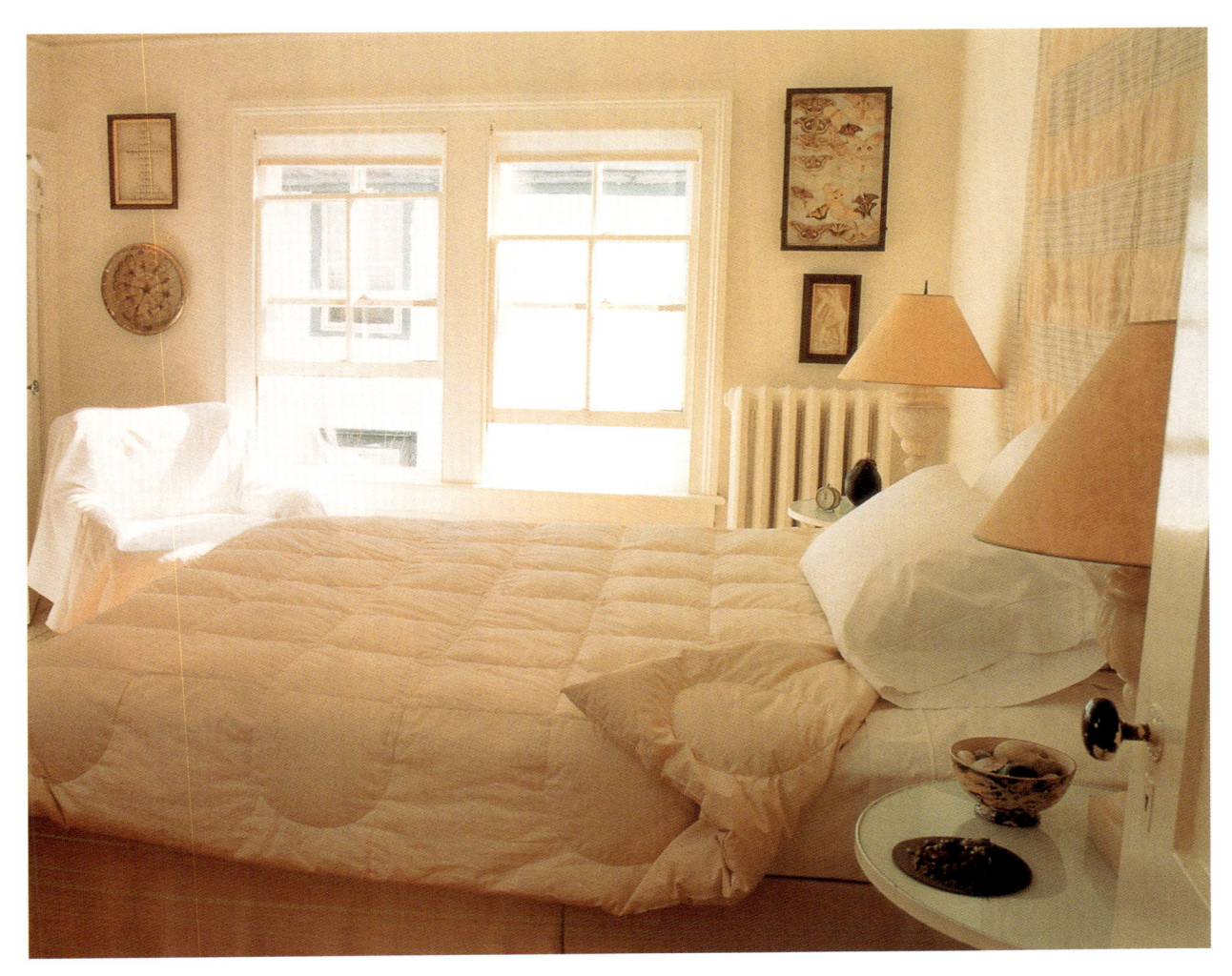

上：寝室内の気の流れが、眠りの質に影響します。

家の中から邪気を取り払うコツ

- 不必要ながらくたをすべて片づけましょう。
- 本当に必要な飾りや絵はどれか、十分に考えましょう。
- たんすや食器だなをひとつずつ調べ、本当に必要なものだけを取っておきます。使うかどうかわからないものは、物置に移しましょう。
- 寝る前にテーブルや机の上をきれいにしましょう。まだ片づいていない用事は目立つ箱にメモをいれておき、できるだけ早く片づけるようにします。
- ベッドの下が散らからないようにします。
- 使用期限を過ぎた薬は全部捨てましょう。
- 壁の色を塗り替えて、部屋をリフレッシュしましょう。体に安全な塗料を使ってください。
- ここ1年間着ていない服は捨ててもいいのかもしれません。
- それぞれの部屋の目的をはっきりとさせ、1つの部屋にものを詰めこみすぎないようにします。寝室と仕事場を兼用しなければならないのなら、ベッドと机をついたてなどで区切りましょう。
- 小鳥の声や滝の音、波の音など、自然の音を流して、安らぎの空間を演出しましょう。
- リラックス効果のあるエッセンシャルオイルを部屋に香らせましょう。

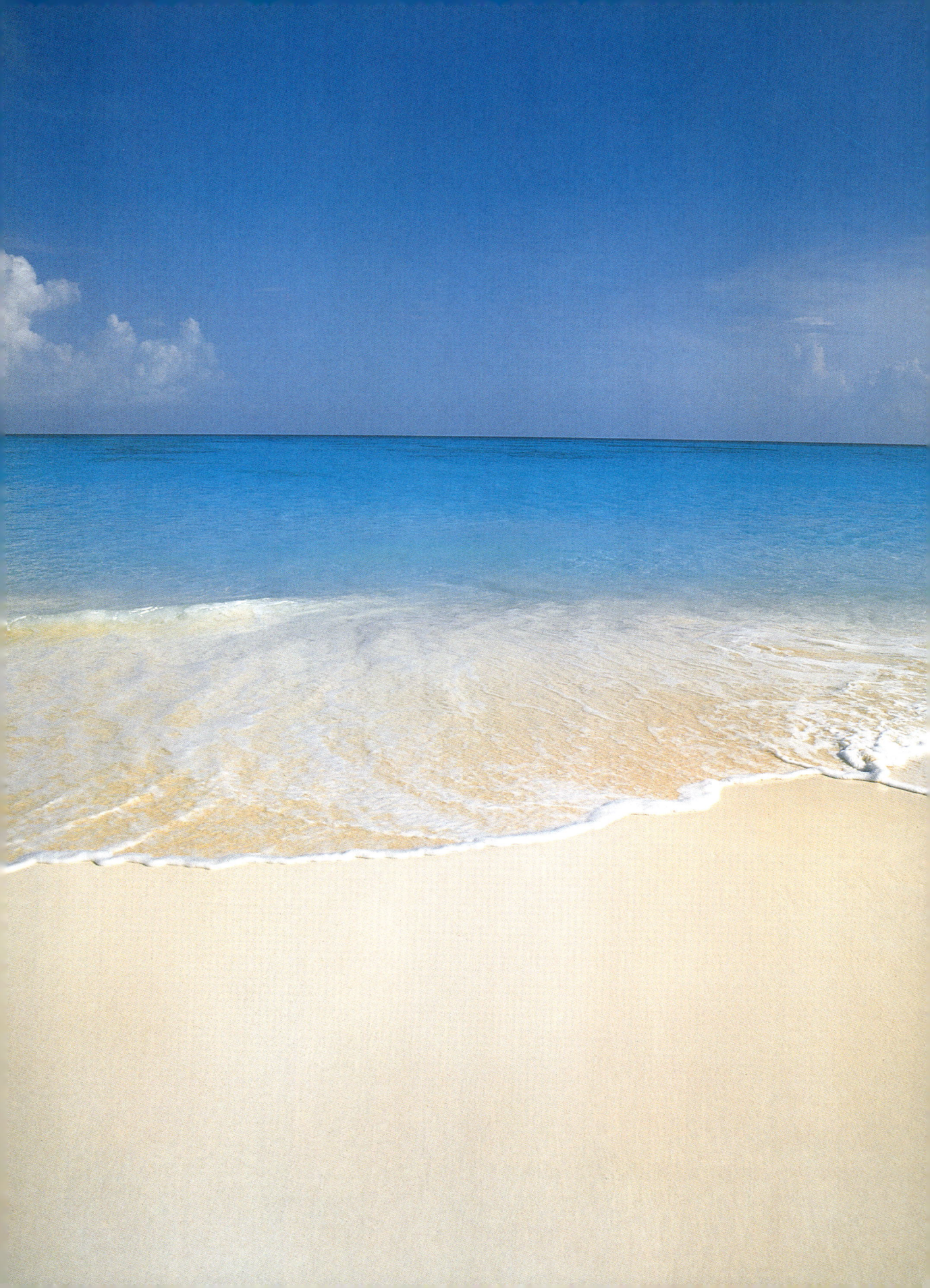

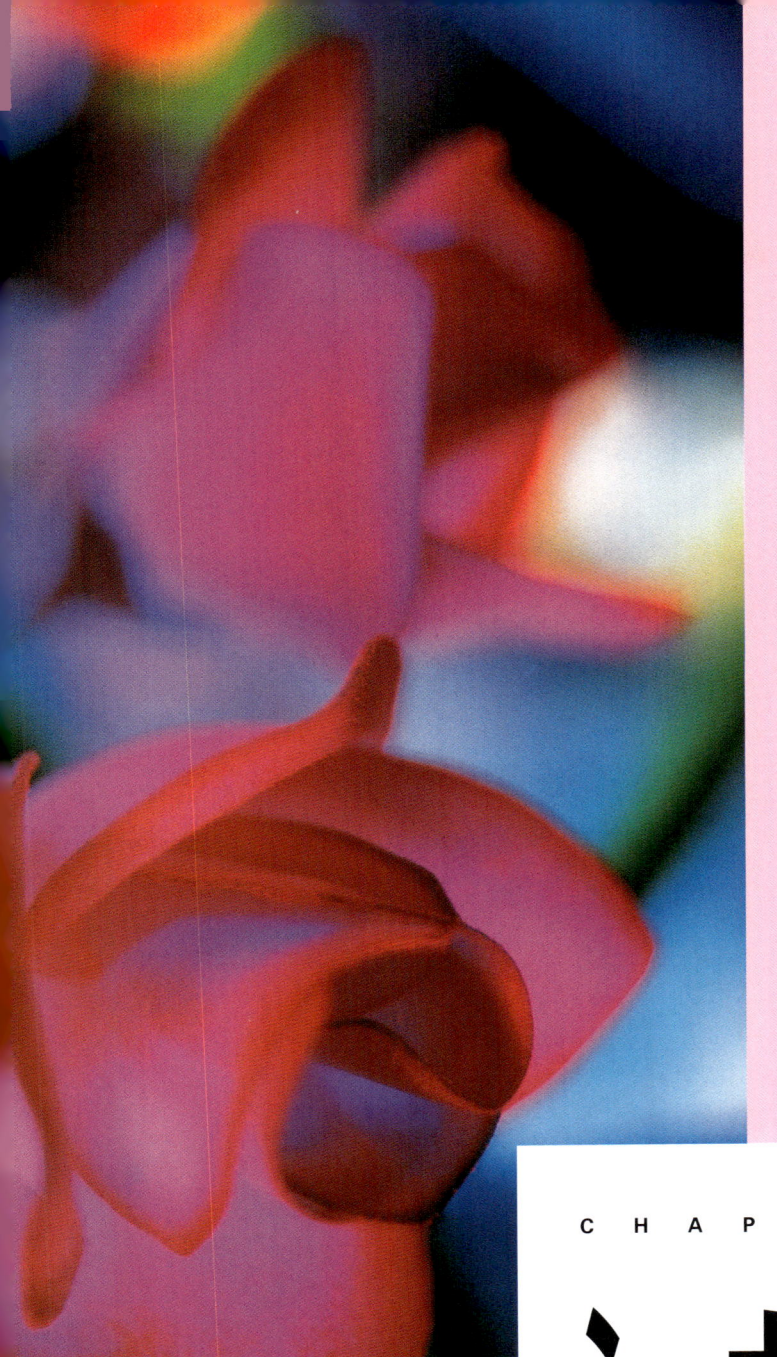

あなたの体やライフスタイルから毒素を取り除いたように、心の中からも否定的な発想を取り去り、自分を愛し、大切にできるようになりましょう。

CHAPTER ELEVEN

心の中のデトックス

完全なデトックスを行うためには、あなたの体だけでなく心にも目を向け、体の不調を招きかねない否定的な発想や悪い癖を捨てなければなりません。心理学者も、不健康な思考パターンのせいで意味もなく何かを恐れるようになる事例を明らかにしていて、そうした発想を変える必要があると指摘しています。次のような発想はやめましょう。

よくない思考パターン

決めつける:「私はダメな人間だわ」「どうせ私はバカだもの」
否定的に考える:「彼は私のことをバカだと思っているはずよ」「彼女は私にうんざりしているにちがいない」
悪いほうに考える:「どうせ失敗するに決まっている」「彼は反対するにちがいないわ」

悲観的になる：「私はいつも考え違いをしてしまう」「私の味方はひとりもいない」

いいことでも悪く考える：「どうせ、頭数をそろえるために私を招待しただけよ」「あのアイデアは、ただのまぐれ当たりにすぎないわ」

ものごとに白黒をはっきりとつけたがる：「あの人は私の味方か、そうでなければ敵よ」

おおげさに考える：「これは、いままでで最悪のできごとだわ」「もう絶対に我慢できない」

不必要に自分を責める：「うちのチームが負けたのは、仲間をちゃんとサポートしなかった私のせいだわ」

他人のせいにする：「全部、あの人たちのせいよ。こうなることは最初からわかっていたはずじゃないの」

いいことでも過小評価する：「なんとか禁煙したけれど、それがどうしたっていうの？ お酒の量は少しも減ってないわ」

感情的になる：「あの人には頭にきた。本当にいやな人にちがいないわ」「これは私の手には負えない。もう、このことは忘れよう。そのうち勝手に解決するわ」

命令口調になる：「あなたはこうするべきよ」「あなたはこう言わなくちゃだめよ」。代わりにこう言いましょう。「〜したらどうかしら」

義務感にさいなまれる：「私は賛成するべきだわ」「私はもっとがんばらなくちゃならない」。代わりにこう考えましょう。「私は〜したいと思う」

自分に強制する：「私は必ずこれをしなければならない」「私は絶対に賛成しなければならない」。変わりにこう考えましょう。「私は〜するつもりよ」

極端な表現をする：「あの結果はとにかく悲惨だった」「最悪だった」。代わりに「ちょっと面倒だった」「ついてなかった」など、もっと抑えた表現をしましょう。

　思考を健全にするには、否定的な発想をやめ、なんでも前向きに考えることがいちばんです。
- 「私にはできない」ではなく「私にはできる」。
- 「私は役立たず」ではなく「私は役に立つ」。
- 「これは難しすぎる」ではなく「これに挑戦するのが楽しみ」。

自分を成長させる秘訣
- 自分が優先するものごとの順位を考え直し、物質的な豊かさよりも精神的な豊かさを求めましょう。
- 理想主義者や完璧主義者になるのはやめましょう。
- 世の中はうまくいかないこともあるのだと割り切り、すぐに人を責めるのはやめましょう。
- むなしい言い訳をするのではなく、ものごとのよい点を探しましょう。
- 褒めて当然のことは、素直に褒めましょう。
- もっと頻繁に「ありがとう」と口に出し、他人にあなたの感謝の気持ちを伝えましょう。
- 他人の意見に耳を傾けましょう。
- 人をバカにして笑うのではなく、自分を笑える心のゆとりをもちましょう。
- もっと忍耐強くなりましょう。
- 毎日、リラックスする時間をつくりましょう。
- 1週間に1晩ぐらいは自分の趣味を楽しみましょう。
- 自分の気持ちを心に閉じ込めず、口に出しましょう。

バッチ・フラワー・レメディ

　このレメディにはホメオパシー的な作用があり、さまざまな好ましくない心の状態を癒すために考え出されました。フラワーエッセンスをアルコールで保存したものを使い、心の問題を癒すことで体の症状も和らげようというものです。

　このフラワーエッセンスを考えたバッチ博士は、心理的な問題を大きく7つに分類し、さらに38に細分化しました。そうした心理状態の一つひとつにそれぞれのフラワーエッセンスが対応していて、気持ちのバランスを整えます。

　バッチのフラワーエッセンスでいちばん有名なのは「レ

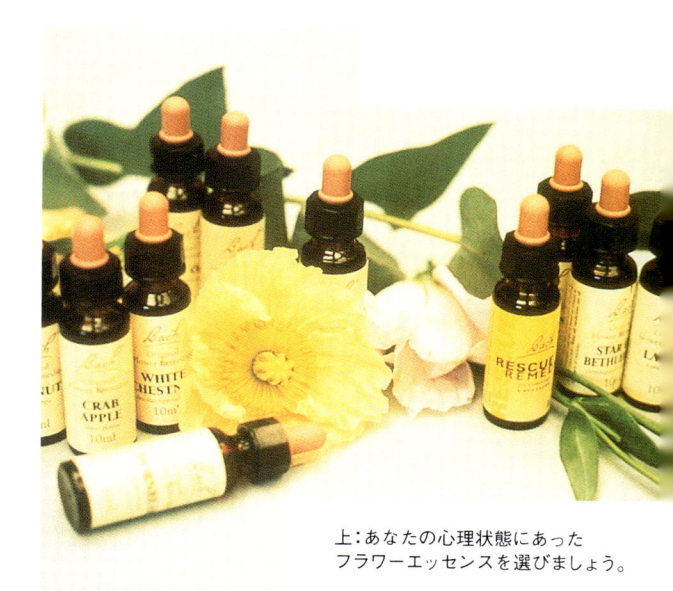

上：あなたの心理状態にあったフラワーエッセンスを選びましょう。

スキューレメディ」で、これは5つのフラワーエッセンス（ロックローズ、インパチェス、クレマチス、スターオブベツレヘム、チェリープラム）を混ぜたものです。パニックに陥ったときやストレスを感じたときに、気持ちを落ち着けるために用います。これからフラワーエッセンスを詳しく紹介しましょう。

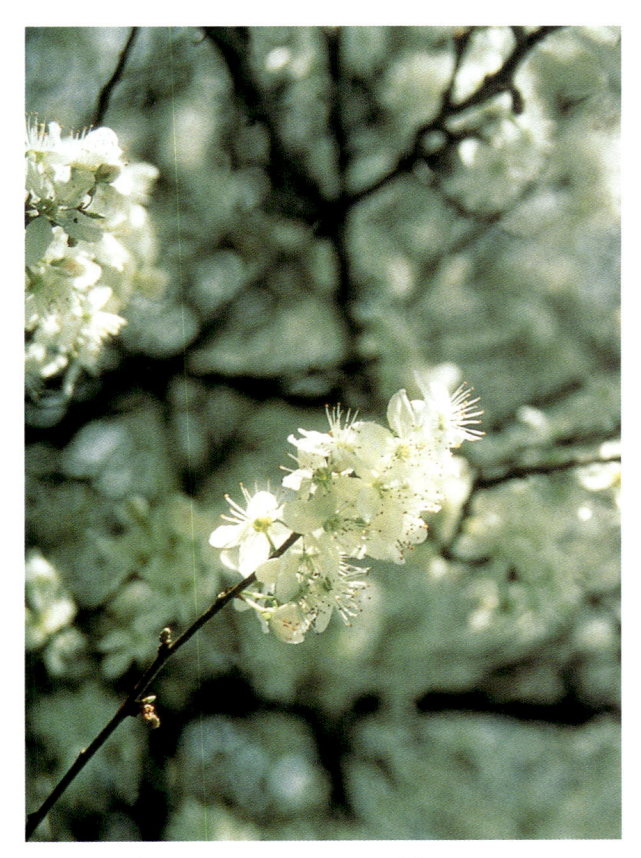

上：チェリープラムなどのフラワーエッセンスを使って、気持ちのバランスを整えます。

バッチ・フラワー・レメディの作り方と飲み方
作り方はおもに2通りで、どちらもホメオパシーの原理に基づいています。

成分を浸出する：
きれいな湧き水を満たしたガラスのボールに花を浮かべます。そのまま3時間直射日光で成分を浸出してから花を取り除き、浸出水をアルコールで保存します。これが原液です。これをさらに希釈して、ふつうのフラワーエッセンスを作ります。

成分を煮出す：
花のついている小枝を短く切り、きれいな湧き水で30分間煮出します。枝を取り除いて冷ましたら、アルコールで保存します。これが原液です。これをさらに希釈して使います。

飲み方：
症状が改善するまで、フラワーエッセンスを2滴、直接口に入れるか、コップの水にたらして飲みます。7種類までなら1度に混ぜてもかまいません。

ブレンド法：
30ml入りのドロッパーつきボトルにエッセンシャルオイルを2滴ずつ、最高7種類まで入れて、ミネラルウォーターを注ぎます。あなたオリジナルのこのエッセンスを1日4回4滴ずつ飲みます。もっと頻繁に飲んでもかまいません。

心の状態とそれにあうフラワーエッセンス
恐いと感じるとき
- ロックローズ：極端な恐怖やパニック、悪夢に脅えるときに。

- ミムラス：原因のわかる恐れや恐怖症（フォビア）、臆病、引っこみ思案を抱えている人に。

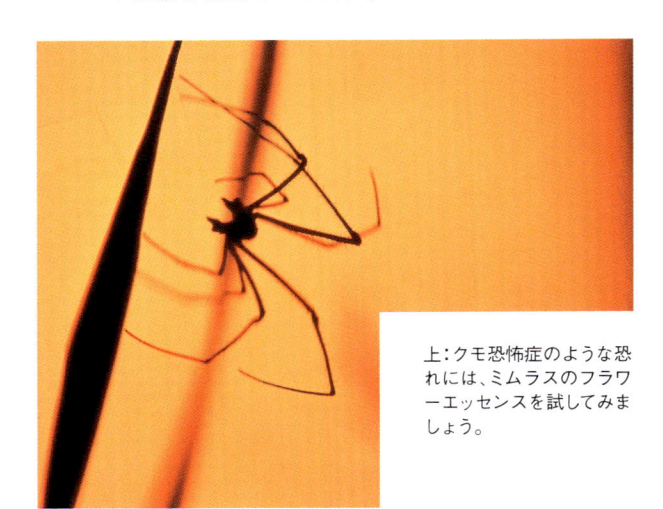

上：クモ恐怖症のような恐れには、ミムラスのフラワーエッセンスを試してみましょう。

- チェリープラム：激しい怒りやかんしゃく、衝動を抑えられなくなるのではないか、自分や他人に危害を加えてしまうのではないかと恐れている人に。

- アスペン：原因のわからない漠然とした恐怖や不安を感じるとき、今にも悪いことが起こりそうな予感がするときに。

- レッドチェスナット：他人のことを恐れすぎたり、心配しすぎたりするときに。

ものごとを決められないときや確信がもてないとき

- セラトー：自分の判断能力や決断力に自信が持てないときに。

- スクレランサス：決断力のない人、やる気や気分に大きなむらがある人に。

- ゲンチアナ：すぐに落ち込んでしまう人、躊躇（ちゅうちょ）しがちな人、失望している人、自己不信に陥っている人に。

- ゴース（下の写真）：絶望感を抱いているときや望みを失い、何をやってもむだだと感じているときに。

- ホーンビーム："気乗りのしない月曜の朝"のように仕事にいく意欲がわかないとき、ぐずぐずと仕事を引き延ばしているとき、仕事に疲れているとき、内面の力強さを必要としている人に。

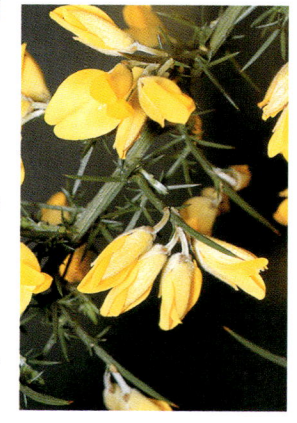

- ワイルドオート：いまのライフスタイルや仕事に不満を抱いている人、どちらの方向に進んだらいいのか決めかねている人に。

現状にあまり興味がもてないとき

- クレマチス：現実逃避癖のある人、現状よりも将来のことばかり考えてしまう人、集中力がない人、夢想家、現状に興味がもてない人、魂が肉体から離脱するような感覚がある人に。

- ハニーサックル：過去のことにばかりとらわれている人、郷愁やホームシックにかられている人に。

- ワイルドローズ：なにごとにも無感動な人、現状にあきらめを抱いている人、状況をよくしよう、幸せになろうと努力しない人に。

- オリーブ：すっかり消耗しきっているとき、心や体が疲れているとき、バイタリティー不足のとき、とくに病気の回復期に。

- ホワイトチェスナット：よくない発想ばかりしてしまう人、考えが混乱してまとまらない人、心配ごとが頭から離れない人に。

- マスタード：これといった理由もなくひどく憂うつになったり、ふさぎこんだり、とても悲しい気分になるときに。

- チェスナットバット：自分の失敗から学ぶことができない人に。

孤独を感じるとき

- ウォーターバイオレット：一人でいるのが好きな人、自分に優越感をもち、プライドが高く、よそよそしくて他人行儀な人に。人にアドバイスはするけれど、他人の問題にはかかわろうとしない人に。

- インパチェス：頭の回転も行動も速いけれど、のんびりとした相手にはイライラし、我慢できない人に。

- ヘザー：つい自分の話ばかりしてしまう人、いつも人とのふれいあいを求めている、噂好きな人、自分のことしか頭になく、それでいて一人でいるのには耐えられない人に。

まわりの人の影響や考えに敏感すぎるとき

- アグリモニー：他人を煩わせたくないと思うあまり、明るく振舞って自分の悩みをごまかしてしまう人、自分の悩みと向き合わなくてすむよう、人づき

あいや娯楽ばかりを求めてしまう人に。

- セントーリー：人から何かを頼まれるとイヤと言えない人、人の意見に追従しがちな人、人に気に入られようとするあまり、逆に利用されてしまう人に。

- ウォールナット：思春期や更年期など、人生の過渡期に気持ちを安定させたい人、新しい人間関係や環境に順応しようとしている人に。

- ホリー：嫉妬、疑い、復讐、憎しみなどの否定的な感情を抱いているときに。

失望や絶望感を抱いているとき

- ラーチ：自分に自信がもてない人、何をやっても失敗する気がして、成功しようと努力しない人に。

- パイン：後悔の念や罪悪感を抱えている人、自分の行動に満足できない人、他人の失敗まで自分のせいだと感じている人に。

- エレム：無理をしすぎてしまう人、自分の責任に押しつぶされ、苦しんでいる人に。

- スイートチェストナット：我慢の限界に達している人、深い絶望感や堪えられないほどの苦しみを抱えている人に。

- スターオブベツレヘム：心のトラウマとなるようなできごとや悲しみのせいで、精神的、感情的なストレスを抱えている人に。

- ウイロウ：世の中は不公平だと自分の不運を嘆いている人、ものごとに憤慨したり、苦々しさを感じている人に。

- オーク：勇敢で意志が強く、逆境でも病気でもふだんは絶対にあきらめない人が、戦う気力をなくしているときに。

- クラブアップル：自分のことを恥じたり、価値のない人間だと思ったり、不潔に感じている人、自分に悪いイメージを抱いていたり、汚れに対して恐怖を感じている人に。邪念を取り去り、心の中をすっきりときれいにしてくれます。

他人に干渉しすぎるとき

- バーベイン：自分の意見を押し通そうとする人、不正なできごとに激怒する人、議論好きで、なにごとにも熱心になりすぎる人に。

- チコリー（下の写真）：家族や友人を自分のそばに留めたいと思い、彼らが自分の道を進むことを許せないと感じている人、自分が注いだ愛情に相手が感謝し、自分にも忠実に尽くしてくれることを望んでいる人に。

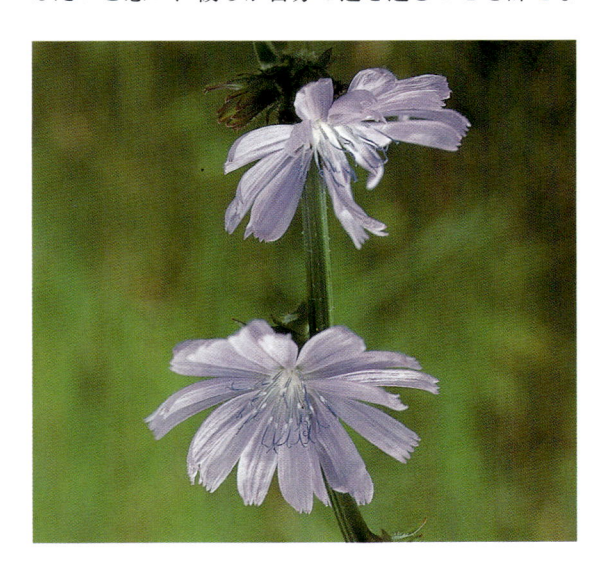

- バイン：意志が強くて、他人に同情できず、傲慢で横暴で、融通がきかなくなりがちな人に。

- ビーチ：他人に批判的で、心が狭くなっている人、完ぺきを求めながら、いつもうまくいかない人に。

- ロックウォーター：自分に厳しすぎる人、とにかく自制したライフスタイルをおくっている人に。

　自分にいちばんあったフラワーエッセンスを選び、デトックスプログラムの一環としてつねに持ち歩いて、必要なときに飲みましょう。

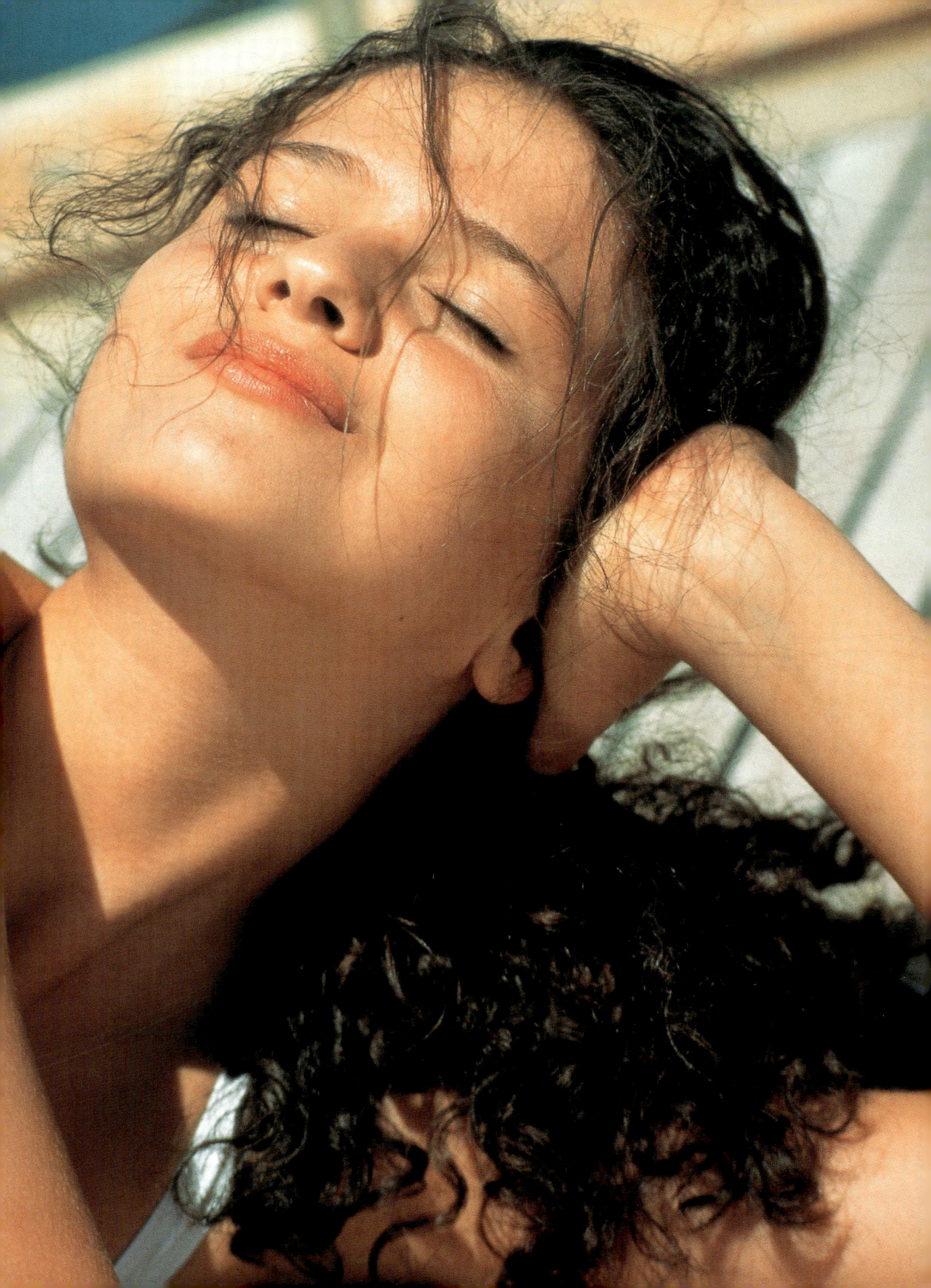

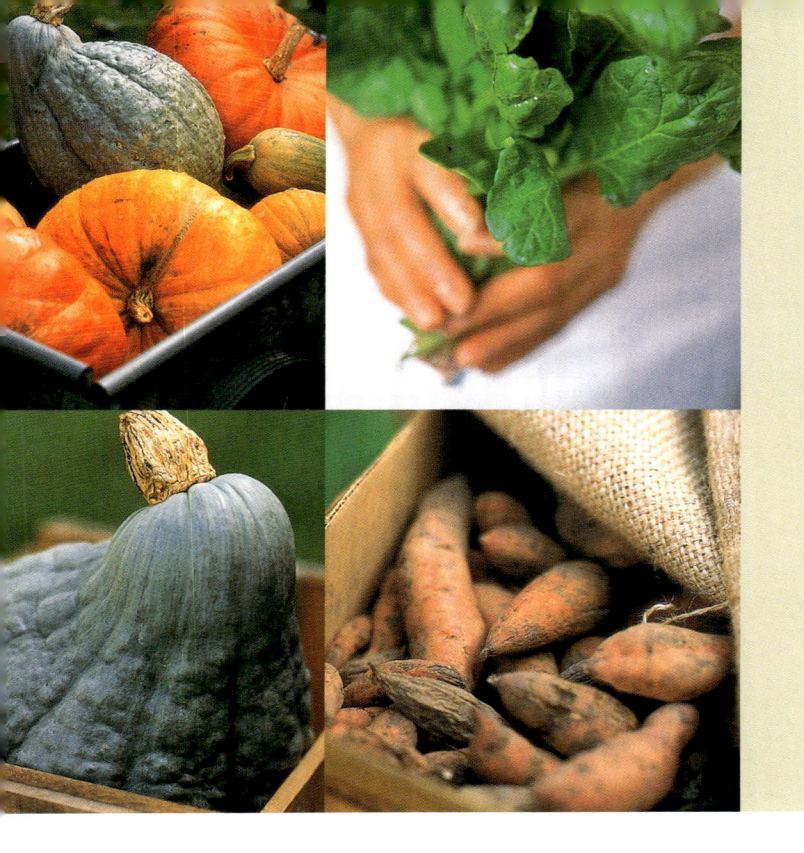

ミネラルウォーターや濾過した水をたくさん飲んで、体から毒素を洗い流しましょう。1日に3リットルは水を飲みましょう。

CHAPTER TWELVE

10日間デトックスプラン

デトックスプログラムで体の中をきれいにし、バランスを整えるには、次の順序で行います。

◇ 体の中をきれいにするプロセスに着手したら、デトックスプランの基礎固めとして食事とライフスタイルを変えます。

◇ 体の中をきれいにするサプリメントをとり、毒素を取り除く体の機能を高めます。

◇ 体の中をきれいにするプロセスが終わったら、栄養素のサプリメントで体のバランスを整え、健康な体をつくり、免疫力を強化します。

◇ 補完療法でデトックスの進行を助けます。

この流れは実に理にかなっています。毒素がたまったままの体に栄養素のサプリメントを補給してもほとんど意味はありません。車の整備をしているとき、汚れたオイルを抜かずにきれいなオイルを注ぐのと同じことで、まったく時間と手間のむだというものです。

体の中をきれいにするプロセスでは、運動したりスチームルームに入ったりして汗をたくさんかくことで、体からの毒素の排出を促します。ただしサウナには注意してください。デトックス中に熱に当たりすぎると、失神することがあります。サウナでのんびりしたいときは水をたっぷりと飲み、人と一緒に入りましょう。できれば、ふつうの健康的な食事に戻るまでサウナは我慢したほうが賢明です。あるいは、デトックスプログラムを始める前日にサウナに入り、デトックスに弾みをつけましょう。タンポポのような発汗促進作用や利尿促進作用のあるサプリメントをとるのもいい案です。大切なのは、ミネラルウォーターや濾過した水をたっぷりと飲んで、体から毒素を洗い流すこと。1日に3リットルは飲みましょう。

体の中をきれいにする食事をとっている間なら、水の代わりにフルーツジュースやハーブティーを飲んでもかまいません。

体の中をきれいにして、バランスを整える食事をするようになると、うれしいことに腸の働きもよくなります。食物繊維の摂取量が増え、腸内の善玉菌（アシドフィルス菌など）の数が増えるからです。野菜やくだもの、ジュース、玄米などは有機栽培のものだけをとるように気をつけましょう。

デトックスプログラムのはじめに水やジュースだけで絶食したいと思う人もいるでしょうが、これは専門家の指示に従ってやるのが理想的です。体から毒素を放出しすぎると、吐き気をもよおすこともあります（P.23参照）。

カフェインをやめよう

デトックス中は、いっさいカフェインをとってはいけません。でもこれまでカフェインをとりすぎていた人なら、頭痛やイライラなどの禁断症状が出るはずです。1日にカフェイン飲料を3杯以上飲んでいる人は、体の中をきれいにする食事をとりはじめる1〜2週間前から少しずつカフェインの量を減らして体を慣らしましょう。

アルミ製の調理器具

アルミ製の調理器具はすべてステンレス製のものに変えましょう。アルミの鍋は調理中──とくに酸味のある料理をつくるとき──に溶け出し、食べものにしみ込みかねません。体にたまれば、悪い影響も出るでしょう。

10日間デトックス・プラン

これから、10日間の食事メニューに従って体の中をきれいにしてバランスを整える際のガイドラインを示します。まずは自分がデトックスプランをはじめても問題がないかどうかを確かめ（第1章P.11参照）、第2章のチェック項目にマルをつけてみましょう。

体の中をきれいにする段階では、次のものだけを食べます。

- ⬥ 有機栽培の野菜やくだもの、ジュース
- ⬥ 玄米ごはん
- ⬥ 有機栽培の全粒シリアル
- ⬥ プロバイオティクス・ヨーグルト
- ⬥ プレーンなカッテージチーズ
- ⬥ ミネラルウォーターか湧き水

デトックス中は好きな分量だけ食べてもかまいませんが、通常の1日あたりのエネルギー摂取量の少なくとも半分はとるように心がけ、体の筋肉が分解されないようにしましょう（P.24参照）。

1日中、少しずつ頻繁に食べてください。たとえば、玄米を食べる目安は1食50g（乾燥重量）で1日2〜4回、多くても1日225gまでです。

さらに、新鮮な有機野菜やハーブ、黒コショウ（塩はいれない）で薄いスープを作り、これを1日中食べてもいいでしょう。

フルーツジュースや野菜ジュースは水で薄めて飲んでもかまいません。

メニューのなかには一晩水などに浸しておくものもあるので、翌日のメニューをチェックして下ごしらえが必要かどうかを確かめましょう。これから紹介するメニューやプランに厳密にこだわる必要はありません。シンプルに玄米ごはんやスープ、蒸した野菜、くだものだけを食べても結構です。

体の中をきれいにする野菜スープ

- ニンニク　4かけ
- トマト　　大4個
- いろいろな有機野菜　1kg
  たとえば：タマネギ、ネギ、ジャガイモ、ニンジン、キャベツ、ズッキーニ、ビートの根、ピーマン、オランダガラシ、ブロッコリ、セロリ、ホウレンソウ、フェンネル
- ブーケガルニ（好みで）
- 黒コショウ　少量
- 刻んだハーブ　大さじ2
- レモン汁　1個分

1　材料を洗って刻み、大きな鍋に入れます（あればブーケガルニも一緒に）。野菜がひたひたになるくらいの水を入れ、野菜がやわらかくなるまで煮ます。

2 黒コショウで味つけし、ハーブとレモン汁を加えます。
3 お好みで、スープをミキサーにかけるか裏ごししてピューレ状にしてもいいでしょう。1食分ずつ小分けにして冷凍庫に入れ、デトックス中に解凍して食べます。

早めに（午後9時までには）寝て、ゆっくり休息しましょう。

1日目：体の中をきれいにする

寝起き：しぼりたてのレモン汁を入れた白湯（さゆ）
朝食：フルーツジュース（何でもよい）、水かハーブティーに一晩浸したプルーンかイチジク、プロバイオティクス・ヨーグルト
午前：バナナやオレンジ、リンゴ、洋ナシ、メロンなど消化のいいくだものを好きなときに好きなだけ
昼食：玄米ごはん、カッテージチーズ、生野菜（ニンジン、セロリ、ズッキーニなど）の大盛りサラダ（ナッツや種をトッピング）、プロバイオティクス・ヨーグルト、ニンジンと（または）リンゴのジュース
午後：生野菜とくだもののミックスサラダを好きなときに好きなだけ
夕食：玄米ごはん、野菜スープ大盛り（P.114参照）、プロバイオティクス・ヨーグルト
夜食：生のくだものを好きなときに好きなだけ
ミネラルウォーターやフルーツジュース、ハーブティーを1日に最低3リットルは飲みましょう。

体の中をきれいにする、おすすめのサプリメント
オオバコ（寝る前に大さじ1〜2）
マリアアザミのエキス
タンポポの根のエキス
フミン酸
便秘ぎみならアロエベラ

抗酸化物質
ビタミンC（1日3回1gずつを目安、できれば「エスターC」を）
ビタミンE（1日286mgを目安に）
セレン（1日200mcg）を目安に〔＊mcgはマイクログラム〕

あなたの選んだ……
今日のエクササイズ..................................
今日の補完療法..................................
今日のリラクゼーション..................................
今日のぜいたく..................................

歯ごたえと風味づけに
次のようなナッツや種をサラダやごはん、おかずにトッピングしましょう。
ヒマワリの種（炒ったもの、または生）　50g
カボチャの種（炒ったもの、または生）　50g
ミックスナッツ（塩をふっていないもの）　100g
松の実　50g
いりゴマ　50g
ケシの実　50g

2日目：体の中をきれいにする

寝起き：しぼりたてのレモン汁を入れた白湯（さゆ）
朝食：フルーツジュース（何でもよい）、水かハーブティーに一晩浸したプルーンかイチジク、プロバイオティクス・ヨーグルト
午前：バナナやオレンジ、リンゴ、洋ナシ、メロンなど消化のいいくだものを好きなときに好きなだけ
昼食：玄米ごはん、カッテージチーズとアボカド、生のビートの根とニンジンとズッキーニを下ろしたもの、生野菜の大盛りサラダ（ナッツや種をトッピング）、プロバイオティクス・ヨーグルト、ニンジンと（または）

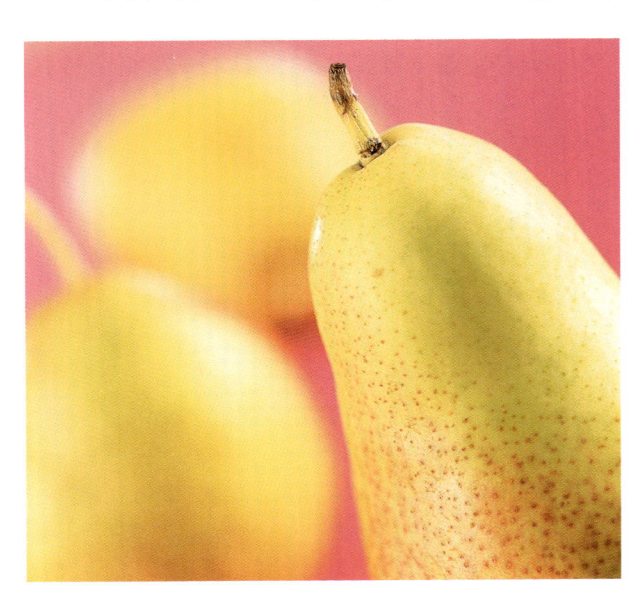

リンゴのジュース
午後：生野菜とくだもののミックスサラダを好きなときに好きなだけ
夕食：玄米ごはん、フェンネルのスープ大盛り（下記参照）、プロバイオティクス・ヨーグルト
夜食：生のくだものを好きなときに好きなだけ

ミネラルウォーターやフルーツジュース、ハーブティーを1日に最低3リットルは飲みましょう。

体の中をきれいにする、おすすめのサプリメント
オオバコ（寝る前に大さじ1〜2）
マリアアザミのエキス
タンポポの根のエキス
フミン酸
便秘ぎみならアロエベラ

抗酸化物質
ビタミンC（1日3回1gずつを目安、できれば「エスターC」を）
ビタミンE（1日286mgを目安に）
セレン（1日200mcg）を目安に〔＊mcgはマイクログラム〕

あなたの選んだ……
今日のエクササイズ ....
今日の補完療法 ....
今日のリラクゼーション ....
今日のぜいたく ....
早めに（午後9時までには）寝て、ゆっくり休息しましょう。

デトックスに最適なフェンネルのスープ（4人分）
- フローレンスフェンネルの球茎　450g（薄く切る）
- タマネギ　大1個（刻む）
- ニンニク　3かけ（つぶす）
- トマト　大3個（薄く切る）
- 刻んだパセリ　大さじ1
- 刻んだバジル　大さじ1
- トマトジュースまたは野菜ジュース　1カップ
- 黒コショウ　少量
- ナッツや種（刻んで飾りに）

1　すべての材料（調味料はのぞく）を鍋に入れ、野菜がひたひたになるくらいの水を注ぎます。ふたをして、30分ほど弱火で煮ます。

2　黒コショウで味つけし、食べる前にナッツや種を散らします。

1食分ずつ小分けにして冷蔵庫に入れ、デトックス中に解凍して食べてもいいでしょう。

3日目：体の中をきれいにする

寝起き：しぼりたてのレモン汁を入れた白湯（さゆ）
朝食：フルーツジュース（何でもよい）、水かハーブティーに一晩浸したプルーンかイチジク、プロバイオティクス・ヨーグルト
午前：バナナやオレンジ、リンゴ、洋ナシ、メロンなど消化のいいくだものを好きなときに好きなだけ
昼食：玄米ごはん、ホムス（P.117参照）、生野菜の大盛りサラダ（ナッツや種をトッピング）、ギリシャ風サラダ（P.117参照）、プロバイオティクス・ヨーグルト、ニンジンと（または）リンゴのジュース
午後：生野菜とくだもののミックスサラダを好きなときに好きなだけ
夕食：玄米ごはん、ラタトゥイユ大盛り（P.117参照）、プロバイオティクス・ヨーグルト
夜食：生のくだものを好きなときに好きなだけ

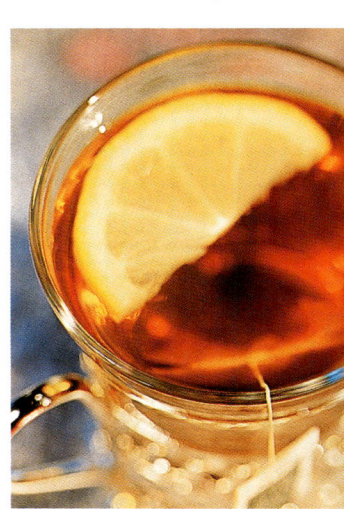

ミネラルウォーターやフルーツジュース、ハーブティーを1日に最低3リットルは飲みましょう。

体の中をきれいにする、おすすめのサプリメント
オオバコ（寝る前に大さじ1〜2）
マリアアザミのエキス
タンポポの根のエキス
フミン酸
便秘ぎみならアロエベラ

抗酸化物質
ビタミンC（1日3回1gずつを目安、できれば「エスターC」を）
ビタミンE（1日286mgを目安に）
セレン（1日200mcg）を目安に〔＊mcgはマイクログラム〕

あなたの選んだ……
今日のエクササイズ ....
今日の補完療法 ....
今日のリラクゼーション ....
今日のぜいたく ....
早めに(午後9時までには)寝て、ゆっくり休息しましょう。

デトックスに最適なラタトゥイユ
- タマネギ 大1個(薄く切る)
- ニンニク 2かけ(つぶす)
- ショウガ 少量(みじん切り)
- 赤ピーマン 大1個(種をとり、縦に切る)
- ナス 大1個(刻む)
- ズッキーニ 1本(刻む)
- トマト 大4個(刻む)
- 刻んだパセリ 大さじ1
- 刻んだバジル 大さじ1
- 刻んだコリアンダー 大さじ1
- 刻んだタイム 大さじ1
- 黒コショウ 少量

1 すべての材料(調味料はのぞく)を鍋に入れ、材料がひたひたになるくらいの水かトマトジュースか野菜ジュースを加え、ふたをして30分ほど煮ます。ときどきかき混ぜます。
2 黒コショウで味つけします。

1食分ずつ小分けにして冷蔵庫に入れ、デトックス中に解凍して食べてもいいでしょう。

デトックスに最適なホムス(4人分)
- 乾燥ヒヨコ豆 150g(重さがほぼ2倍になるまで一晩水につける)
- エキストラバージンオリーブオイル 大さじ3
- レモン汁とレモンの皮 2個分
- ニンニク 3かけ(つぶす)
- オーガニックなタヒニペースト(ねりゴマ) 120g
- 黒コショウ 少量
- 刻んだパセリか挽いたパプリカ 少量(飾りに)

1 ヒヨコ豆の水を切り、鍋に入れます。水を入れて1時間半またはやわらかくなるまで煮ます。お湯を切り、煮汁もとっておきます。

2 煮汁大さじ5とオリーブオイル、レモンの皮、レモン汁、ニンニクをミキサーにかけ、そこにヒヨコ豆とタヒニペーストを少しずつ入れます。ミキサーが回りにくいようなら煮汁をさらに加えて、つぶつぶのピューレ状にします。好みでオリーブオイルやタヒニペーストを多めに入れてもいいでしょう。
3 黒コショウで味つけし、飾りを散らします。

ギリシャ風サラダ(4人分)
- サラダ用の青菜いろいろ 225g
- ラディッシュ 8個(形よく切る)
- ブラックオリーブ 12個(軽く洗い、種をとる)
- グリーンオリーブ 12個(軽く洗い、種をとる)
- 赤タマネギ 1個(薄く輪切りして、ばらす)
- 赤ピーマン 1個(種をとり、縦に切る)
- ピーマン 1個(種をとり、縦に切る)
- キュウリ 1/4本(薄切り)
- ミニトマト 8~12個
- フェタチーズ 225g
- コリアンダー 少量(飾りに)

すべての材料を皿に盛りつけ、コリアンダーを散らします。

4日目:体の中をきれいにする

寝起き:しぼりたてのレモン汁を入れた白湯(さゆ)

朝食:フルーツジュース(何でもよい)、水かハーブティーに一晩浸したプルーンかイチジク、プロバイオティクス・ヨーグルト

午前:バナナやオレンジ、リンゴ、洋ナシ、メロンなど消化のいいくだものを好きなときに好きなだけ

昼食:玄米ごはん、カッテージチーズとパイナップル、生のビートの根とニンジンとズッキーニを下ろしたもの、生野菜の大盛りサラダ(ナッツや種をトッピング)、プロバイオティクス・ヨーグルト、ニンジンと(または)リンゴのジュース

午後:生野菜とくだもののミックスサラダを好きなときに好きなだけ

夕食:玄米ごはん、赤ピーマンのオーブン焼き(P.118参照)、蒸したブロッコリ、プロバイオティクス・ヨーグルト

夜食：生のくだものを好きなときに好きなだけ

ミネラルウォーターやフルーツジュース、ハーブティーを1日に最低3リットルは飲みましょう。

体の中をきれいにする、おすすめのサプリメント

オオバコ（寝る前に大さじ1〜2）
マリアアザミのエキス
タンポポの根のエキス
フミン酸
便秘ぎみならアロエベラ

抗酸化物質

ビタミンC（1日3回1gずつを目安、できれば「エスターC」を）
ビタミンE（1日286mgを目安に）
セレン（1日200mcg）を目安に〔＊mcgはマイクログラム〕

あなたの選んだ……
今日のエクササイズ ....
今日の補完療法 ....
今日のリラクゼーション ....
今日のぜいたく ....

早めに（午後9時までには）寝て、ゆっくり休息しましょう。

デトックスに最適な赤ピーマンのオーブン焼き（4人分）

- 赤ピーマン　大4個
- エキストラバージンオリーブオイル
- ニンニク　2かけ（つぶす）
- 刻んだコリアンダー　大さじ2
- 刻んだバジル　大さじ2
- 黒コショウ　少量
- トマト　大4個（刻む）
- 赤トウガラシ　1個（みじん切り）
- カイエンヌペッパー　少量
- レモン汁　1個分

1　オーブンを180度で予熱しておきます。
2　赤ピーマンは縦半分に切って種をとり、内側と外側にオリーブオイルを軽く塗ります。鉄板に赤ピーマンを並べ、そのすき間にニンニクを全部、コリアンダーとバジルの半分を散らします。レモン汁をかけ、黒コショウで味つけします。刻んだトマトを赤ピーマンの中に詰め、その上にトウガラシのみじん切りとカイエンヌペッパーをふりかけます。
3　鉄板をオーブンに入れ、45〜50分ほど焦げめがつくまで焼きます。
4　残りのバジルとコリアンダーを飾ります。

5日目：体の中をきれいにする

寝起き：しぼりたてのレモン汁を入れた白湯
朝食：フルーツジュース（何でもよい）、水かハーブティーに一晩浸したプルーンかイチジク、プロバイオティクス・ヨーグルト
午前：バナナやオレンジ、リンゴ、洋ナシ、メロンなど消化のいいくだものを好きなときに好きなだけ
昼食：玄米ごはん、カッテージチーズ、緑レンズ豆の温サラダ（P.119参照）、生野菜の大盛りサラダ（ナッツや種をトッピング）、プロバイオティクス・ヨーグルト、ニンジンと（または）リンゴのジュース
午後：生野菜とくだもののミックスサラダを好きなときに好きなだけ
夕食：玄米ごはん、野菜スープ（P.114参照）、蒸したブロッコリ、プロバイオティクス・ヨーグルト
夜食：生のくだものを好きなときに好きなだけ

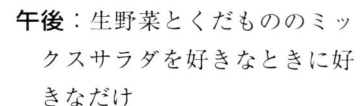

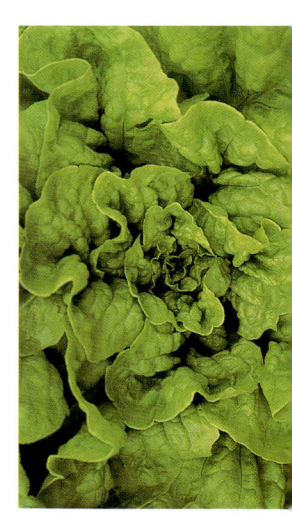

ミネラルウォーターやフルーツジュース、ハーブティーを1日に最低3リットルは飲みましょう。

体の中をきれいにする、おすすめのサプリメント

オオバコ（寝る前に大さじ1〜2）
マリアアザミのエキス
タンポポの根のエキス
フミン酸
便秘ぎみならアロエベラ

抗酸化物質

ビタミンC（1日3回1gずつを目安、できれば「エスターC」を）
ビタミンE（1日286mgを目安に）
セレン（1日200mcg）を目安に〔＊mcgはマイクログラム〕

あなたの選んだ……
今日のエクササイズ ....
今日の補完療法 ....
今日のリラクゼーション ....
今日のぜいたく ....
早めに(午後9時までには)寝て、ゆっくり休息しましょう。

緑レンズ豆の温サラダ(4人分)
- 緑レンズ豆 225g
- 水 600ml
- ニンジン 大1本(下ろす)
- エキストラバージンオリーブオイル 大さじ1
- タマネギ 中1個(みじん切り)
- ニンニク 2かけ(つぶす)
- コリアンダーの種 大さじ1(つぶす)
- レモン汁かライム果汁 大さじ2
- ショウガ 2.5cm(みじん切り)
- 黒コショウ 少量
- 刻んだコリアンダー 大さじ1〜2(飾りに)

1 レンズ豆を水から30分間ほど煮て、やわらかくなり過ぎない程度に火を通します。下ろしたニンジンを加えてさらに5分ほど煮たら、お湯を切ります。
2 オリーブオイルを熱して、タマネギ、ニンニク、コリアンダーの種を色づくまでいためます。これに水気を切ったレンズ豆、ニンジン、残りの材料をすべて加え、よくかき混ぜて、黒コショウで味つけします。
3 コリアンダーを飾ります。温かいままでも冷やして食べてもいいでしょう。

6日目：バランスを整える

寝起き：しぼりたてのレモン汁を入れた白湯(さゆ)
朝食：フルーツジュース(何でもよい)、ナッツや種、ドライフルーツ入りのミューズリー(右記参照)に低脂肪牛乳とプロバイオティクス・ヨーグルトをかけたもの
午前：バナナやオレンジ、リンゴ、洋ナシ、メロンなど消化のいいくだものを好きなときに好きなだけ
昼食：玄米ごはん、ニース風サラダ(P.120参照)、プロバイオティクス・ヨーグルト、ニンジンと(または)リンゴのジュース
午後：生野菜とくだもののミックスサラダを好きなときに好きなだけ
夕食：玄米ごはん、鶏の胸肉を焼いた、または蒸したもの、蒸したニンジンとブロッコリ、プロバイオティクス・ヨーグルト
夜食：生のくだものを好きなときに好きなだけ

ミネラルウォーターやフルーツジュース、ハーブティーを1日に最低3リットルは飲みましょう。

体の中をきれいにする、おすすめのサプリメント
オオバコ(寝る前に大さじ1〜2)
マリアアザミのエキス
藍藻
便秘ぎみならアロエベラ

抗酸化物質
ビタミンC(1日3回1gずつを目安、できれば「エスターC」を)
ビタミンE(1日286mgを目安に)
セレン(1日200mcg)を目安に〔*mcgはマイクログラム〕

バランスを整える、おすすめのサプリメント
できるだけ多くの種類のビタミンやミネラルを含み、それぞれの1日の推奨摂取量をほぼ満たすサプリメント
イブニングプリムローズ(月見草)オイル
シベリアニンジン(エゾウコギ)などのアダプトゲン

あなたの選んだ……
今日のエクササイズ ....
今日の補完療法 ....
今日のリラクゼーション ....
今日のぜいたく ....
早めに(午後9時までには)寝て、ゆっくり休息しましょう。

デトックスに最適なミューズリー(全部で700g分)
有機食品を使ってください。
- 押しオート麦 50g
- 小麦のフレーク 50g
- ライ麦のフレーク 50g

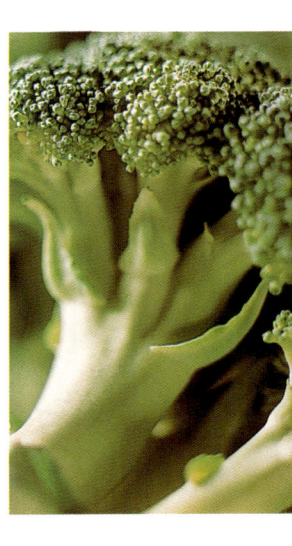

- 大麦のフレーク　50g
- ふすま、またはふすまのフレーク　50g
- 乾燥アプリコット　100g(刻む)
- 乾燥ナツメヤシの実　50g(刻む)
- 乾燥イチジク　50g(刻む)
- クルミ　50g(刻む)
- ブラジルナッツ　25g(刻む)
- ヘーゼルナッツ　25g(刻む)
- 松の実　50g
- ヒマワリの種　25g
- カボチャの種　25g
- ゴマ　25g
- ケシの実　25g

すべての材料を混ぜ合わせ、密閉容器で保存します。ふすまや小さな種は底に沈みやすいので、容器をよく振ってから使いましょう。

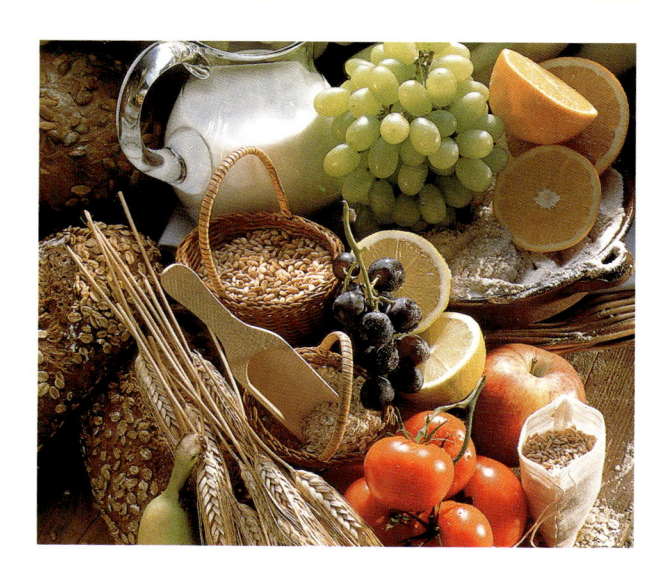

ニース風サラダ(4人分)
- サヤインゲン　450g(へたとしっぽをとる)
- レタス　小2個
- 新ジャガイモ　小8個(ゆでて冷まし、半分に切る)
- マグロ　200g(焼いて冷まし、身をほぐす)
- 放し飼いの鶏の卵　2個(固ゆでして刻む)
- ブラックオリーブ　12個(種をとり、半分に切る)
- タマネギ　小1個(薄く輪切りして、ばらす)
- ミニトマト　12個
- エキストラバージンオリーブオイル
- ライム果汁
- ミント、チャイブ、パセリ　少量(刻む)

1　サヤインゲンを半分に切って、5～10分ほど歯ごたえが残る程度に蒸し、氷水につけて冷まします。
2　サラダボールにレタスを並べ、ジャガイモやサヤインゲンを上に乗せます。さらにほぐしたマグロを真ん中にこんもりと盛り、卵やオリーブ、トマトを全体に散らします。オリーブオイルとライム果汁を振りかけ、ハーブを飾ります。

7日目：バランスを整える

寝起き：しぼりたてのレモン汁を入れた白湯(さゆ)
朝食：フルーツジュース(何でもよい)、ナッツや種、ドライフルーツ入りのミューズリー(P.119参照)に低脂肪牛乳とプロバイオティクス・ヨーグルトをかけたもの
午前：バナナやオレンジ、リンゴ、洋ナシ、メロンなど消化のいいくだものを好きなときに好きなだけ
昼食：玄米ごはん、豆サラダ(P.121参照)、カッテージチーズとパイナップル、生野菜の大盛りサラダ、プロバイオティクス・ヨーグルト、ニンジンと(または)リンゴのジュース
午後：生野菜とくだもののミックスサラダを好きなときに好きなだけ
夕食：ゆでたジャガイモ、サーモンステーキ(P.121参照)、蒸したブロッコリ、スイートコーン、プロバイオティクス・ヨーグルト
夜食：生のくだものを好きなときに好きなだけ

ミネラルウォーターやフルーツジュース、ハーブティーを1日に最低3リットルは飲みましょう。

体の中をきれいにする、おすすめのサプリメント
オオバコ(寝る前に大さじ1～2)
マリアアザミのエキス
藍藻
便秘ぎみならアロエベラ

抗酸化物質
ビタミンC(1日3回1gずつを目安、できれば「エスターC」を)
ビタミンE(1日286mgを目安に)
セレン(1日200mcg)を目安に〔＊mcgはマイクログラム〕

バランスを整える、おすすめのサプリメント

できるだけ多くの種類のビタミンやミネラルを含み、それぞれの1日の推奨摂取量をほぼ満たすサプリメント
イブニングプリムローズ（月見草）オイル
シベリアニンジン（エゾウコギ）などのアダプトゲン

あなたの選んだ……
今日のエクササイズ ....
今日の補完療法 ....
今日のリラクゼーション ....
今日のぜいたく ....
早めに（午後9時までには）寝て、ゆっくり休息しましょう。

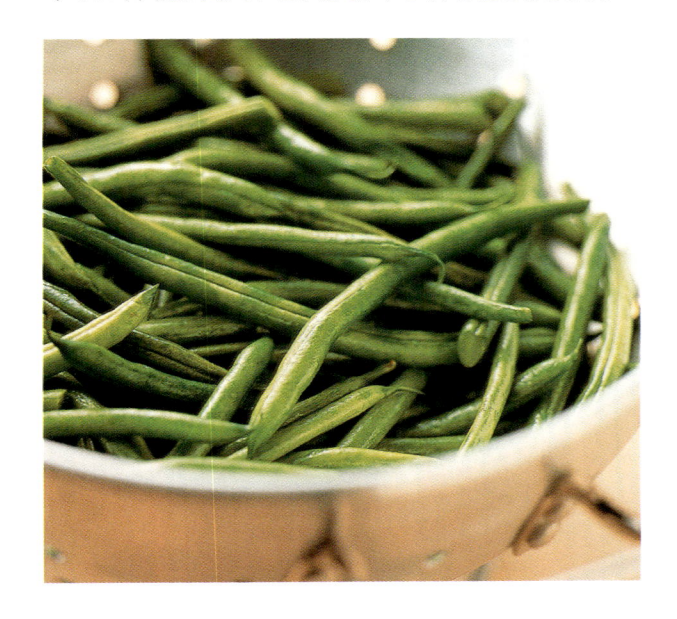

レモンとハーブ風味のサーモンステーキ（4人分）
- エキストラバージンオリーブオイル　大さじ1
- レモン汁かライム果汁　大さじ4
- 春タマネギ　2個（みじん切り）
- ニンニク　2かけ（つぶす）
- 刻んだハーブ（パセリ、ディル、ローズマリー、タイムなど）　大さじ4
- 生サケの切り身　100g×4
- 黒コショウ　少量

1　オリーブオイル、レモン汁（またはライム果汁）、春タマネギ、ニンニク、ハーブを混ぜ合わせ、ここにサケの切り身を最低でも1時間は漬けこみます。
2　黒コショウで味つけしてグリルに入れ、サケに火が通るまで片面4分ずつほど焼きます。焼きながら、漬け汁をかけましょう。

バランスを整える豆サラダ（4人分）
- いろいろな豆類　400g（ゆでて冷ます）
- トマト　大1個（刻む）
- ニンニク　2かけ（つぶす）
- 刻んだコリアンダー　大さじ2
- コリアンダーの種　少量（つぶす）
- ショウガ　少量（みじん切り）
- 刻んだパセリ　大さじ2
- レモン汁かライム果汁　大さじ2
- オレンジ果汁　大さじ2
- プロバイオティクス・ヨーグルト　大さじ4
- 黒コショウ　少量

すべての材料を混ぜ合わせ、味をつけて器に盛ります。

8日目：バランスを整える

寝起き：しぼりたてのレモン汁を入れた白湯
朝食：フルーツジュース（何でもよい）、ナッツや種、ドライフルーツ入りのミューズリー（P.119参照）に低脂肪牛乳とプロバイオティクス・ヨーグルトをかけたもの
午前：バナナやオレンジ、リンゴ、洋ナシ、メロンなど消化のいいくだものを好きなときに好きなだけ
昼食：マッシュルームのスープ（P.122参照）、生野菜の大盛りサラダ、ライスとミックス野菜のサラダ、プロバイオティクス・ヨーグルト、ニンジンと（または）リンゴのジュース
午後：生野菜とくだもののミックスサラダを好きなときに好きなだけ

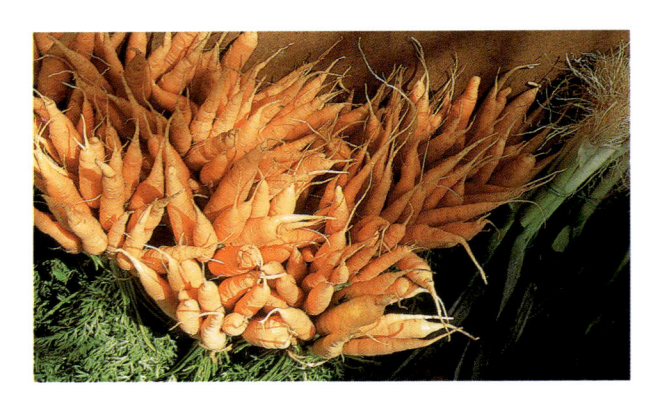

夕食：クスクス（セモリナ粉原料の小さな粒状のパスタ）、スパイシーチキン（右記参照）、蒸したブロッコリとニンジン、プロバイオティクス・ヨーグルト

夜食：生のくだものを好きなときに好きなだけ

ミネラルウォーターやフルーツジュース、ハーブティーを1日に最低3リットルは飲みましょう。

体の中をきれいにする、おすすめのサプリメント

オオバコ（寝る前に大さじ1〜2）
マリアアザミのエキス
藍藻
便秘ぎみならアロエベラ

抗酸化物質

ビタミンC（1日3回1gずつを目安、できれば「エスターC」を）
ビタミンE（1日286mgを目安に）
セレン（1日200mcgを目安に）〔＊mcgはマイクログラム〕

バランスを整える、おすすめのサプリメント

できるだけ多くの種類のビタミンやミネラルを含み、それぞれの1日の推奨摂取量をほぼ満たすサプリメント
イブニングプリムローズ（月見草）オイル
シベリアニンジン（エゾウコギ）などのアダプトゲン

あなたの選んだ……

今日のエクササイズ ....
今日の補完療法 ....
今日のリラクゼーション ....
今日のぜいたく ....

早めに（午後9時までには）寝て、ゆっくり休息しましょう。

マッシュルームのスープ（4人分）

- エキストラバージンオリーブオイル　大さじ1
- タマネギ　大1個（刻む）
- ニンニク　3かけ（つぶす）
- マッシュルーム　450g（刻む）
- 低脂肪牛乳　600ml
- グリーク（ギリシャの）ヨーグルト　150ml（水気を切る）
- ショウガ　2.5cm（みじん切り）
- フェンネルの種　24個（つぶす）
- 黒コショウ　少量
- パセリ　少量（刻んで飾りに）

1　フライパンにオリーブオイルを熱し、タマネギとニンニクを色づくまでいためます。マッシュルームを加え、さらに5分間いためます。牛乳、ヨーグルト、ショウガ、フェンネルの種を加えて、20分ほど煮ます。

2　これをミキサーにかけてなめらかにします。たっぷりの黒コショウで味つけし、パセリを散らします。

スパイシーチキン（4人分）

- エキストラバージンオリーブオイル　大さじ2
- ニンニク　1かけ（つぶす）
- ショウガ　2.5cm（みじん切り）
- 赤トウガラシ　1本（みじん切り）
- 挽いたクミンの種　小さじ1/4
- 挽いたコリアンダーの種　小さじ1/2
- 鶏の胸肉　4切れ（皮をむき、骨をとる）
- タマネギ　1個（みじん切り）
- 刻んだパセリ　大さじ3
- 刻んだコリアンダー　大さじ3
- サフランかターメリック　ひとつまみ
- チキンスープストック、または水　300ml
- レモン　1個（輪切りに）
- 黒コショウ　少量

1　オリーブオイル、ニンニク、ショウガ、トウガラシ、クミンとコリアンダーの種を混ぜ合わせ、鶏肉によくすりこみます。鶏肉を陶器の皿に並べ、ラップをして冷蔵庫で一晩寝かせます。

2　調理するときは、鶏肉、タマネギ、パセリ、コリアンダーの葉、サフラン（またはターメリック）を鍋に入れ、スープストックか水を加えて煮立たせます。弱火で20分ほど煮てレモンの輪切りを入れ、さらに10分ほど弱火で煮ます。

3　穴あきスプーンで鶏肉とレモンをすくい、器に盛って冷めないようにします。残った汁を煮つめて黒コショウで味つけし、ソースをつくって鶏肉にかけます。

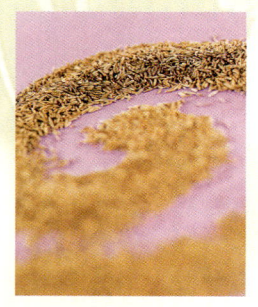

9日目：バランスを整える

寝起き：しぼりたてのレモン汁を入れた白湯

朝食：フルーツジュース（何でもよい）、ナッツや種、ドライフルーツ入りのミューズリー（P.119参照）に低脂肪牛乳とプロバイオティクス・ヨーグルトをかけたもの

午前：バナナやオレンジ、リンゴ、洋ナシ、メロンなど消化のいいくだものを好きなときに好きなだけ

昼食：玄米ごはん、タルタル風サーモン（右記参照）、ライタ（右記参照）、生野菜の大盛りサラダ（ナッツと種をトッピング）、プロバイオティクス・ヨーグルト、ニンジンと（または）リンゴのジュース

午後：生野菜とくだもののミックスサラダを好きなときに好きなだけ

夕食：トマトとバジルソースのパスタ（P.124参照）、グリーンサラダ大盛り（レモンとクルミオイルのドレッシングがけ）、プロバイオティクス・ヨーグルト

夜食：生のくだものを好きなときに好きなだけ

ミネラルウォーターやフルーツジュース、ハーブティーを1日に最低3リットルは飲みましょう。

体の中をきれいにする、おすすめのサプリメント
オオバコ（寝る前に大さじ1～2）
マリアアザミのエキス
藍藻
便秘ぎみならアロエベラ

抗酸化物質
ビタミンC（1日3回1gずつを目安、できれば「エスターC」を）
ビタミンE（1日286mgを目安に）
セレン（1日200mcg）を目安に〔＊mcgはマイクログラム〕

バランスを整える、おすすめのサプリメント
できるだけ多くの種類のビタミンやミネラルを含み、それぞれの1日の推奨摂取量をほぼ満たすサプリメント
イブニングプリムローズ（月見草）オイル
シベリアニンジン（エゾウコギ）などのアダプトゲン

あなたの選んだ……
今日のエクササイズ ....
今日の補完療法 ....
今日のリラクゼーション ....

今日のぜいたく
早めに（午後9時までには）寝て、ゆっくり休息しましょう。

タルタル風サーモン（4人分）
この料理には、とびっきり新鮮な生サーモン（サケ）を使ってください。

- 生食用のサーモン　225g（こまかく刻む）
- ライム果汁　小さじ2
- 春タマネギ　2個（みじん切り）
- 黒コショウ　少量
- プロバイオティクス・ヨーグルト　120g
- 粒マスタード　大さじ1
- ハチミツ　大さじ1
- 刻んだチャイブ　大さじ1
- 刻んだディルウィード（ディルの葉）大さじ2
- ディルの小枝　少量（飾りに）

1. サーモン、ライム果汁、タマネギを混ぜ合わせて黒コショウで味つけし、4等分して丸く平らにします。
2. ヨーグルト、粒マスタード、ハチミツ、チャイブ、ディルを混ぜてソースをつくります。
3. サーモンをそれぞれの皿の真ん中に崩れないように盛り、ソースをかけてディルの小枝を飾ります。

ライタ（4人分）
- キュウリ　中1本（皮をむき、すり下ろす）
- ニンニク　3かけ（つぶす）
- 刻んだミント　大さじ2
- 刻んだチャイブ　大さじ1
- レモン汁　大さじ1
- 水気を切ったプロバイオティクス・ヨーグルト　450g
- ハチミツ　小さじ1
- 黒コショウ　少量

陶製の器ですべての材料を混ぜ合わせ、黒コショウで味つけします。

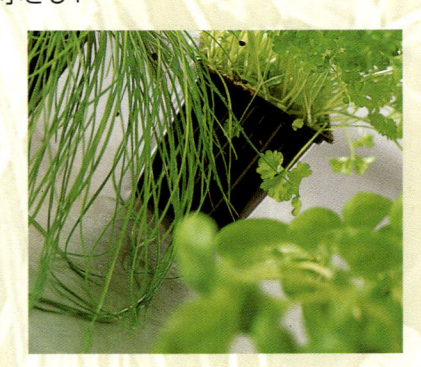

トマトとバジルソースのパスタ(4人分)
- エキストラバージンオリーブオイル　大さじ2
- タマネギ　1個(刻む)
- ニンニク　2かけ(つぶす)
- トマト　350g(刻む)
- トウガラシ(生でも乾燥ものでも)1本(刻む)
- トマトジュース　100ml
- 粒マスタード　大さじ1
- ブラックオリーブ　12個(種をとり、刻む)
- 刻んだバジル　大さじ6
- ホウレンソウか全粒小麦粉の生パスタ　450g
- 黒コショウ　少量
- バジルの小枝(飾りに)

1　フライパンでオリーブオイルを熱し、タマネギとニンニクを色づくまでいためます。トマト、トウガラシ、トマトジュースを加え、ときどきかき混ぜながら弱火で10分ほど煮ます。粒マスタード、オリーブ、バジルを入れて、さらに10分ほど弱火で煮ます。黒コショウで味つけします。

2　その間に、たっぷりのお湯でパスタをアルデンテにゆでます。お湯を切り、すぐにソースにからめます。

3　器に盛り、バジルの小枝を飾ります。

体の中をきれいにする、おすすめのサプリメント
オオバコ(寝る前に大さじ1～2)
マリアアザミのエキス
藍藻
便秘ぎみならアロエベラ

抗酸化物質
ビタミンC(1日3回1gずつを目安、できれば「エスターC」を)
ビタミンE(1日286mgを目安に)
セレン(1日200mcg)を目安に〔*mcgはマイクログラム〕

バランスを整える、おすすめのサプリメント
できるだけ多くの種類のビタミンやミネラルを含み、それぞれの1日の推奨摂取量をほぼ満たすサプリメント
イブニングプリムローズ(月見草)オイル
シベリアニンジン(エゾウコギ)などのアダプトゲン

あなたの選んだ……
今日のエクササイズ ....
今日の補完療法 ....
今日のリラクゼーション ....
今日のぜいたく ....
早めに(午後9時までには)寝て、ゆっくり休息しましょう。

10日目:バランスを整える
寝起き:しぼりたてのレモン汁を入れた白湯(さゆ)
朝食:フルーツジュース(何でもよい)、キチュリー(右記参照)、プロバイオティクス・ヨーグルト
午前:バナナやオレンジ、リンゴ、洋ナシ、メロンなど消化のいいくだものを好きなときに好きなだけ
昼食:キクイモのスープ(P.125参照)、ライタ(P.123参照)、生野菜の大盛りサラダ(ナッツと種をトッピング)、プロバイオティクス・ヨーグルト、ニンジンと(または)リンゴのジュース
午後:生野菜とくだもののミックスサラダを好きなときに好きなだけ
夕食:玄米ごはん、ナスのトマトづめ(P.125参照)、蒸したホウレンソウ、プロバイオティクス・ヨーグルト
夜食:生のくだものを好きなときに好きなだけ

ミネラルウォーターやフルーツジュース、ハーブティーを1日に最低3リットルは飲みましょう。

キチュリー(4人分)
- 玄米ごはん(炊いたもの)　400g
- 放し飼いの鶏の卵　4個(固ゆでして刻む)
- 無着色の燻製(くんせい)のタラ　300g(身をほぐす)
- 刻んだパセリ　大さじ4
- 刻んだコリアンダー　大さじ4
- 春タマネギ　4個(みじん切り)
- ガラムマサラ(カレーに使う混合香辛料)またはカレー粉　小さじ4
- プロバイオティクス・ヨーグルト　150g
- 黒コショウ　少量
- ナツメグ　少量(下ろす)
- レモン汁　少量
- オランダガラシ(飾りに)

ナツメグ、レモン汁、オランダガラシ以外の材料を混ぜ合わせます。皿に盛ってナツメグとレモン汁をふりかけ、オランダガラシを飾ります。

キクイモのスープ（4人分）

- キクイモ（エルサレムアーティチョーク）　450g
- レモン汁　1個分
- エキストラバージンオリーブオイル　大さじ1
- タマネギ　中1個（あらく刻む）
- 野菜スープストック　600ml
- ヘーゼルナッツ　100g（炒る）
- ヘーゼルナッツオイル　大さじ2
- フロマージュフレかヨーグルト　200g
- 黒コショウ　少量
- ヘーゼルナッツ（炒ってつぶし、飾りに）

1　キクイモの皮をむいてさいの目に切り、冷水につけます。変色しないようレモン汁を水に加えます。
2　オリーブオイルを熱し、タマネギがしんなりとするまでいためます。キクイモの水を切り、スープストックと一緒にタマネギに加えます。煮立ったら20分ほど煮ます。
3　その間にヘーゼルナッツをつぶし、ヘーゼルナッツオイルと混ぜます。
4　2の材料をミキサーにかけ、フロマージュフレ（かヨーグルト）を加えて、黒コショウで味つけします。3のヘーゼルナッツペーストを加えて混ぜ、弱火で温めます。器に盛り、ヘーゼルナッツを飾ります。

ナスのトマトづめ（4人分）

- ナス　大2個
- エキストラバージンオリーブオイル　大さじ3
- 黒コショウ　少量
- タマネギ　大2個
- ニンニク　2かけ
- トマト　大2個（刻む）
- アカシアハチミツ　小さじ1/2
- 刻んだパセリ　大さじ1
- 刻んだコリアンダー　大さじ1
- 挽いたシナモン　小さじ1/2
- 挽いたコリアンダーの種　小さじ1/2
- 松の実、または刻んだクルミ　大さじ1

1　オーブンを180度で余熱します。
2　ナスのへたを切り、大きな鍋に入れます。ナスがひたひたになるくらいの熱湯を注ぎ、10分ほどゆでます。お湯を切り、ナスを冷水にとって十分に冷ましてから、縦半分に切ります。皮のまわり1cmを残して、ナスの中身をくりぬきます。ナスの内側に軽く油を塗り、黒コショウをかけます。油をひいた鉄板に乗せ、30分ほど焼きます。
3　その間にナスの中身を刻みます。オリーブオイル大さじ1を熱し、タマネギとニンニクを5分ほど色づくまでいためます。ここにトマト、ハチミツ、ハーブ、スパイスを加え、15分ほど煮ます。さらにナスの中身と松の実（またはクルミ）も混ぜ、もう10分ほど煮ます。
4　オーブンからナスを取り出し、3をナスにつめます。温かいうちにどうぞ。

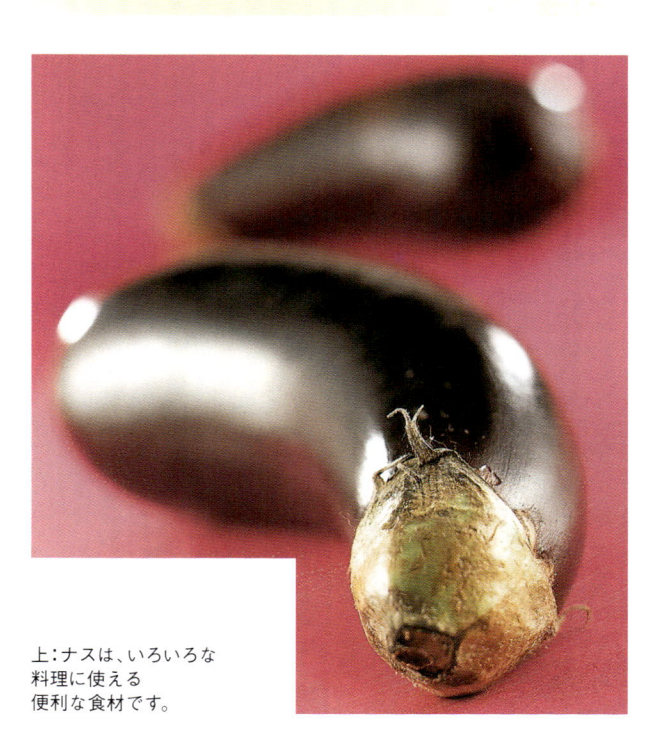

上：ナスは、いろいろな料理に使える便利な食材です。

デトックスプログラムのあとは

　10日間のこのプログラムが終わったら、赤身の肉や硬いチーズ、パンなど消化しにくいものを少しずつ慎重にとるようにしましょう。

　バランスを整えるサプリメントを少なくともさらに20日間はとりつづけ、ここでアダプトゲンだけをやめます。ビタミンやミネラル、抗酸化物質、イブニングプリムローズオイルは引き続きとりましょう。

索引

あ
亜鉛 11
アルコール 15, 31-32
　と絶食 25
　飲みたい気持ち 33, 42, 44, 48, 83
アレクサンダー・テクニーク 66
アロマセラピー 11, 75-76, 94-95, 100
　（エッセンシャルオイルも参照）
イギリス栄養協会 58
衣服 23
エクササイズ 25, 74, 79-81
エッセンシャルオイル 95
　エネルギッシュに 85
　頭痛に 28
　ストレス低減に 75-76
　性欲向上に 100
　タバコを吸いたい気持ちに 49
　リラックスに 89
塩素消毒した水 10, 33
オステオパシー 69
オメガ3脂肪酸をふくむフィッシュオイル 56

か
カイロプラクティック 66
カフェイン 11, 30, 114
髪 20, 23
カラーセラピー 67
環境 103-105
緩下剤 44
肝臓 20-21
　の疾患 31-32
　の働きを助けるサプリメント 39-42
　有機食品 36
喫煙（タバコを参照）
キネシオロジー 17
キルリアン写真 17, 68
禁断症状 11
　カフェイン 30
　タバコ 49
薬 25, 28
くだもの
　ジュース 23, 24-27
　バランスのとれた食事 59-62
クリスタルセラピー 68
月経前症候群（PMS）
　ガラナ 82
　フィトエストロゲン 60
　ブラックコホシュ 64
レッドクローバー 65
高血圧
　サイマティックス（音響）療法 68-69
　シベリアニンジン（エゾウコギ）66
　ショウガ 46-47
　ニンニク 40
　レンゲソウ（アストラガラス）63
虹彩診断法 16-17
心のデトックス 107-111
コロン・ハイドロセラピー（大腸洗浄）11, 42

さ
サイマティックス（音響）療法 68-69
サウナ 11, 97
砂糖 33
サプリメント
　アダプトゲン 63-66
　エネルギッシュにする 81-85
　体の中をきれいにする 37-48
　ハーブの 10, 89-90, 101
　バランスを整える 52-56
　リフレッシュする 76-77
指圧 28
GI値（グリセミック・インデックス指数）57
塩 31, 63
死海のミネラル塩でのトリートメント 96
自然療法 69
ジュースだけの絶食 23, 24-27
　と運動 79
消化不良
　アーティチョークのエキス 39
　ショウガ 46-47
　ホップ 89
食事 7, 10, 14-15, 22
　体の中をきれいにする 23-24, 30-46
　デトックスプラン 114-125
　バランスを整える 51, 56-57
　有機食品 33-37
食物繊維 22, 60, 62
　サプリメント 43-44
腎臓 20, 22
　タンポポ 40
　の働きを助けるサプリメント 42
　藻類 52
睡眠 88-89(不眠症を参照)
頭蓋オステオパシー 68
頭蓋仙骨療法 68
スキンブラッシング 11, 22-23
スチームトリートメント 97
頭痛
　オステオパシー 69
　ガラナ 82
　ショウガ 46-47
　絶食の副作用 27-29
　ホップ 89
ストレス 15
　カラーセラピー 67
　と毒素 15
　の低減 71-77
　ハーブ療法 40-41, 65, 66, 90
　バッチ・フラワー・レメディ 108-111
スピリチュアルヒーリング 69
ぜいたくな時間 93-97
性欲の減退 99-101
絶食 10, 23-29

た
太極拳 91
タバコ 10, 15
　禁煙 49
　と肝臓 21
　と絶食 25
　吸いたい気持ち 48, 49, 90
胆汁 20, 40
腸管 20, 22
　の働きを助けるサプリメント 42-47
　有機食品 36
つめ 20, 23
トータル・デトックス・プラン 113-125
ドラッグ 15

な
ニコチン（タバコを参照）
妊娠 11, 16

は
ハーブのサプリメント 10, 89-90, 101
ハーブ療法 7
　アダプトゲンのサプリメント 63-66
　お酒を飲みたい気持ち 33, 83
　不眠 28
肺 20, 21
ハイドロセラピー 11, 96-97
吐き気 28, 39-40, 46-47
肌の状態 10, 22-23
　死海のミネラル塩のトリートメント 96
　絶食の副作用 29
発汗 41, 46-47
バッチ・フラワー・レメディ 108-111
鍼療法 11, 48, 66
美顔術 96
ビタミン 11, 38, 39, 60
　エネルギッシュにする 84-85
　サプリメント 51, 54-55
　有機食品 36
風水 103-105
副作用
　絶食 27-29
　セントジョンズワート 76-77
　霊芝 65
不眠症 28, 68, 90
フローテーションセラピー 90-91
プロバイオティクス
　サプリメント 29, 45-47
便秘 29, 42-43, 69
補完療法 7, 16, 66-69, 90-91
ホメオパシー 11, 47-48, 69

ま
マッサージ 11(リフレクソロジーも参照)
　頭痛 28
　ぜいたく 94-95
　不眠 28
　リラックス 91
水だけの絶食 23, 24
　副作用 27-29
ミネラルのサプリメント 10-11, 39, 51, 54, 56
　有機食品 36
瞑想 11, 91
メニュー 114-125

や
野菜 59-62
　ジュース 27
　有機食品 33-37
ヨーグルトの絶食 23, 24, 45-46
ヨガ 91

ら
リフレクソロジー 17
リラクゼーション 87-91
レイキ療法 69
ロイヤルゼリー 83

Acknowledgements

The publishers would like to thank the following sources for their kind permission to reproduce the pictures in this book:

A-Z Botanical Collection Ltd/83 Bubbles / Moose Azim 14/ Andrew Newton-Cox 12/Chris Rout 13 tl/ Loisjoy Thurston 54, 99; Carlton Books Ltd./ Susanna Price 75, 100/ Howard Shooter 5, 24, 25, 27,31, 39 tr, 40 r, 41, 44, 45, 47, 57, 59, 61 r, 115, 122, 123, 125 Cephas/ John Davies 89 br / Diana Mewes 90/ Mick Rock 26, 28/Stockfood 30, 62, 82, 120; Frank Lane Picture Agency/ David Hosking 110/ Chris Mattison 103/ Ian Rose111/ GettyOne Stone/ Bruce Ayres 68/ Matthew Benson 113/ Christopher Bissell 94 bl /Andrea Booher 87/ Daniel Bosler 29/ Christoph Burki 40 l/ Michael Busselle 36, 121 br/ Peter Correz 18/ Chris Craymer 86/ Ron Dahlquist 91/ Deborah Davis 84/ Terry Donnelly 64/ Shaun Egan 34, 60 tl / 116/ Chris Everard 19 br, 37, 121 tl/ Stephen Frink 106/ Michelangelo Gratton 80 tl / Howard Grey 69/ Jaques Guilloreau 61 l/ Colin Hawkins 38/ Ian Logan 77/ Silvestre Machado 118/ Alan Marsh 39 bl, 119/ Diana Miller 51/ Moggy 48/ Laurence Monneret 79/ Keith Morton 105/ Sanders Nicolson 80 br/ Frank Oberle 43 b /Dennis OÕClair 11/ Ian OÕLeary 19 tl, 70/ Andr≥ Perlstein78/ Steven Rothfeld 92/ Kevin Schafer 66/ Ralf Schultheiss 112/ Rheinhard Siegel 50 bl / Richard H Smith 109 br / Paul Stover 58/ Hans; Strand 74/ Steve Taylor 43 tl, 50 br, 50 tr, 50 tl,69 br / Jerome Tisne 94 tr, 96 tl, 97/ David C Tomlinson 102/ Daryl Torckler 21/ Terry Vine 67; A Nelson & Co Ltd /108, 109 tl Science Photo Library/John Mead 8/ Sheila Terry 9 tl, 35; Superstock/6, 98; Telegraph Colour Library/Terry McCormick 32/ Antony Nagelmann 88/ S Rausser 93 tl; The Image Bank/ B Busco 72/ Gary Cralle 9 br/ Per Eriksson 81/ Macduff Everton 53/ Romilly Lockyer 22, 49/ David De Lossy 101/ P Ridenour 107/ Dag Sundberg 104

Every effort has been made to acknowledge correctly and contact the source and/ copyright holder of each picture, and Carlton Books Limited apologises for any unintentional errors or omissions which will be corrected in future editions of this book.

産調出版の関連書籍

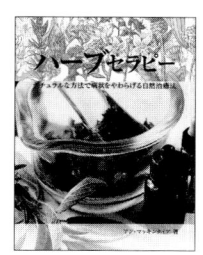

ハーブセラピー
ナチュラルな方法で
症状をやわらげる自然治癒法

アン・マッキンタイア 著

私達の間に古くから伝わり、信頼されているハーブ薬の知識に新しい光を当てる。セルフ・ヘルプや病気の予防・治療のためのハーブの使い方、ハーブ療法の基本、安全な治療のためのマイ・ハーブ薬の作り方・使い方を紹介。

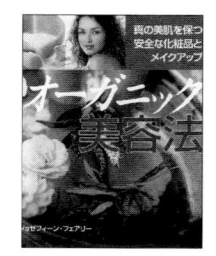

本体価格2,200円

オーガニック美容法
ボディも心も潤うナチュラル美容法

ジョゼフィーン・フェアリー 著

化学物質無添加の化粧品の紹介やオーガニックなジュースのレシピから、心と体を癒すフットマッサージやアロマ・バスオイルに至るまで、オーガニックに関するあらゆるアドバイスが満載。楽しく続けられるナチュラル美容法を暮らしに取り入れるための、パーフェクトなガイドブック。

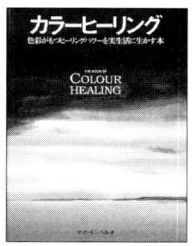

本体価格2,600円

カラーヒーリング
色彩が持つ
ヒーリングパワーを活かす

テオ・ギンベル 著

色彩はどのように肉体を取り囲み、そして体内に浸透しているのだろうか？ 色彩のもつエネルギーに対する理解を深め、カラーセラピストとしての基礎知識を網羅したテオ・ギンベルによる必携のバイブル。

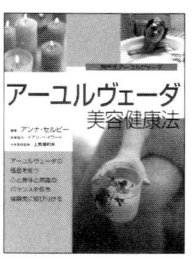

本体価格2,900円

アーユルヴェーダ美容健康法
永遠の健康美を保つ真のアンチ・エイジング

アンナ・セルビー 著
上馬場和夫 日本語版監修

はじめての人でも自宅でできるアーユルヴェーダの実践法をわかりやすく紹介。自分のドーシャを知ろう／ホームスパ／ヨーガの大切さ／食事による健康法／トリートメントによる健康法など。

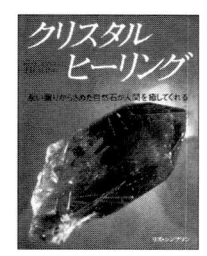

本体価格2,900円

クリスタルヒーリング
永い眠りから覚めた石が
人間を癒してくれる

リズ・シンプソン 著

クリスタルを科学的に解説するとともに、自己発展と治療にクリスタルが持つ癒しの力を利用する方法を紹介。クリスタルによってチャクラとオーラの調和を保つ。自分にあったクリスタルを選び、そのパワーを認識する方法など。

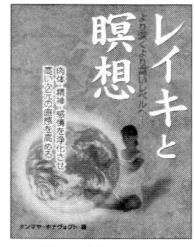

本体価格2,800円

レイキと瞑想
ヒーリングと瞑想のための
実用ガイド

タンマヤ・ホナヴォグト 著

レイキと瞑想は相性抜群。あわせて実践すれば互いの効果を高め合い、瞑想はレイキをレイキは瞑想をより深く体験させてくれる。レイキは瞑想状態を導く手段として最適である。

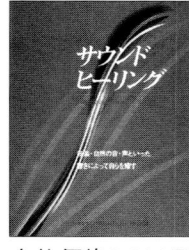

本体価格2,700円

サウンドヒーリング
波動の響きがもたらす
心と身体の調和

オリビア・デファストーマドック 著

音楽・自然の音・声といった響きによって調子を整えることができる。音の本質とその波動エネルギーを理解するとともに、音を使った自己表現、発声、自然音による癒しを紹介。

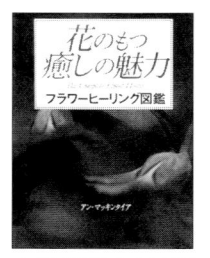

本体価格2,800円

花のもつ癒しの魅力
フラワーヒーリング図鑑

アン・マッキンタイア 著

もっとも重要な約100種の花をカラー写真と共に紹介。それぞれの花のもつヒーリングと治療上の特性を詳しく薬草学、アロマセラピー、ホメオパシー、フラワー・エッセンスを通じて解説。

本体価格4,640円

風水流がらくた整理法
より健康的で、より調和のとれた
家作りをしたいあなたに

メアリー・ランバート 著

●整頓された喜び…心の内面から安らぎが得られるような整理のし方と収納法。●創造と繁栄のためには、まずがらくた除去が必要。その恩恵を受けるために、風水に基づく問題解決グッズやエネルギー増強グッズがどのように役立つのか。

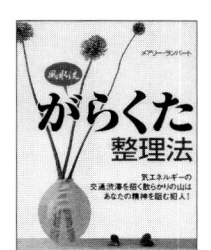

本体価格1,800円

ナチュラルダイエット療法
よくかかる病気のための
ナチュラルフーズ療法

ペニー・スタンウェイ 著

食物は病気を予防する、またかからないようにするための強い力を持っている。本書は、病気を食事で治すためのわかりやすい実践ガイドブックであり、健康を維持するためのアドバイスも豊富。

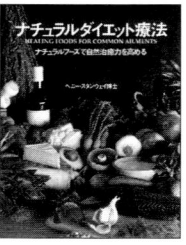

本体価格2,136円

産調出版の関連書籍

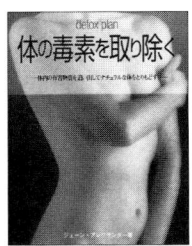

体の毒素を取り除く
体内の有害物質を追い出して
ナチュラルな体を取り戻す

ジェーン・アレクサンダー 著

日常の暮らしに潜む有害物質を体から取り除く方法。体の不調やマイナスの感情からあなたを守るための、週末または30日でできるデトックス（解毒）・プログラムを紹介。

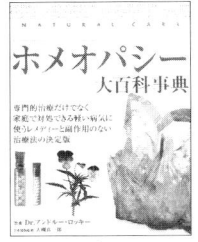

本体価格2,800円

ホメオパシー大百科事典

アンドルー・ロッキー著
大槻真一郎 日本語版監修

補完医療の一つとして広く利用され、高い効果をあげているホメオパシー。その主な理論と療法をわかりやすく紹介。さらに320のレメディーについて、綿密な研究に裏付けられた詳細な説明を加えた決定版。

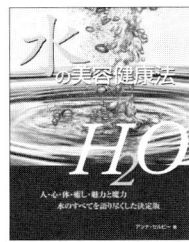

本体価格7,800円

水の美容健康法
人・心・体・癒し・魅力と魔力——
水のすべてを語り尽くした決定版

アンナ・セルビー 著

水には、相反する2つの効果（鎮静効果とエネルギー増進効果）がある。この水のもつ性質を活用し、あなたの美、健康、幸福をさらに高めるためのノウハウをこの本で解き明かす。

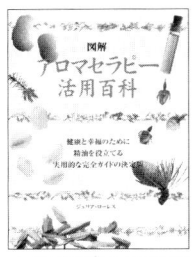

本体価格2,800円

アロマセラピー活用百科
健康と幸福のために精油を役立てる
実用的な完全ガイドの決定版

ジュリア・ローレス 著
小林直美 日本語版監修

アロマセラピーが古代に発祥し、近代で復活を遂げるまでの歴史をたどりながら、健康と活力を増進させるナチュラルな治療手段として精油を活用する方法を紹介。

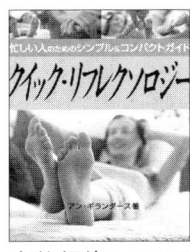

本体価格4,300円

クイック・リフレクソロジー
忙しい人のための
シンプル＆コンパクトガイド

アン・ギランダース 著

いつでも、どこでも、リフレクソロジーの癒しの力で、身体と心のバランスを整え、さまざまなストレスや病気を乗り切るためのユニークで実践的なマニュアルを紹介。

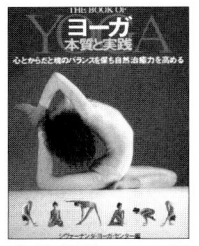

本体価格1,600円

改訂ビジュアル版
ヨーガ 本質と実践
心とからだと魂のバランスを
保ち自然治癒力を高める

シヴァーナンダ・ヨーガ・センター 編

わかりやすい指示と信頼できる教義解説で、時代を超えたヨーガの行法のすべてがわかる。明快で詳細なイラストと解説により、初心者にもエキスパートにも刺激になる1冊。

本体価格3,100円

---

the Total Detox plan
デトックス・プラン

発　　行　2004年3月1日
本体価格　2,500円
発 行 者　平野　陽三
発 行 所　産調出版株式会社
　　　　　〒169-0074 東京都新宿区北新宿3-14-8
ご 注 文　TEL.03(3366)1748　FAX.03(3366)3503
問 合 せ　TEL.03(3363)9221　FAX.03(3366)3503
　　　　　http://www.gaiajapan.co.jp

Copyright SUNCHOH SHUPPAN INC. JAPAN2004
ISBN 4-88282-345-4 C0077

落丁本・乱丁本はお取り替えいたします。
本書を許可なく複製することは、かたくお断わりします。
Printed and bound in Spain

著　者：サラ・ブルーワー(Sarah Brewer)
　　　医学博士。ライター兼コラムニストとしてイギリスを中心に活躍中。イギリスの新聞『Daily Telegraph』や雑誌の『Top Santé』『Real Health & Beauty』でコラムを担当。『The Ultimate Stressbuster』『The Complete Book of Men's Health』など、美容と健康について数多くの著作がある。

翻訳者：宮田 攝子(みやた せつこ)
　　　1969年生まれ。上智大学外国語学部ドイツ語学科卒業。訳書に『アーユルヴェーダ美容健康法』『クイック・リフレクソロジー』（産調出版）など。「日経サイエンス」誌の記事翻訳も手がける。